回復期リハビリ病院のスタッフが教える

知って役立つ リハビリのお話

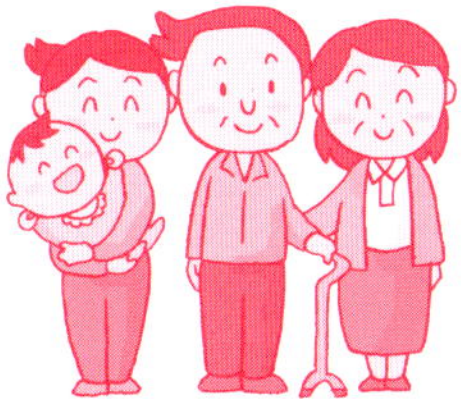

西広島リハビリテーション病院

西広島リハビリテーション病院 編著

南々社

回復期リハビリ病院のスタッフが教える　知って役立つリハビリのお話

——西広島リハビリテーション病院

はじめに

再び生き生きと暮らしていくために

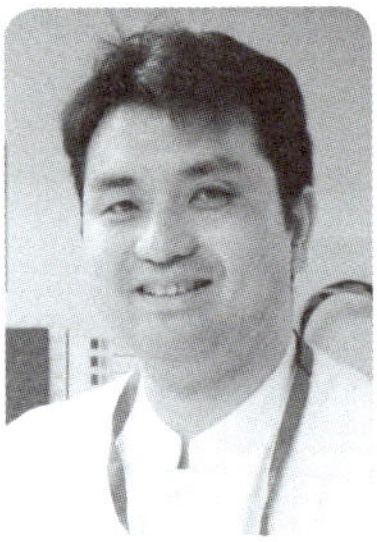

西広島リハビリテーション病院　病院長　岡本《おかもと》 隆嗣《たかつぐ》

西広島リハビリテーション病院は、回復期のリハビリテーション（以下リハビリ）を専門に行う病院です。

「回復期」とは、大きな病気やけがの後で、身体の回復を図る時期のことです。例えば脳卒中などは、治療をして命が助かっても、脳に障害が残ったり、身体に麻痺《まひ》が残ったりすることがあります。そこで、手足を動かす訓練、話す訓練、食べる訓練などを集中的に行います。これが回復期のリハビリです。

リハビリは訓練だけを指すのではありません。残念ながら障害が残ってしまう場合には、車いすや杖《つえ》などの道具を使ったり、自宅を住みやすく改修したりすることも検討します。また、生活に楽しみを見つけたり、積極的に社会参加を行って人と触れ合ったりすることも大切です。

このようにリハビリという言葉は本来、再び生き生きと暮らせるようにすることであり、そのための全ての活動を指しています。私たちは患者さんの身体機能ばかりを見るのではなく、その先にある生活のことを常に考えるよう、心掛けています。

２０１６年11月、当院は創立30周年を迎えます。30年間、多くの患者さんやご家族のリハビリを見つめてきて、「もっと早く、このことを知ってもらっていたら予後の生活改善に役立ったのに」と思うことが、たくさんありました。

例えば回復期のリハビリでは、発症後の早い時期から多くの量の訓練を集中的に行うことで、より改善度が高くなるといわれています（↓Ｐ64）。逆に身体が動かないからと寝たきりでいると、どんどん悪くなってしまいます（↓Ｐ１３２）。良い病院を選び、適切なリハビリを開始することは、その後の生活のためにとても大切なことなのです。しかし多くの患者さんやご家族はそのことを知らず、心の準備もできていません。

本書には、「生き生きと暮らしていくために、このことを知っておいてもらいたい」という私たちの思いを詰め込みました。現在、障害を抱えている方も、今は健康だけれど将来のことが気になるという方も、ぜひ手に取って、どこでも興味のあるページから、ご覧になってください。皆さんの生活のお役に立てることが、きっと書いてあるはずです。

本書が皆さんの人生を生き生きと輝かせるヒントになれば、大変幸せに思います。

２０１６年9月

回復期リハビリ病院のスタッフが教える

知って役立つリハビリのお話

本書の使い方

本書は、急性期（病気の治療をして）→回復期（身体の回復を図り）→生活期（維持期）（自宅での生活に戻る）という流れの中で、生き生きと暮らしていくために知っておくと役立つことを6つの章に分けて掲載しています。もくじを眺めて、どこでも興味のあるところから読んでいただけるようになっています。

※ただし「第1章　発症から自宅復帰まで」で出てくる西リハ太郎さんのエピソードは、最初から順に読み進めていただいた方が流れを把握しやすいです。

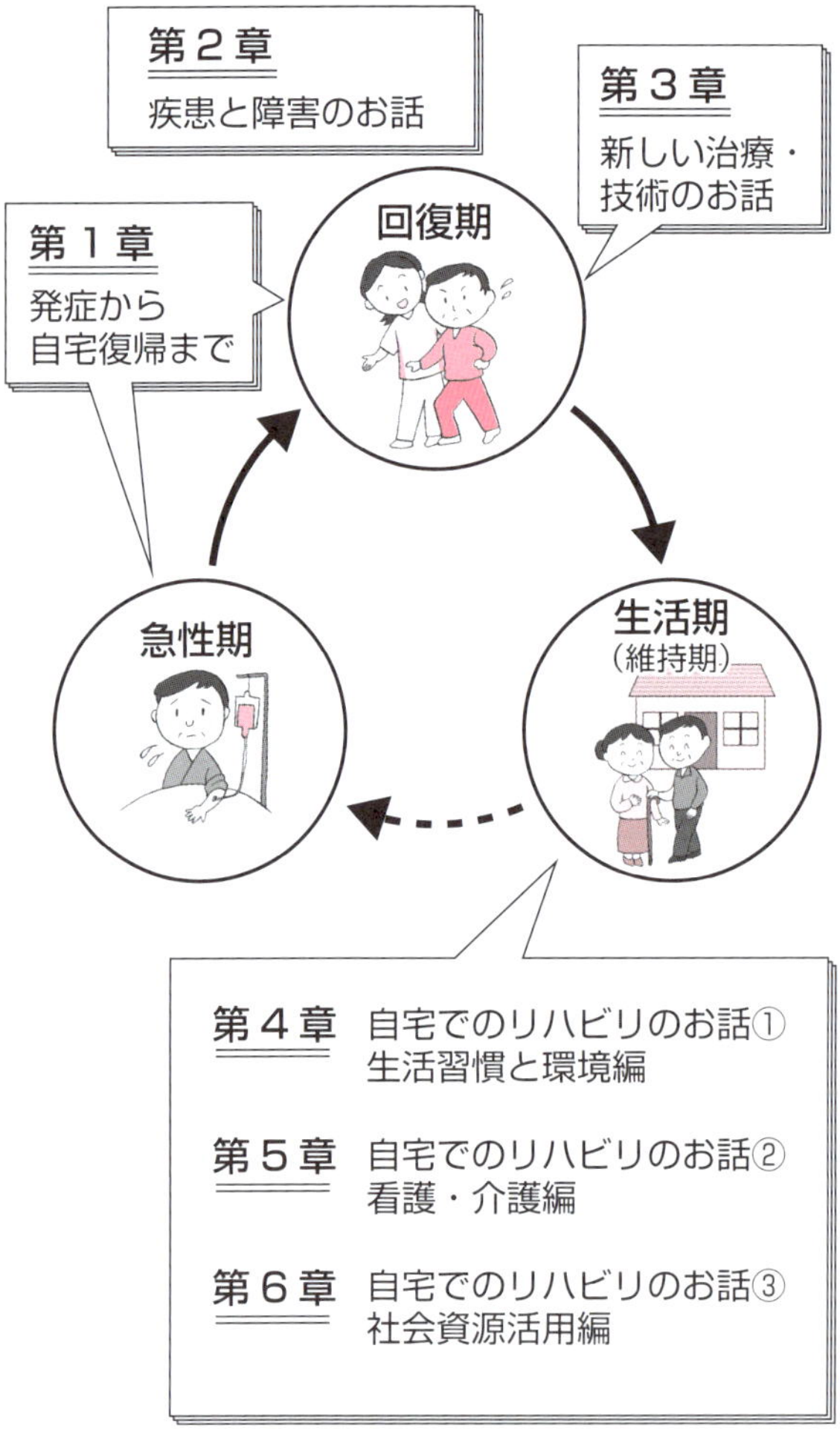

回復期リハビリ病院のスタッフが教える

知って役立つリハビリのお話

もくじ

はじめに……2

本書の使い方……4

第1章 回復期リハビリのお話——発症から自宅復帰まで……15

53歳の西リハ太郎さん。ある日、仕事中に突然倒れて入院生活となってしまいました。その後、回復期リハビリ病院へ転院となり、さまざまなリハビリをがんばる西リハ太郎さんのエピソードを通して、発症から自宅復帰までのお話をします。

突然の発症! そのときどうする?……16
地域連携部地域連携室 看護介護部 副部長(看護師) 鈴木 恭子

良い回復期リハビリ病院の選び方……18
地域連携部地域連携室 看護介護部 副部長(看護師) 鈴木 恭子
病院長(医師) 岡本 隆嗣

●知っ得コラム❶ 地域の病院同士で連携を強める「地域連携パス」……23
地域連携部地域連携室 看護介護部 副部長(看護師) 鈴木 恭子

回復期のリハビリはどのように進む?……24
病院長(医師) 岡本 隆嗣

●知っ得コラム❷ 入院から退院までの流れ……32

基本のリハビリ① 起き上がり、立つ、歩く……34
リハビリテーション部 主任(理学療法士) 松下 信郎

●知っ得コラム❸ 理学療法士って、何をするの？……45
リハビリテーション部 主任（理学療法士） 松下 信郎
基本のリハビリ② 生活のための動作（ADLとIADL）……46
リハビリテーション部 主任（作業療法士） 漆谷 直樹
リハビリテーション部 リハビリマネージャー（作業療法士） 井上 英二
●知っ得コラム❹ 作業療法士って、何をするの？……55
リハビリテーション部 リハビリマネージャー（作業療法士） 井上 英二
基本のリハビリ③ 話す・食べる……56
リハビリテーション部 リハビリマネージャー（言語聴覚士） 渡邉 光子
●知っ得コラム❺ 言語聴覚士って、何をするの？……63
リハビリテーション部 リハビリマネージャー（言語聴覚士） 渡邉 光子
より「良くなる」には？……64
病院長（医師） 岡本 隆嗣
心の健康を保つヒント……69
臨床部心理療法科（臨床心理士） 田福 陽子
「できる」から「している」へ 徹底した自立支援――回復期リハビリ看護の力……74
看護介護部（脳卒中リハビリテーション看護認定看護師） 渡邉 賢一
看護介護部 師長（看護師） 宮迫 さつき
●知っ得コラム❻ 回復期リハビリ病院の1日（例）……80
看護介護部 師長（看護師） 坂野 ゆかり
看護介護部 主任（看護師） 永見 茜

退院支援――医療相談員の役割……84
医療福祉部医療相談課　副主任（社会福祉士）　山下 浩一郎

第2章 疾患と障害のお話……89

回復期リハビリ病院が関わる（ということは、人が生き生きと生活していくうえで大きな妨げになる可能性のある）病気や疾患について、どんな症状があるのか、どのように治療やリハビリを行っていくのかを、当院の医師が分かりやすく解説します。

脳卒中――脳の血管が詰まる、破れる病気……90
リハビリテーション科・脳神経外科（医師）　前城 朝英
脳外傷――体外からのダメージによる脳の機能障害……96
リハビリテーション科・脳神経外科　副院長（医師）　安東 誠一
脊髄損傷――脳と身体の連絡路の損傷……101
リハビリテーション科（医師）　立花 一志
大腿骨骨折――身体を支える足の付け根の骨折……106
リハビリテーション科（医師）　立花 一志
切断――病気や事故で手足を失うこと……111
リハビリテーション科（医師）　佐藤 新介
がん――不治の病から共存する病へ……116
リハビリテーション科（医師）　佐藤 新介

神経疾患――難病も多く継続的なリハビリが必要……120
リハビリテーション科（医師） 荒川 良三
認知症、高次脳機能障害――認知機能や理性の障害……124
病院長（医師） 岡本 隆嗣
廃用症候群――動かないために身体が衰えること……132
リハビリテーション科（医師） 岡田 昌信
片麻痺（かたまひ、へんまひ）――片方の手足が動かしにくくなる障害……136
リハビリテーション科（医師） 木下 翔司
失語症――話す・聞く・読む・書くことの障害……142
リハビリテーション部 顧問（言語聴覚士） 沖田 啓子
構音障害――発音が難しくなる障害……148
リハビリテーション部 リハビリマネージャー（言語聴覚士） 渡邉 光子
摂食嚥下障害――食べる・飲み込むことの障害……153
リハビリテーション部 リハビリマネージャー（言語聴覚士） 渡邉 光子
●知っ得コラム⑦ 嚥下造影検査（VF）、嚥下内視鏡検査（VE）……158
臨床部放射線科 主任（放射線技師） 村上 弘典
排泄障害――デリケートな障害……159
看護介護部（看護師） 山﨑 奈津子
看護介護部（脳卒中リハビリテーション看護認定看護師） 渡邉 賢一
看護介護部 部長（看護師） 杉本 真理子
●知っ得コラム⑧ お薦めリハビリ書籍……164
リハビリテーション部 統括リハビリマネージャー（理学療法士） 田中 直次郎

第3章 新しい治療・技術のお話……167

近年、効果的にリハビリを行うためのさまざまな方法が報告されています。これらの中から、当院が導入しているものについてご紹介します。病気になったとき、治療の選択肢を広げるうえで、参考になればと思います。

NEURO-15——磁気刺激と集中訓練で手の麻痺を改善……168
リハビリテーション部　主任(作業療法士)　漆谷　直樹

歩行アシスト——より良い歩行のために……172
リハビリテーション部(理学療法士)　園田　泰

神経学的音楽療法——心と身体に効く音楽……176
リハビリテーション部(音楽療法士)　小池　みなみ

SMART NIRS——脳の働きを画像化する装置……180
リハビリテーション部　副主任(作業療法士)　玉代　浩章

KINECTを使った測定装置——人の動きを手軽に測定……185
リハビリテーション部　副主任(理学療法士)　山岡　まこと

第4章 自宅でのリハビリのお話①——生活習慣と環境編……187

回復期リハビリ病院には多くの専門職が配置され、チームを編成して、「患者さんが自宅に戻られてからも生き生きと暮らすためには、どんなことが必要だろうか」ということを常に考えています。そんな専門職のスタッフがそれぞれの分野で考える「知っておくと役立つこと」をまとめました。まずは「生活習慣と環境編」です。

脳卒中の再発を防止するには……188
リハビリテーション科・内科　総合診療部長（医師）　重信 順也
これをプラス！で食事改善……192
臨床部栄養課　課長（管理栄養士）　影山 典子
●知っ得コラム⑨「塩分を足してくれて、ありがとう」？……197
臨床部栄養課　課長（管理栄養士）　影山 典子
水分摂取と体温調節……198
健康開発センターウィル　師長（看護師）　金子 瞳
看護介護部　部長（看護師）　杉本 真理子
薬の管理に役立つ話……200
臨床部薬剤科　主任（薬剤師）　小原 和久
口の健康は、全身の健康につながる！……202
看護介護部（歯科衛生士）　折出 由起
大けがにつながる転倒を防ごう……206
リハビリテーション部　リハビリマネージャー（理学療法士）　福江 亮

●知っ得コラム⑩ 当院が行っている、転んでしまう患者さんへの対応……210
リハビリテーション部　リハビリマネージャー（理学療法士）　福江 亮

続けるためのリハビリ体操……212
リハビリテーション部　主任（理学療法士）　松田 秀之

●知っ得コラム⑪ 続けることの大変さ……218
病院長（医師）　岡本 隆嗣

メディカルフィットネスのすすめ……219
健康開発センターウィル（トレーナー・健康運動指導士）　伊藤 三千雄

●知っ得コラム⑫ 家族や仲間と一緒にがんばろう！……223
病院長（医師）　岡本 隆嗣

暮らしやすい住まいのための住宅改修……225
リハビリテーション部　主任（作業療法士）　白岡 幸子

第5章 自宅でのリハビリのお話②――看護・介護編……229

障害を抱えたまま家で生活するのは大変なことです。それでも多くの方が「住み慣れた家で暮らしたい」と願っています。「看護・介護編」では、家での疾患や障害の管理の仕方、介護をするうえでの心の持ち方についてお話しします。

介護の心得6か条……230
看護介護部　主任（介護福祉士）　長岡 倫子
看護介護部　師長（看護師）　天本 美保

認知症の方への7つの基本的対応 …… 234
看護介護部　主任（介護福祉士）　長岡 倫子
看護介護部　師長（看護師）　天本 美保

●知っ得コラム⑬ 繰り返し、続けていくこと …… 237
看護介護部　師長（看護師）　川本 加世子
看護介護部　主任（介護福祉士）　井村 太治

飲み込みが難しい方への食事の工夫――嚥下食の紹介 …… 238
臨床部栄養課　課長（管理栄養士）　影山 典子
リハビリテーション科（医師）　瀧本 泰生

自宅での胃瘻、鼻腔栄養の管理 …… 242
看護介護部（摂食・嚥下障害看護認定看護師）　河田 裕子
看護介護部　師長（看護師）　佐伯 奈緒子

●知っ得コラム⑭ 胃瘻に白湯を15㎖追加？ …… 245
看護介護部（摂食・嚥下障害看護認定看護師）　河田 裕子
看護介護部　師長（看護師）　佐伯 奈緒子

無理をしない排泄ケア …… 246
看護介護部（看護師）　山﨑 奈津子
看護介護部　副主任（介護福祉士）　山田 邦彦

褥瘡（床ずれ）の予防と管理 …… 254
看護介護部（看護師）　桑原 昌子
看護介護部　師長（看護師）　齋藤 ゆか

自宅での吸引の管理 …… 260
看護介護部　副主任（回復期リハ看護師）　新迫 美恵子
看護介護部　副主任（看護師）　西原 鮎子

●知っ得コラム⑮ みんなで支える、住み慣れた地域での生活 …… 264
西リハ訪問リハビリステーション 副主任（理学療法士） 本田 賢次郎

第6章 自宅でのリハビリのお話③——社会資源活用編 …… 265

自分たちだけでがんばろう、と思わなくてもいいのです。日本にはしっかりとした社会保障制度があり、地域には皆さんの相談相手がいます。「社会資源活用編」では、困ったときに誰に相談すればいいのかや、助けになる制度・福祉用具などを紹介します。

地域の相談相手を見つけよう！ …… 266
西リハ訪問リハビリステーション 副主任（理学療法士） 本田 賢次郎

地域のイベントに参加しよう！ …… 270
地域連携部 副部長 地域支援リハビリマネージャー（作業療法士） 岡 光孝

●知っ得コラム⑯ 2014年8月 災害派遣活動レポート …… 273

●知っ得コラム⑰ 「地域包括ケアシステム」——一人ひとりができることから始めよう …… 274
介護老人保健施設花の丘 統括マネージャー（事務） 吉野 高博

社会保障制度を利用して経済的な援助を受ける …… 276
医療福祉部医療相談課 主任（社会福祉士） 樽井 和彦

介護保険の上手な利用方法 …… 280
医療福祉部医療相談課 主任（社会福祉士） 樽井 和彦

●知っ得コラム⑱ 介護保険の財源は大丈夫？ …… 283
介護老人保健施設花の丘 統括マネージャー（事務） 吉野 高博

福祉用具、自助具選びのポイント……284
リハビリテーション部（作業療法士） 田中 貴史

福祉用具①杖・歩行器・装具……290
リハビリテーション部（理学療法士） 渡邊 匠

福祉用具②車いす……296
リハビリテーション部（理学療法士） 永見 隆二

西広島リハビリテーション病院の案内……303

事業局長（事務） 新家 光晴

基本理念……303

概要……304

沿革……310

アクセス……312

併設施設のご案内……314

索引（巻末）

※特に注記のない場合、本文内の情報は2016年7月1日現在のものです。

第1章

回復期リハビリのお話

——発症から自宅復帰まで

53歳の西リハ太郎さん。ある日、仕事中に突然倒れて入院生活となってしまいました。その後、回復期リハビリ病院へ転院となり、さまざまなリハビリをがんばる西リハ太郎さんのエピソードを通して、発症から自宅復帰までのお話をします。

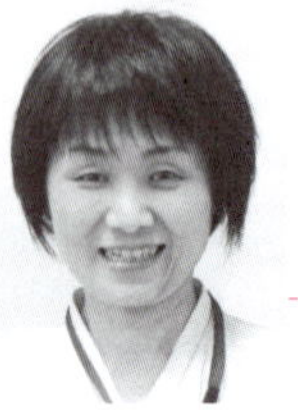

突然の発症！そのときどうする？

地域連携部地域連携室
看護介護部 副部長（看護師） 鈴木《すずき》 恭子《きょうこ》

西リハ太郎さんのリハビリ

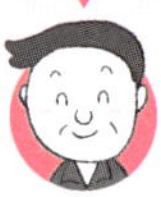

53歳の西リハ太郎（にしりは・たろう）さん、地元の販売会社の事務員さんです。会社の健康診断で血圧が高いと指摘を受けていましたが、「仕事が忙しく病院に行く暇がない」と、治療はしていませんでした。その日はいつもと違って朝から右手の違和感がありましたが、気のせいだろうと思っていつものようにバイクで出勤しました。

しかし、昼食を食べようとしたとき、右手に持っていた箸《はし》がうまく使えずご飯をこぼしたり、コップも右手では持てなくなっていました。おかしいと思い立ち上がろうとしたときに右足に力が入らず、その場に倒れてしまいました。自分で起きようとしても起き上がれないことに不安になりながら、周囲のスタッフの心配する声を聞くうちに、意識が遠くなってしまいました。

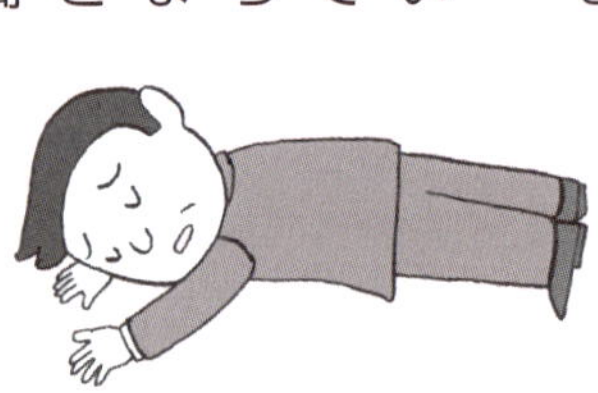

●FAST（脳卒中のサイン）を見逃すな！

脳卒中（→P90）は、早期の診断と治療が大切です。中でも脳梗塞《のうこうそく》は、発症からどのくらいの時間で病院へ到着できるかで治療の内容が異なります。脳の血栓（血流を詰まらせている血の塊）を溶かす治療は脳梗塞の発症から

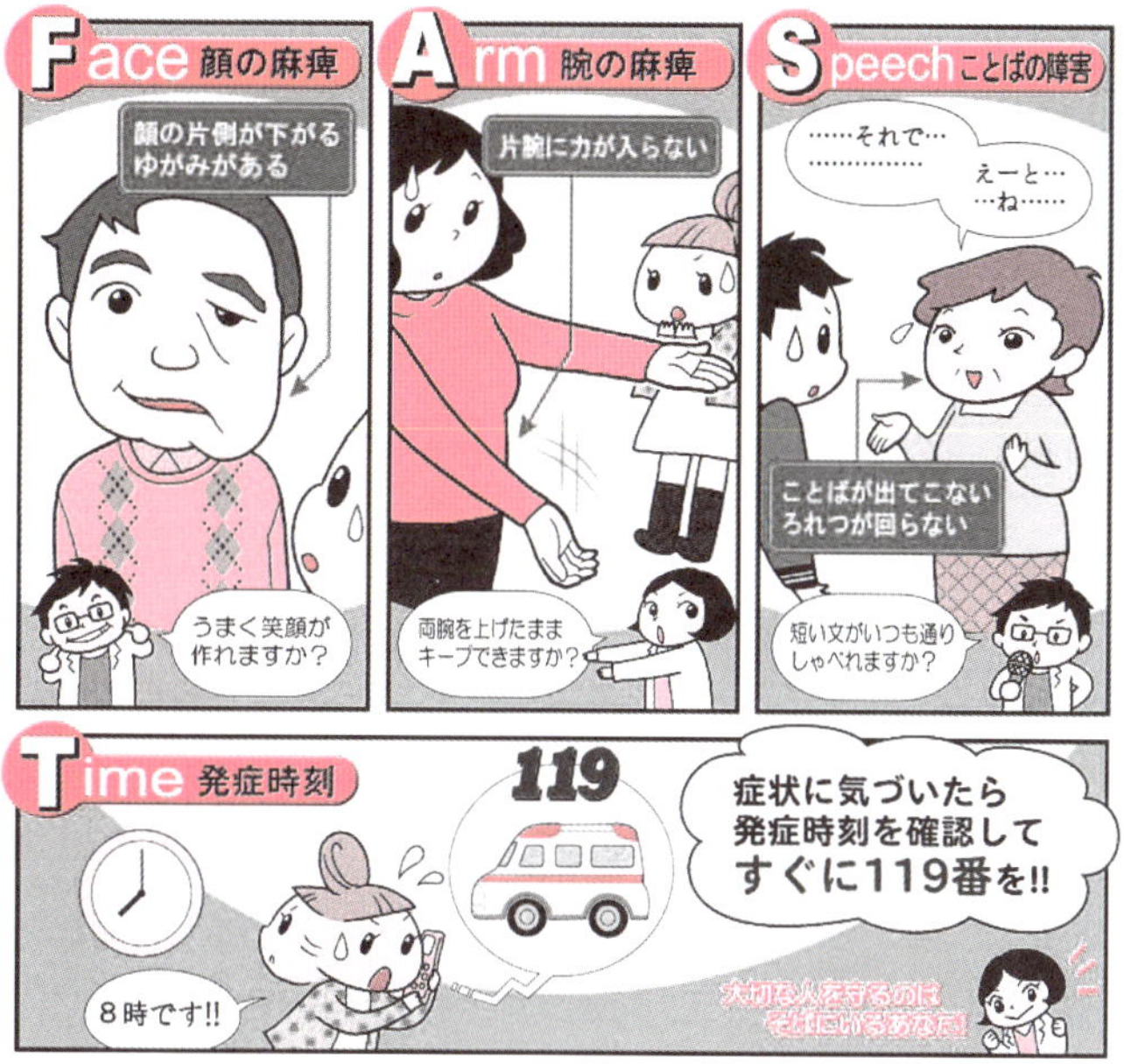
Face 顔の麻痺
顔の片側が下がる
ゆがみがある
うまく笑顔が作れますか？
Arm 腕の麻痺
片腕に力が入らない
両腕を上げたまま
キープできますか？
Speech ことばの障害
……それで…
………………
えーと…
…ね……
ことばが出てこない
ろれつが回らない
短い文がいつも通り
しゃべれますか？
Time 発症時刻
119
症状に気づいたら
発症時刻を確認して
すぐに119番を!!
8時です!!

［図］FAST（脳卒中のサイン）
（国立循環器病研究センター　循環器病情報サービスホームページより
平成22年度循環器病研究開発費「新しい脳卒中医療の開拓と均てん化のためのシステム構築に関する研究」ポスター）

4時間半以内、カテーテルで血栓を除去する治療は8時間以内が対象となります。治療に入る前の検査などの時間も考えると、より短い時間のうちに病院へ到着していることが必要です。従って、異常を感じたら、一刻も早く医師の診察を受けることが大切です。

では、どのような症状に注意をすればいいのでしょうか。皆さんは「FAST」のポスターを見たことがありますか？　米国脳卒中協会では、「FAST」——「F」Face（顔）、「A」Arm（腕）、「S」Speech（話し方）、「T」Time（時間）——の頭文字で早期発見の啓発活動を行っています（図）。これらの症状を感じたら直ちに脳卒中を疑い、日頃からかかりつけの医療機関がある場合は主治医へ連絡、または救急車を呼びましょう。症状が一時的であったり、軽度だから大丈夫だろうと様子を見ていると、適切な治療時期を逃してしまいます。

良い回復期リハビリ病院の選び方

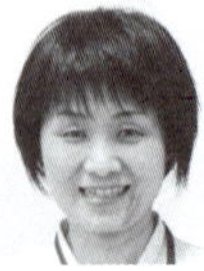
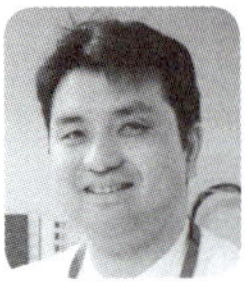

地域連携部地域連携室
看護介護部 副部長（看護師） 鈴木《すずき》 恭子《きょうこ》（左）
病院長（医師） 岡本《おかもと》 隆嗣《たかつぐ》（右）

西リハ太郎さんのリハビリ

職場で倒れてしまった西リハ太郎さん。救急車で急性期病院に運ばれました。急性期病院では医師から「脳梗塞《のうこうそく》ですね、治療を始めます」と説明を受けました。それから毎日点滴などの治療を受けながら、自分の身体に何が起きたのか理解できないままでした。数日間の治療が終わり主治医より退院を告げられました。そして「これからは回復期リハビリ病院でリハビリをするように」と説明を受けました。

西リハさんはその話を聞き、右手はまだ自分の手ではないような感覚が残り、1人で歩くこともできないのに退院をしないといけないのは、命を救ってくれた病院に見放されたようで不安な気持ちになりました。

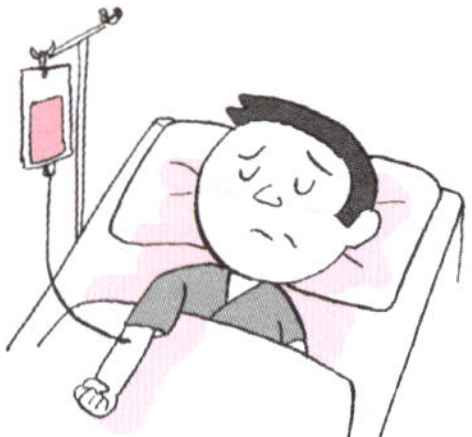

●急性期病院から回復期リハビリ病院へ

医療が高度化・専門化する今日、治療やリハビリを行う病院も役割を分担するようになってきました。発症直後の専門的な治療を行うのが「急性期病院」です。急性期病院では、病状が安定することを目的に治療を行いますが、その治療を終えた後も症状が残ることがあります。脳卒中の症状でよく知られているのは身体の片麻痺《かたまひ》（→P136）です。ほかにも話すこと（失語症〈→P142〉）や食べること（摂食嚥下《せっしょくえんげ》障害《しょうがい》〈→P153〉）などさまざまで、これらの症状は日常生活に支障をきたします。

急性期病院での治療を終えた後、さらに集中的にリハビリを行う場合は、「回復期リハビリ病院」へ転院となります。

●転院はどうやって決めるの？

退院や転院については、医療チームが患者さんに病状の説明を行い、患者さんや家族の希望を考慮し、相談しながら決めています。病院内に医療相談室や退院支援室、地域連携室と呼ばれる専門の部署を設け、看護師や医療相談員が相談を受けています。最近では退院支援の役割専門の看護師が入院時から相談を行う病院もあります。入院費などの経済的、社会的なことの相談、転院先の紹介や見学希望の連絡などの調整も行っています。

突然の病気で、患者さん本人や家族は毎日の治療、面会などで頭の中がいっぱいだと思います。検査、治療、リハビリが並行して行われ、落ち着く時間もありません。何から考えればいいのか、分からないことばかりかもしれません。相談部門のスタッフとよく話をして、皆さんにとって良い方法を一緒に考えていきましょう。

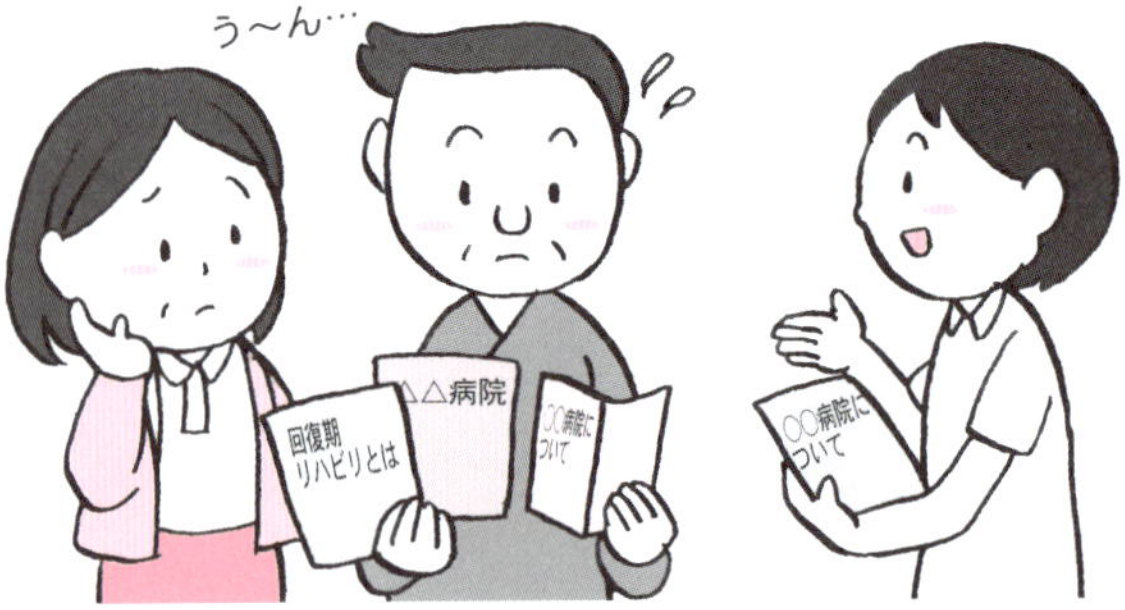

●良い回復期リハビリ病院の選び方

最近は新聞、テレビ、雑誌などさまざまなマスメディアで、「良い回復期リハビリ病院の選び方」といった特集が行われています。主なポイントを列挙してみました。

●リハビリ専門医がいるか？

２０１６年７月現在、日本のリハビリ専門医は２１４３人しかいません。回復期リハビリ病院の病棟は、リハビリ専門の病棟です。しかし、リハビリを専門にしている医師がいる病棟は、全体の約25％にすぎません。

●病棟システムが整っているか？

回復期リハビリは、スタッフのチーム力が大切です。**チームをまとめるリハビリ専門医は必要不可欠です。**その他、多くの専門職が配置され、チームアプローチのシステムが高いレベルで整っていることが望ましいのです（図１）。病棟システムの質の高さを判断する１つの目安として、日本医療機能評価機構が定めた病院機能評価があります。２０１３年から、回復期リハビリ病院を専門とした部門も設置されました。同機構の認定病院で、かつリハビリ専門医がいる場合、リハビリの成果が高いことが明らかになっています。

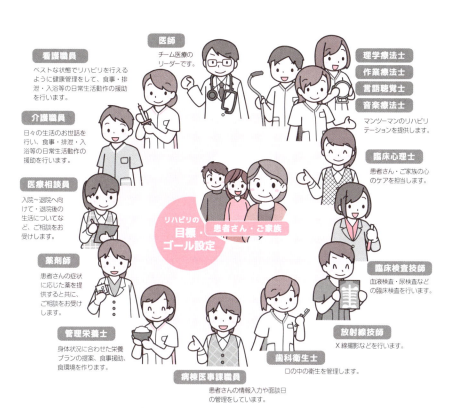

［図1］西広島リハビリテーション病院のチーム医療

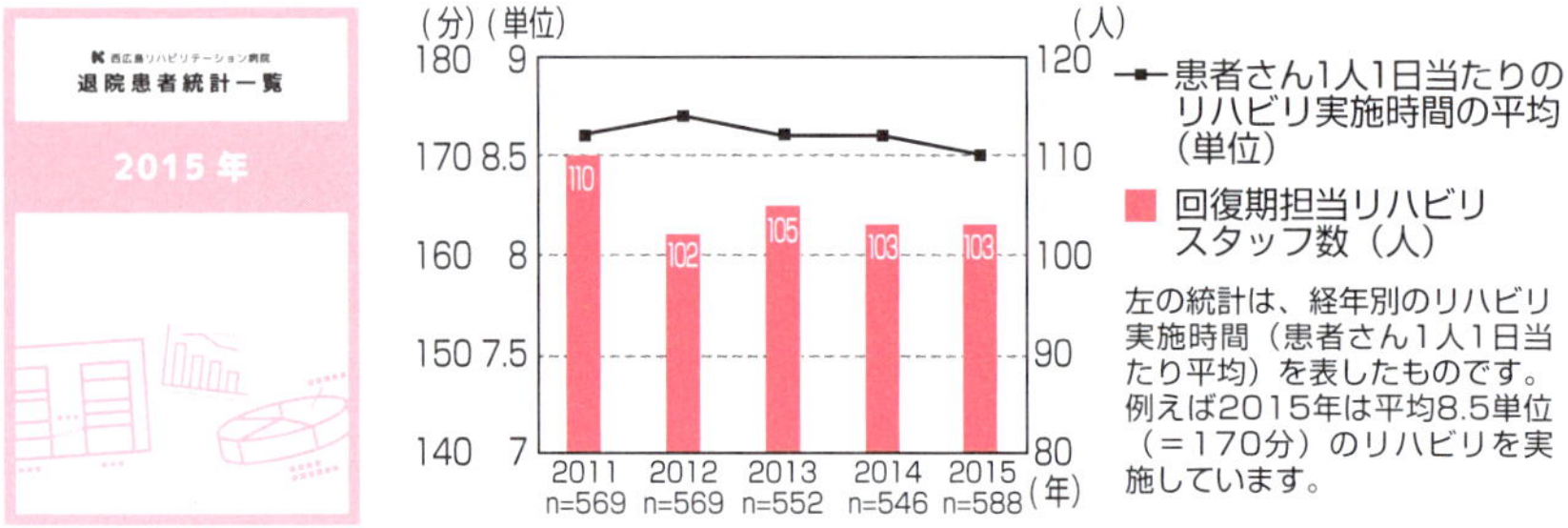

［図2］2015年退院患者統計一覧と、掲載データ例

●技術の工夫に取り組んでいるか？

最近のリハビリ技術の進歩は目覚ましいものがあります。積極的に技術を高める努力をしているかどうかは、1つの目安になります。

●退院後のフォロー体制は十分か？

退院後のことが想定できなければ、良い回復期リハビリではありません。例えば当院では、退院時と退院後の訪問や電話、退院6か月後、1年後のアンケートや、退院6か月後の症例検討会などで、退院後の状態把握に努めています。

●治療成績を公表しているか？

これはとても大事な条件だと考えます。病院には治療成績を一般に公表する義務はありません。当院は1995年から毎年、退院した患者さんの全てのデータをまとめた統計一覧を作成し、関係する医療、介護の機関に配布しています（図2）。治療した結果を記録に残し、まとめるのは大変な作業ですが、その結果を毎年振り返ることで、さらなるリハビリの質向上や、紹介してくれた病院との信頼関係の向上につながっていると考えているからです。

知っ得コラム 1

地域の病院同士で連携を強める「地域連携パス」

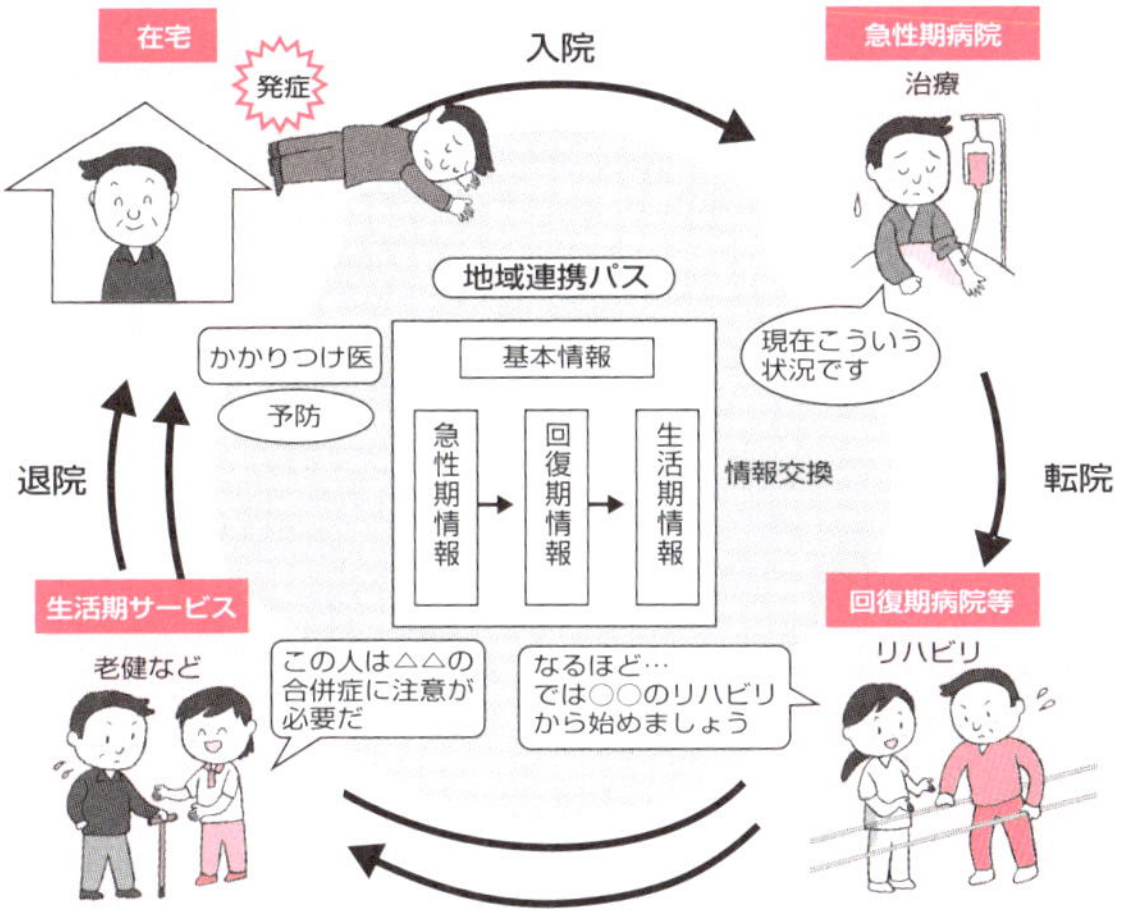

［図］地域連携パス

突然の病気で入院となっただけでも不安なのに、途中で別の病院に移らなければならない。医師や医療スタッフたちとの人間関係も、治療やリハビリも、また一から始めなければなりません。そうなると、患者さんや家族の負担は大きいでしょう。病院が変わっても医療に「切れ目」を作らないために、「地域連携パス」というものがあります（図）。

地域連携パスは、患者さんの情報を伝え連携を促進するツールです。1枚のパスシートを急性期病院から次々の医療へつなげていくことで情報を共有できます。地域連携パスで患者さんの状態が把握でき、早々に次の段階を目指したリハビリが可能になります。地域連携パスの活用で、急性期から生活期（維持期）までそれぞれの医療機関が担う役割分担が明確となり、患者さんには安心して医療を受けていただけます。

（地域連携部地域連携室　看護介護部　副部長（看護師）　鈴木《すずき》 恭子《きょうこ》）

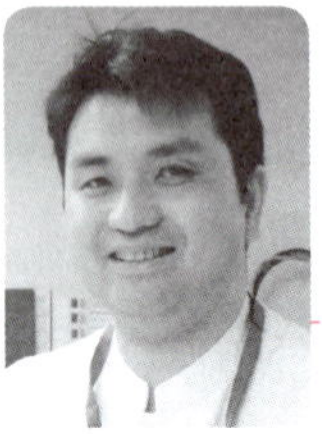

回復期のリハビリはどのように進む？

病院長（医師） 岡本《おかもと》 隆嗣《たかつぐ》

西リハ太郎さんのリハビリ

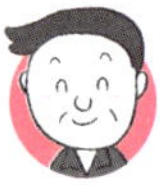

脳梗塞《のうこうそく》で倒れた後、急性期病院で治療を受け、回復期リハビリ病院へ転院となった西リハ太郎さん。まだ右手はうまく動かず、１人で歩くこともできません。また、言葉もうまく話せません。不安な気持ちのまま、回復期リハビリ病院に着きました。すると、たくさんのスタッフが西リハさんに話しかけてきました。

「西リハさん、退院するときにどんなふうになって退院したいですか」。西リハさんは、うまく話せないながらも、なんとか「仕事に戻りたい」という気持ちを伝えました。

傍《かたわ》らにいたスタッフに「では、私たちと一緒にがんばりましょう。西リハさんのがんばりで、できることが増えていきますよ」と励まされ、西リハさんはそれまでとても不安だった気持ちがスーっと消え、リハビリをがんばろうと決心しました。

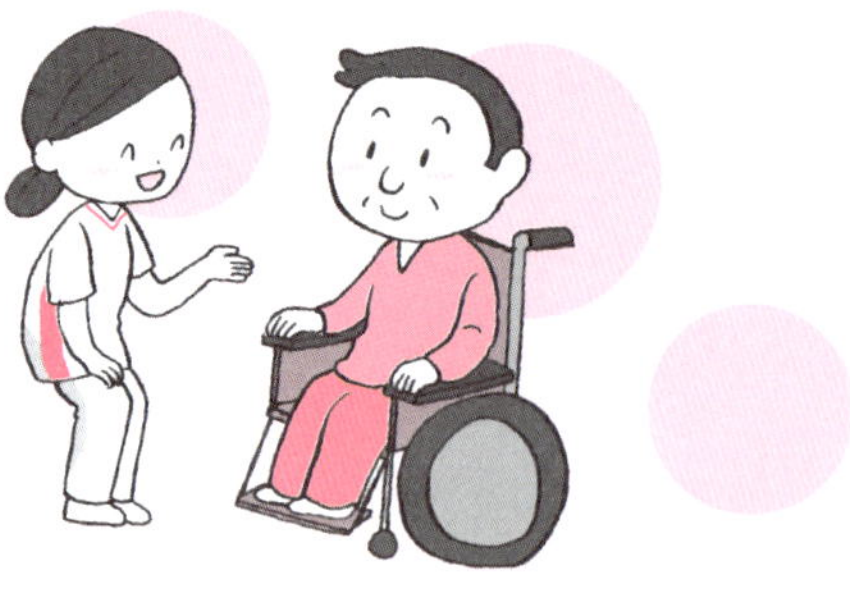

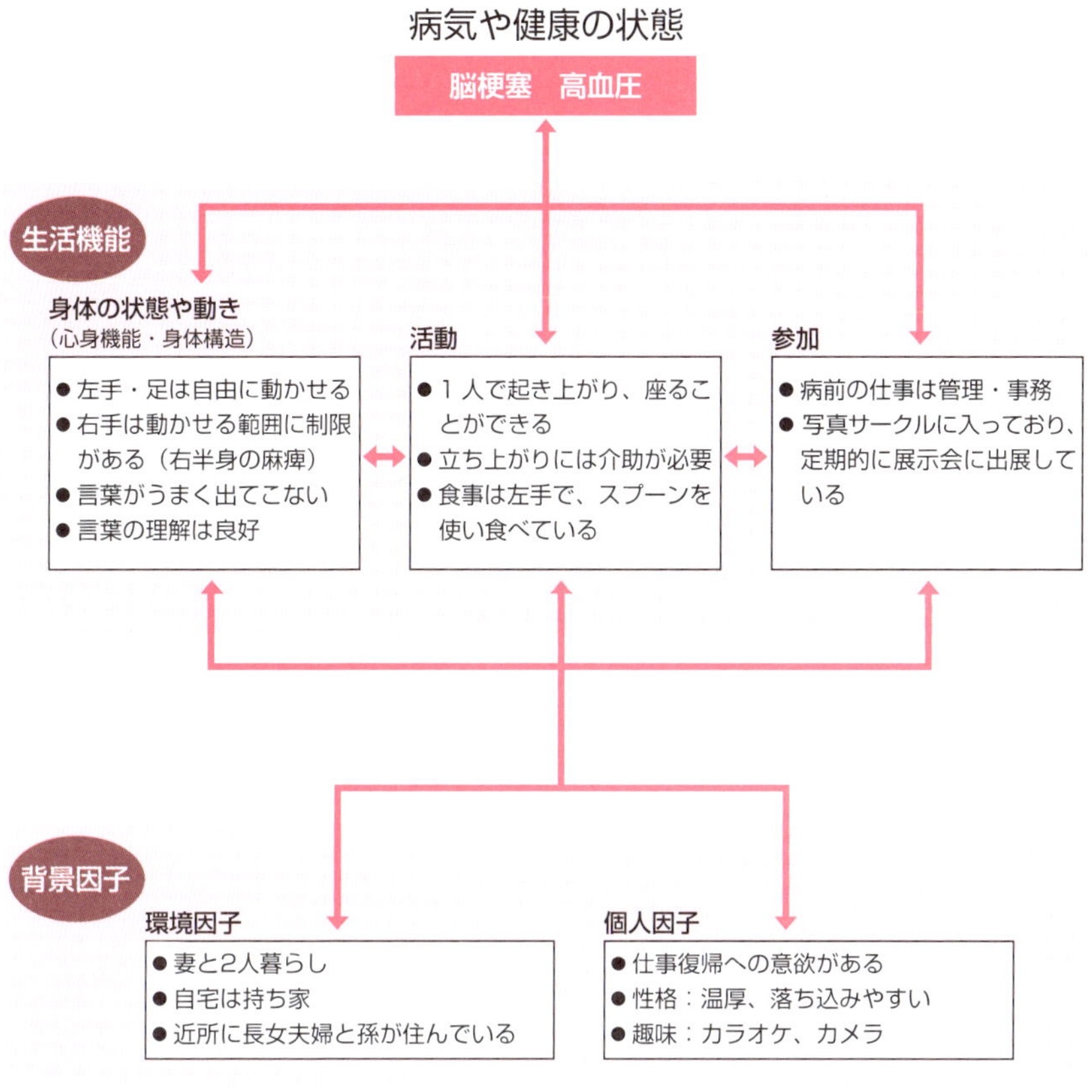

［図1］西リハさんのICF（入院時）※イメージ例として作成したもの

回復期リハビリ病院では、命が救われた後、自宅復帰や社会復帰に向けたリハビリを行っていきます。入院時に、医師を中心に多くの職種のスタッフが、患者さんの目指す目標に合わせ、チームならびにそれぞれの分野で計画を立てていきます。

●患者さんを知る

どのようにリハビリを進めていくかを決めるには、目標が大切です。西リハさんの願いは「仕事に戻りたい」。しかし、右手はうまく動かない、1人で歩くこともできない、そして言葉もうまく話せない。西リハさんにとっては、難しい目標かもしれません。そこ

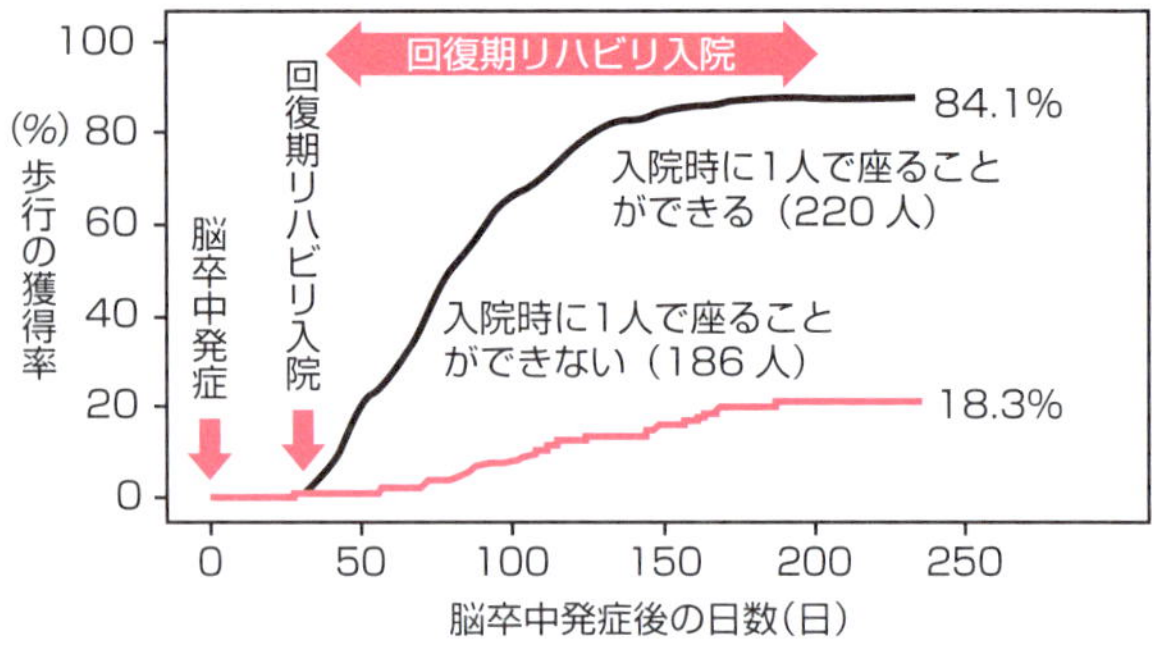

［図2］脳卒中患者の歩行獲得率
（入院時に座ることができる群とできない群の比較）

で、まず西リハさんの状態を確認、把握する作業を行います。検査や診察、聴き取りなどによって得た情報を、当院では、国際生活機能分類（ＩＣＦ）というツールを使って管理しています。

西リハさんのＩＣＦは「図1」のようになりました。リハビリを進める場合、病気や障害の側面だけでなく、生活背景や個人特性なども影響します。そのため、ＩＣＦを用いて患者さんの全体像を把握していきます。西リハさんの場合、右半身の麻痺《まひ》がありますが、言葉の理解は良好で、仕事復帰への意欲があります。まずは1人で歩行ができるようになることを目指し、公共交通機関を使うなどの方法を検討すれば、仕事に戻ることができるかもしれません。

●予後を予測する

同じ病気であっても、発症からどのくらいたっているか、何歳か、リハビリ前の障害の程度は、などの条件により、予後（その後の経過）が異なります。例えば、回復期リハビリ病院に入院している患者さんの一番多い希望は、「自分で歩ける」ことです。そのため、退院時に自力で歩けるかどうかを、入院時の状態から予想し、それに応じた目標やリハビリ計画を立てていきます。

当院の回復期リハビリのデータを1つ紹介します。脳卒中（脳

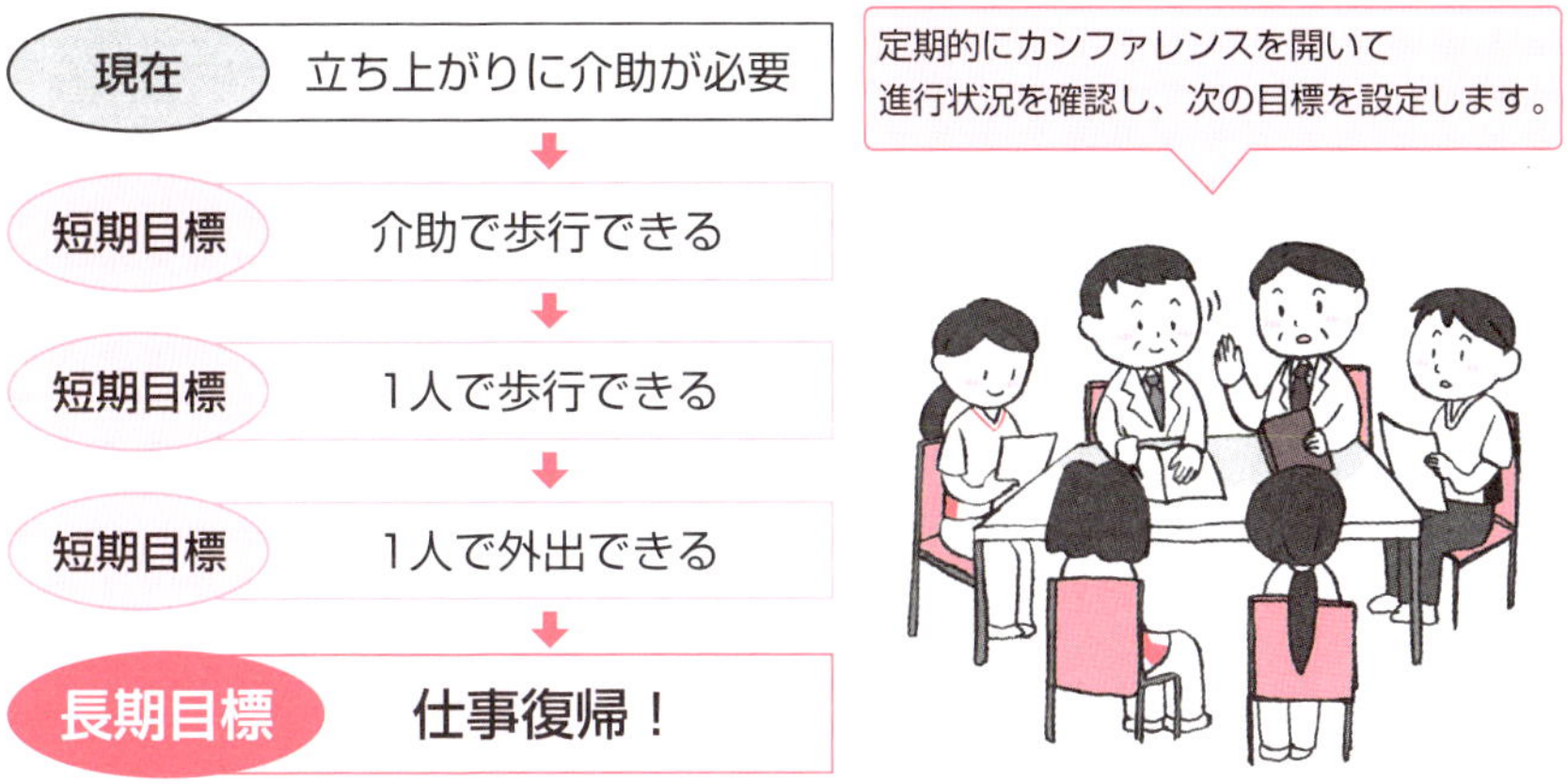
現在　立ち上がりに介助が必要
短期目標　介助で歩行できる
短期目標　1人で歩行できる
短期目標　1人で外出できる
長期目標　仕事復帰！
定期的にカンファレンスを開いて
進行状況を確認し、次の目標を設定します。

［図3］移動能力についての目標設定（イメージ）

梗塞・脳出血）の患者さんで入院時に歩けなかった方のうち、退院時に歩けるようになった方と、そうでない方の違いは何かを調べました。いろいろな要素がありましたが、最大の違いは「入院時に1人で座れるかどうか」でした。

入院時に手すりを持ってでも何とか座れる人は、8割以上が最終的に自力で歩けるようになりました。しかし、座れなかった人の歩行獲得率は2割に達しませんでした（図2）。このようなさまざまなデータを検証し、予後の予測に役立てています。

●PDCAで質の高いリハビリを提供

リハビリの現場では、患者さんの状態や予後予測などを基に、多職種のメンバーでカンファレンスを行い、リハビリの計画を話し合います。進行状況を確認しながら、短期的、長期的な目標を定め、達成に必要な期間を設定します。さらに、ICFの要素ごとの具体的な目標と、それらにどのように関わっていくかの検討を行います。最後に各メンバーで役割分担を決め、それぞれが目標を達成するためのプログラムを立案します。計画は、患者さんや家族に分かるような言葉で説明します。リハビリを行うのは患者さん自身なので、納得のうえで進める必要があります。

設定した目標に対してリハビリがどの程度進んでいるかを把握

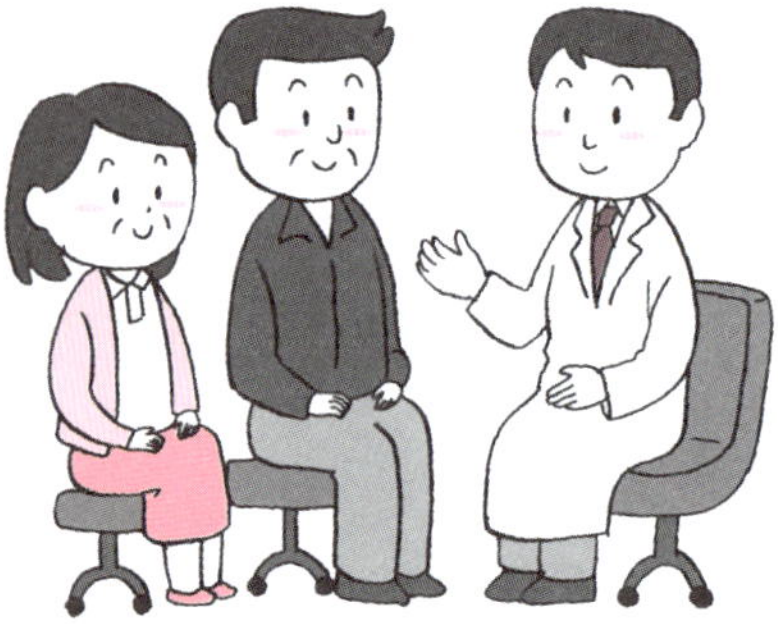

するために、定期的なモニタリング（評価・観察）が欠かせません。その変化を確認しながら、それぞれが情報交換を密に行い、各職種がプログラムを修正します。次の全体会議までにこれらを繰り返します（図3）。

計画（Plan）、プログラムの実施（Do）、モニタリング（Check）、情報交換とプログラムの修正、カンファレンスの開催（Act）のサイクルを定期的に回すことで、質の高いリハビリの提供を目指しています。当院では2週間が1サイクルです。

西リハさんの場合はどうでしょうか。入院時、「1人で起き上がり、座ることができる」ため、最終的に自力で歩けるようになる可能性も高いという予測ができます。しかし、本人の最終目標は「仕事復帰」なので、まずは歩行獲得を目標にしながら、移動能力の向上に併せて、職場へ通うことは可能か、公共交通機関が使えるか、などを検討していくことになりそうです。

西リハ太郎さんのリハビリ

入院当日、西リハさんはさまざまな診察や検査を受けました。どのくらい身体が動くか、理解力はどうか、ご飯は食べられるか、口の中や歯の状態はどうか、1人でトイレの動作ができるか。さらには、病前の仕事のこと、家のこと、趣味のことなど、生活スタイルもあれこれ質問され、うまく話せない西リハさんに代わって、奥さんの花子

さんが答えました。なんだか、自分の身体のことも生活のことも、まるごと診てもらっているような気分になりました。

「西リハさん、お疲れさまでした。それでは、今後どのようにリハビリを行っていくか、目標と方針を話し合いましょう」。

今日入院したばかりなのに、もうリハビリの計画書ができており、主治医と担当スタッフが、それぞれの項目を説明してくれました。

・1人で屋内を歩けるようになること
・ばね箸《ばし》を使って右手で食事できるようになること
・趣味のカメラがもう一度できるようになること、など

「だいたい3か月で、これらの目標がクリアできると考えています。お正月はご自宅で過ごせると思いますよ」。かなり先のことを言われて驚きましたが、「ここで一生懸命努力すれば、きっと良くなって家に帰れる。がんばろう!」。そう決心しました。

●入院時訪問で患者さんの生活の状況を確認

当院では、必要に応じて患者さんが入院して1週間以内に、入院時訪問を行っています。病棟のリハビリマネージャー（以下ＲＭ）が、自宅退院を希望し入院時訪問に同意いただいた患者さんの自宅を訪問します。目的は、患者さんの住居や生活の状況を把握し、今後のリハビリに反映させることです。

西リハ太郎さんのリハビリ

妻の花子さんは、今後の生活について、いろいろな心配がありました。入院時の面談で主治医から、杖《つえ》を使って歩いて家に帰ることを目標にリハビリすることを説明されましたが、家の前の階段をどうやって上がるのか、玄関から家に入れるのか、以前のように2階での生活を続けられるのか、具体的なイメージがわかないのです。

入院から3日後にＲＭが自宅にやってきました。ＲＭはまず家の出入りについて、福祉用具のカタログを見ながら、家の前の階段は手すりを付け、玄関も手すりや踏み台を取り付ければ出入りが可能なことを説明してくれました。2階で生活することも階段に手すりを付ければ上り下りができること、それが難しければ1階にベッドを置いて生活することを提案しました。

具体的に一つひとつ、その場所で検討し提案してもらうことで、花子さんは西リハさんがどのように家に出入りするのか、どこで寝起きするのかをイメージすることができました。「夫は家に帰って生活できるかもしれない」。花子さんは少しほっとしました。

訪問の最後に、西リハさんのよく通っていたコンビニエンスストアや、週末に散歩していたコースをRMと回りました。「こんなところまで見てくれるんだ」。花子さんは心強く思いました。

●回復期リハビリ病院の入院から退院までの流れ（次ページ参照）

この章では、西リハさんの物語に沿って、急性期（病気の治療をする期間）から回復期（身体の回復を図る期間）のリハビリについて、説明をしています。例として、当院の入院から退院までの流れを見てみましょう。

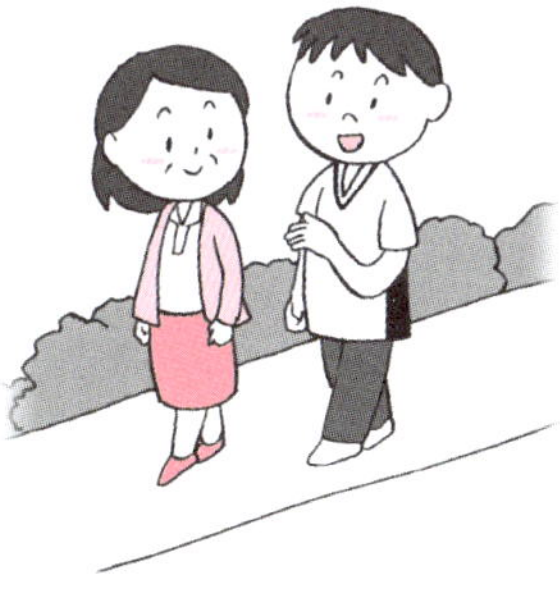

知っ得コラム 2 入院から退院までの流れ

当日／翌日／1週間後／2週間後

入院

患者さん・ご家族

当日

- **第1回(入院)面談**
  リハビリテーション医、内科医による診察
- **看護、介護、リハビリ職員による身体能力と日常生活能力の評価**
- **リハビリテーション計画作成・訓練開始**
- **退院先の検討**

1週間後

- **西リハ家族教室**
  患者さん・ご家族の入院生活、介護保険の手続きなどについての説明会

2週間後

- **第2回面談**
  方針などを記入したリハビリテーション総合実施計画を基に、リハビリ医が患者さん・ご家族と面談。医療相談員も同席し、必要な相談に応じる

病棟スタッフ

翌日

- **ミニカンファレンス**
  担当スタッフ全員での入院時評価および訓練目標の検討

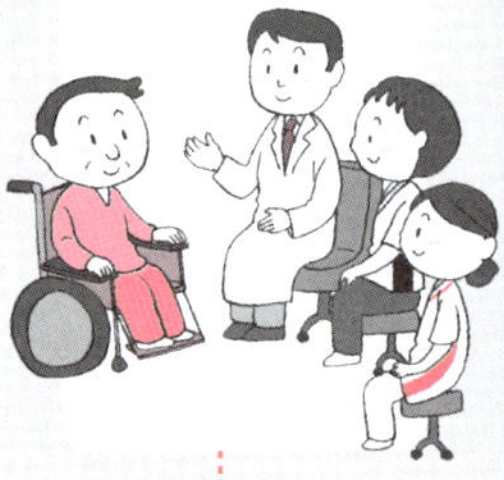

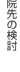

1週間後

- **入院時訪問**
  患者さんの生活の場を確認し、患者さんに応じたリハビリ計画を立てていく

2週間後

- **カンファレンス**
  担当スタッフ全員での長期目標・方針の決定

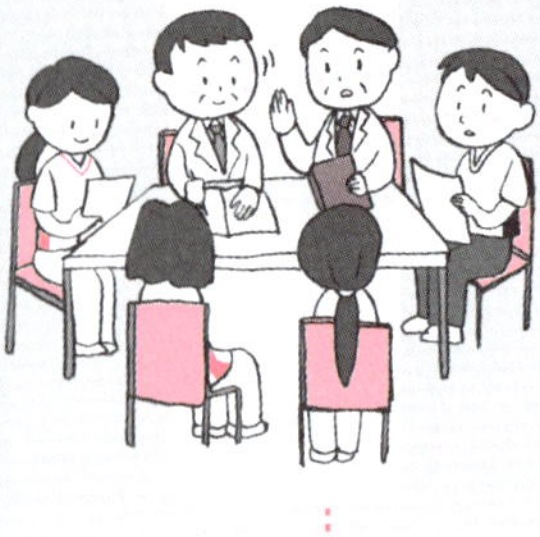

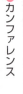

2か月後　1か月後

●介護保険の申請についての説明

●第3回面談
※以降面談は1か月ごとに実施

●退院先の決定

●外泊時必要な動作練習

●家屋調査

●家屋改修工事

●福祉用具・福祉サービスの検討

●ご家族との外泊
※何回か実施

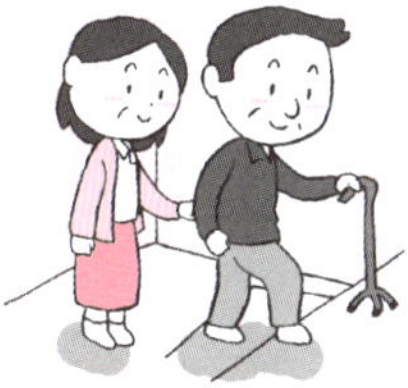

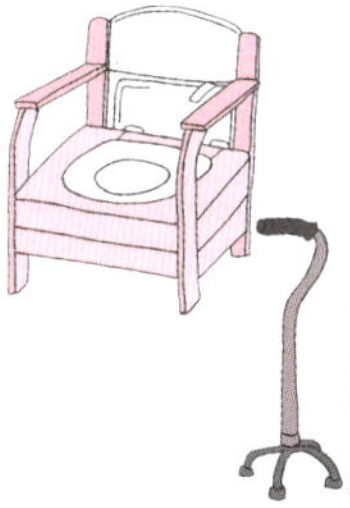

●ミニカンファレンス
カンファレンスから2週間の変化を基に訓練目標内容の修正など

※以降2週間ごとにミニカンファレンスを実施
（訓練目標内容の修正などのため）
※ミニカンファレンスは退院まで実施

●ご家族への介助指導

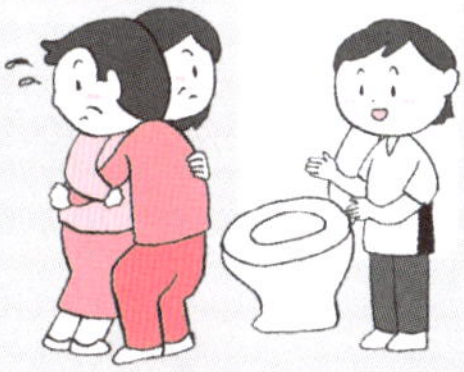

●退院前カンファレンス

退院

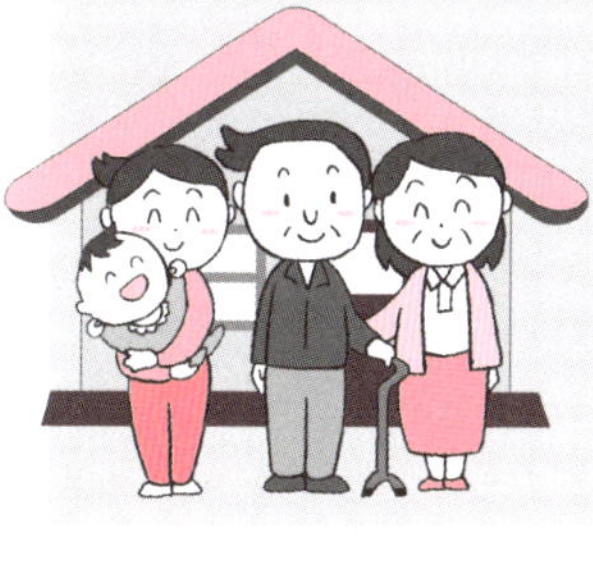

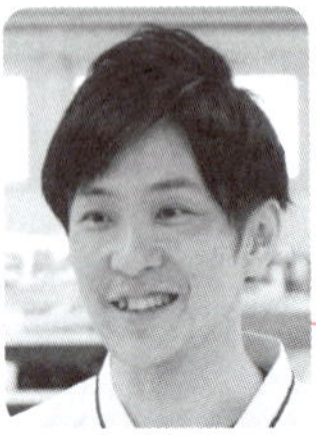

基本のリハビリ①
起き上がり、立つ、歩く

リハビリテーション部
主任（理学療法士）　松下《まつした》 信郎《しんろう》

西リハ太郎さんのリハビリ

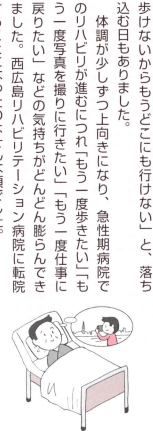

急性期病院に入院したばかりの頃、西リハ太郎さんは病室の窓から外を眺めながら「元気な頃はいろんな所へ行って、好きな写真をいっぱい撮ったなー」と思い出していました。「この身体じゃ歩けないからもうどこにも行けない」と、落ち込む日もありました。

体調が少しずつ上向きになり、急性期病院でのリハビリが進むにつれ「もう一度歩きたい」「もう一度写真を撮りに行きたい」「もう一度仕事に戻りたい」などの気持ちがどんどん膨らんできました。西広島リハビリテーション病院に転院することになったのはそんな頃でした。

私たちは「トイレへ行く」「会社へ行く」といった日常生活の活動の中で、当然のように「起き上がる、立ち上がる、歩く」動作を行っています。リハビリではこれらの動作を「基本動作」と呼んでいます。それは、これらの動作が生活の場を家庭から社会へ広げ、人間としての生活を築くために必要な基本的な動作と考えるからです（図1）。ここではまず、起き上がり、立ち上がり、歩行するという、基本動作のリハビリについて説明します。

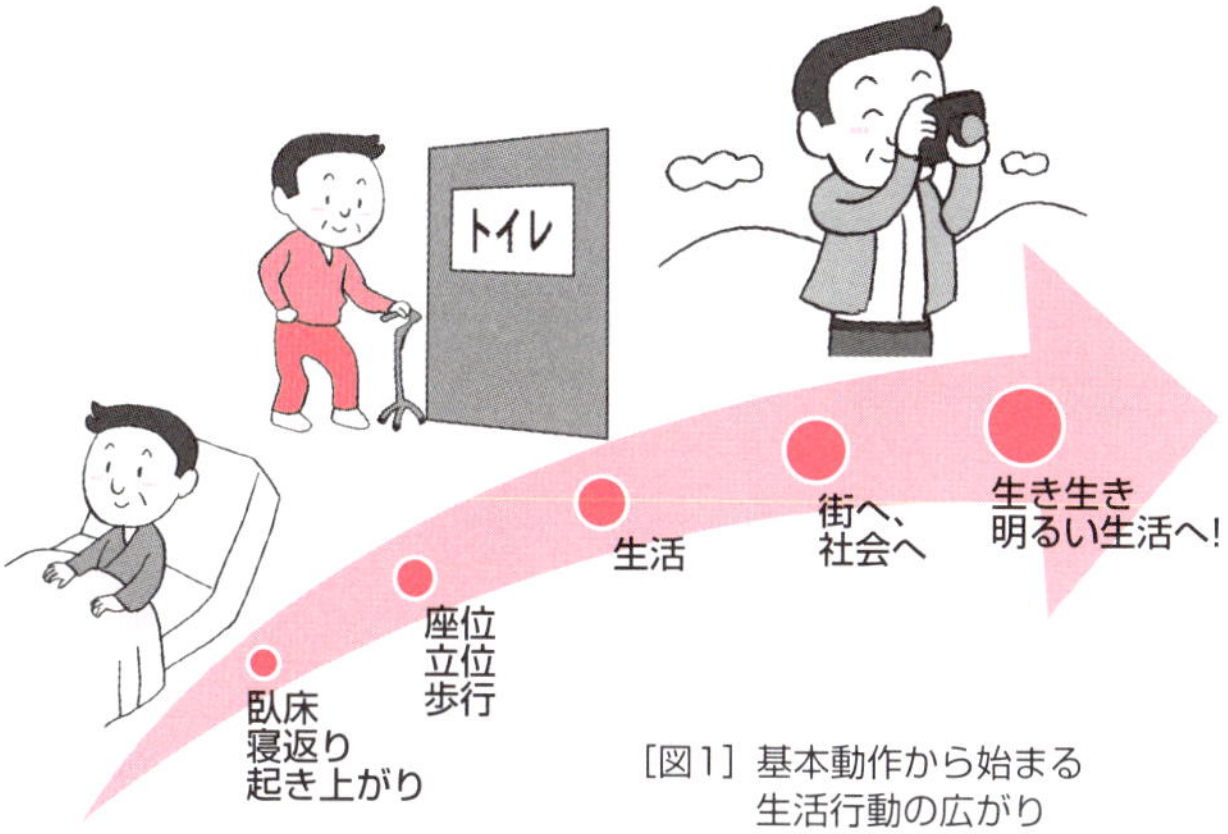

［図1］基本動作から始まる生活行動の広がり

●起き上がりは、寝たきりにならないための重要な動作

朝目を覚まし、何かを始めようと思ったら、まず最初に行うのは「起き上がり動作」でしょう。起き上がり動作とは、寝ている姿勢から「寝返る」「身体を起こす」「座る」の一連の動作を表します。

病気やけがによって1人で起き上がることが難しくなると、すぐに寝たきりになってしまう可能性があります。1週間安静にすると10～15％程度の筋力低下が生じるといわれています。また、心臓への負担が少ない環境に身体が慣れてしまうと、全身への血流量が低下するなど心肺機能の活動も低下します。

これらは「廃用症候群」（→P132）と呼ばれ、寝たきりで動けない状態が続くことで引き起こされるのです。

●起き上がりのリハビリ

では、このような状態にならないためにはどうすればいいのでしょうか。リハビリではとにかく、ベッドから離れ（離床《りしょう》）、重力に反する活動を積極的に行います。重力に逆らって姿勢を保持する筋肉のことを抗重力筋《こうじゅうりょくきん》と言います（図2）。離床することで、これらの抗重力筋を働かせることができます。1人で起きられないときには、スタッフの介助や、電動ベッドやリフトなどの機具も利用します。

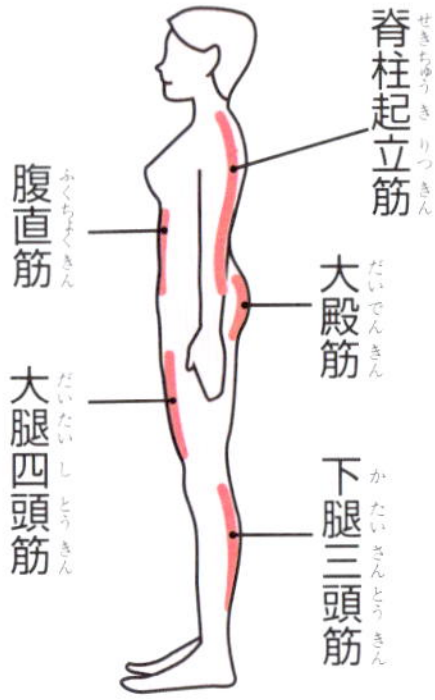

[図2] 抗重力筋
重力に逆らって姿勢を保持する筋肉のことを「抗重力筋」と言います。これらの筋肉が働くことで私たちは座ったり、立ったりすることができます。

ただ起きているのではなく、食事やトイレなど、患者さんにとって必要な動作ややりたい活動を行います。起きることで視野が広がり、脳に入る刺激が増えることで意識もはっきりします。積極的に他者との交流を増やすことでさらに脳が活性化します。起き上がった状態を1人で保てない場合には、背もたれいすや車いすを利用し、ベッドから離れる時間を長くしていきます。

このように起き上がりは、寝たきりにならないための重要な動作であり、心身機能や生活動作を良くするためのリハビリの第一歩といえます。

●立ち上がりは、生活空間を広げるための重要な動作

立ち上がり動作とは、ここでは「立ち上がる」「立った姿勢を保つ」「座る」といった一連の動作としてお話しします。私たちは生活の中ではただ単純に立ち上がるということは少なく、トイレまで歩くためであったり、車いすに移るためというように、移動する目的を持って立ち上がっています。

従って、病気やけがによって立ち上がれなくなると、歩くことや車いすへの移動も難しくなります。このように立ち上がり動作は、生活範囲を広げるための重要な動作といえます。

●立ち上がりのリハビリ

立ち上がり動作は、座った状態よりも身体の重心を高くするために、強い筋力やバランスが必要とされます。立ち上がり動作では特に大腿四頭筋《だいたいしとうきん》など

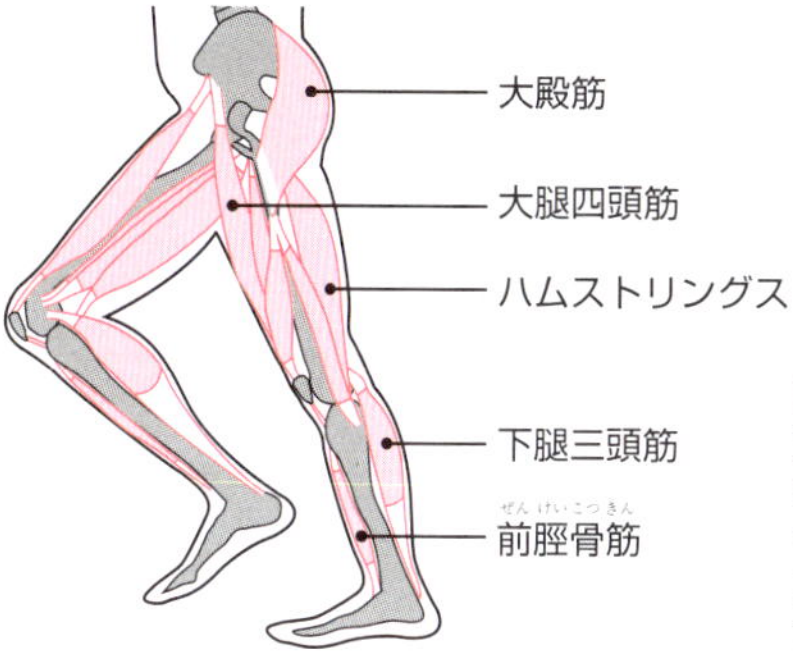

[図3]
立ち上がり動作は特に大腿四頭筋などの下肢の筋力が必要となります。これらの筋肉は歩行やバランスにおいても重要な役割を果たしています。

の下肢《かし》の筋力を必要としますが、これらの筋肉は歩行やバランスにおいても重要な役割を果たしています（図3）。リハビリでは、このことを利用して筋力や体力、バランスをつける練習として立ち上がり動作を最もよく利用します。実際に高齢者の転倒予防や片麻痺《かたまひ》（→Ｐ１３６）患者さんの歩行能力の改善に対して、立ち上がり練習を積極的に行うことが有効であることが分かっています。

立ち上がり練習を行うときは、足を肩幅に開き、両足にしっかり体重をかけながら立ち座りを繰り返します。さらに、食事をするときのいすなどからの立ち上がりができるようになったら、低いいすからの立ち上がり、床に座った状態からの立ち上がりなど、さまざまな条件や環境で練習していくと効果的です。

練習中に動作が不安定になりやすく転倒の危険がある場合は、患者さんの状態に合わせて、テーブルや手すり、高めのいすなどを利用します。

● 歩行は、社会参加や生きがいづくりのために重要な動作

年齢とともに筋力や柔軟性、バランスなどが低下してくると歩く姿勢も変化し、歩行能力にも影響してきます。歩行能力の衰えが最も分かりやすく出るのが歩行速度です。青信号の間に横断歩道を渡りきるには、だいたい1秒間に1メートル進むくらいの速さが必要といわれています。しかし、歩くスピードが遅くなると横断歩道が安全に渡りきれなくなります。

横断歩道だけではなく、一歩社会に出ると、速く歩くといったことが求め

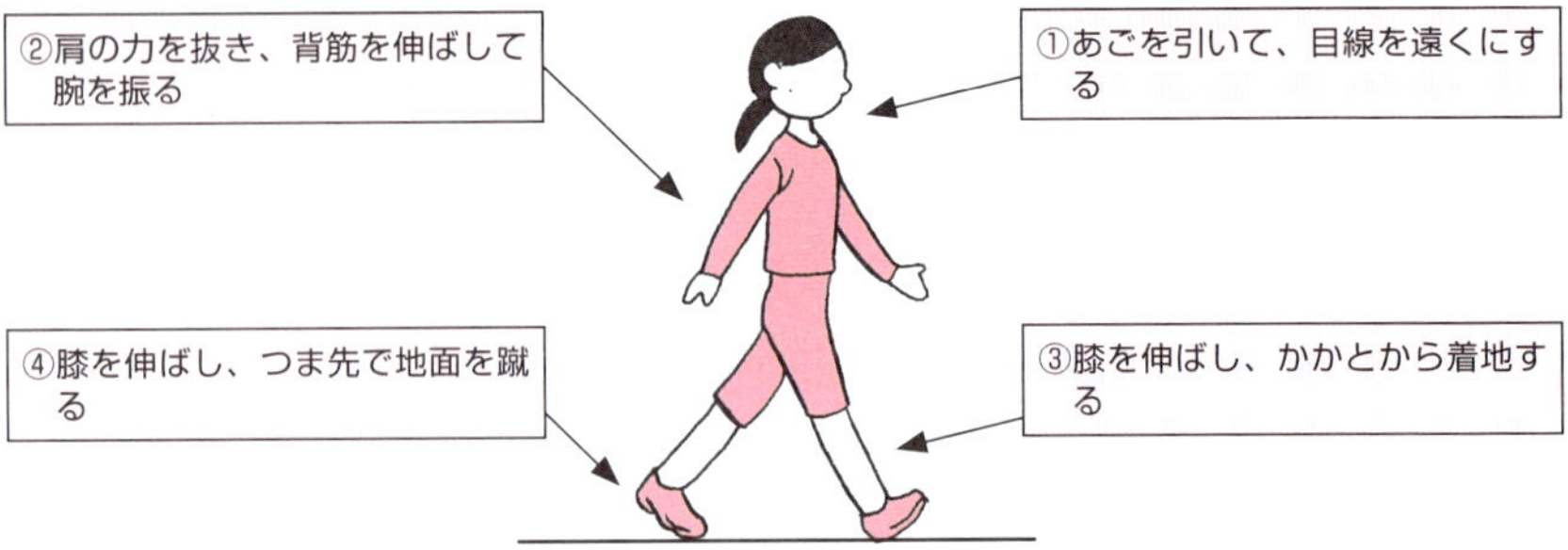

［図4］正しいフォームを意識して歩きましょう

られる場面が少なくありません。このように「歩く」ことは、単に移動の手段であるということにとどまらず、社会参加や自分らしく生きがいのある生活を送るうえで大きな意味を持ちます。

●歩行のリハビリ

歩くスピードが遅くなる一番の原因は、歩幅が小さくなることです。歩幅を大きくするためには正しいフォームを意識して歩くことが必要です。ここで言う正しい歩き方とは「無駄が少なく、効率的な歩き方」という意味です。正しいフォームで歩くためには、次のようなポイントを意識して歩いてみてください（図4）。

①あごを引いて、目線を遠くにする。目線を遠くにすると身体を起こすことができ、良い姿勢を保てます。

②肩の力を抜き、背筋を伸ばして腕を振る。腕を振ることによりリズム良く歩くことができます。

③膝《ひざ》を伸ばし、かかとから着地する。歩幅が広がり、スムーズに体重を足へのせることができます。

④膝を伸ばし、つま先で地面を蹴る。腰の位置が高くなり、歩幅を広げることができます。

また、正しいフォームで歩くためには、①身体を支え、大きく足を蹴り出す筋力②足を大きく前後に開くための柔軟性③身体のバランスを保つ能力などの要素を鍛える練習をすることが必要となります。

西リハ太郎さんのリハビリ

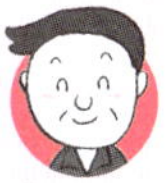

入院初日の評価結果と西リハさんの「1人で歩けるようになりたい」という希望から、まずは「屋内歩行の自立」を目標としてリハビリを進めていくことになりました。クリニカルパスという用紙を見ながら「屋内歩行の自立」に向けてのリハビリの流れについて担当医師から説明を受けました。

●移動の目標設定とクリニカルパス

当院では過去の患者さんのデータを基に、入院時の年齢とトイレ動作能力によって退院時の移動能力の予後予測を行っています。予測した移動能力（屋外歩行自立、屋内歩行自立、介助歩行と車いすを併用、移動が車いすレベル）ごとに4種類のクリニカルパス（図5）を作成しています（クリニカルパスとは、治療や検査、処置などの標準的な経過を説明するため、入院中の予定をスケジュール表のようにまとめた計画表です）。

クリニカルパスには移動能力の目標だけではなく、日常生活動作全てについて目標を設定しています。クリニカルパスに基づいて自宅での生活をイメージしながら、患者さんごとに目標設定やアプローチを計画的に進めています。

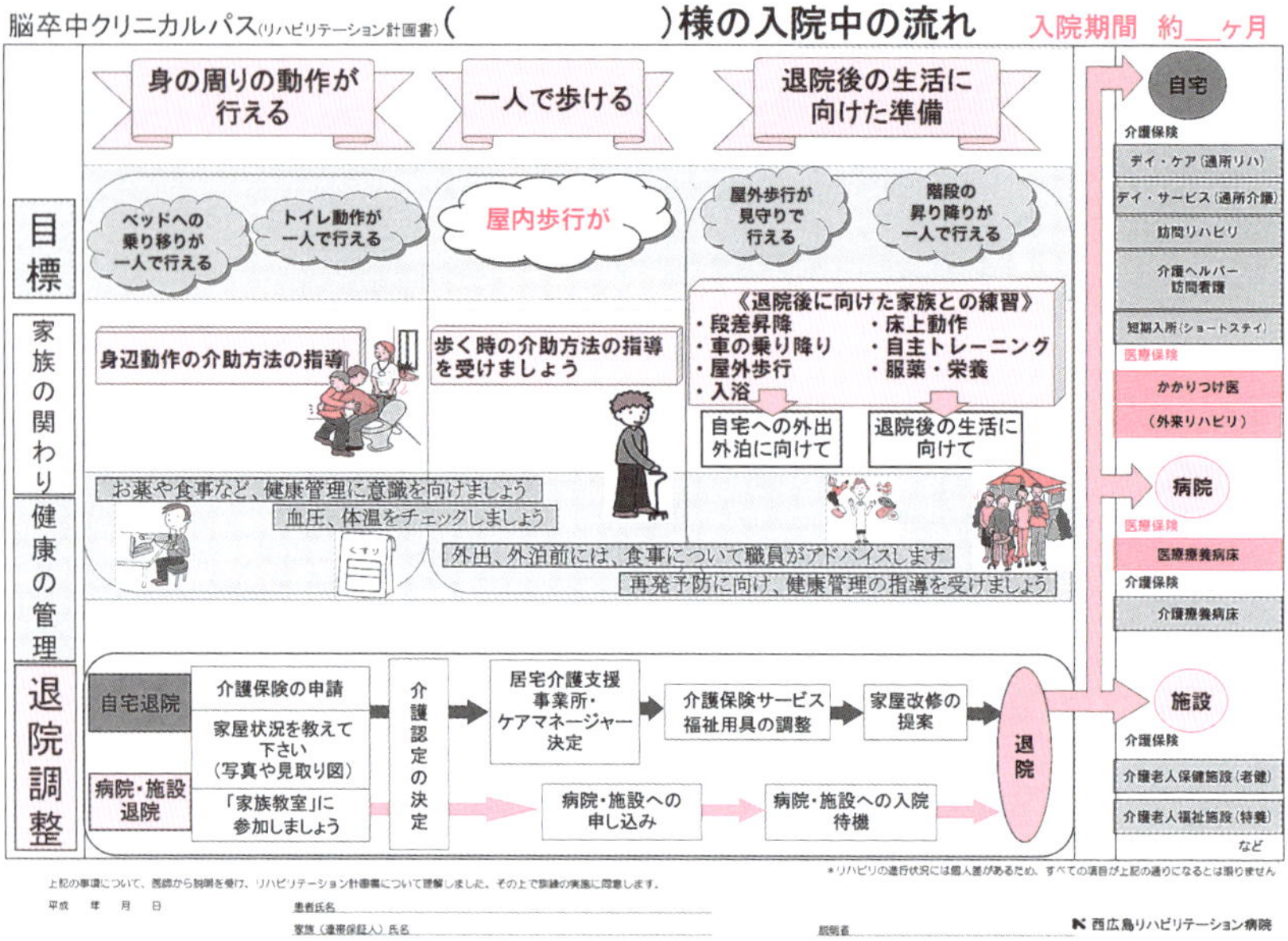

[図5] クリニカルパス／患者用(脳卒中・屋内歩行自立コース)

西リハ太郎さんのリハビリ

西リハさんの本格的なリハビリが始まりました。担当の理学療法士がやってきて「今日は、まず平行棒の中で立ち上がる練習をしてみましょう」とリハビリの説明をしてくれました。平行棒の中で立位を取り、麻痺《まひ》した側の足に体重をのせる練習を行いました。麻痺した側の足に体重をのせると力が入らず、膝折れが起こりました。麻痺した側にバランスが崩れそうになるのを理学療法士に支えてもらいながら練習を行いました。こうして初回のリハビリが終了しました。

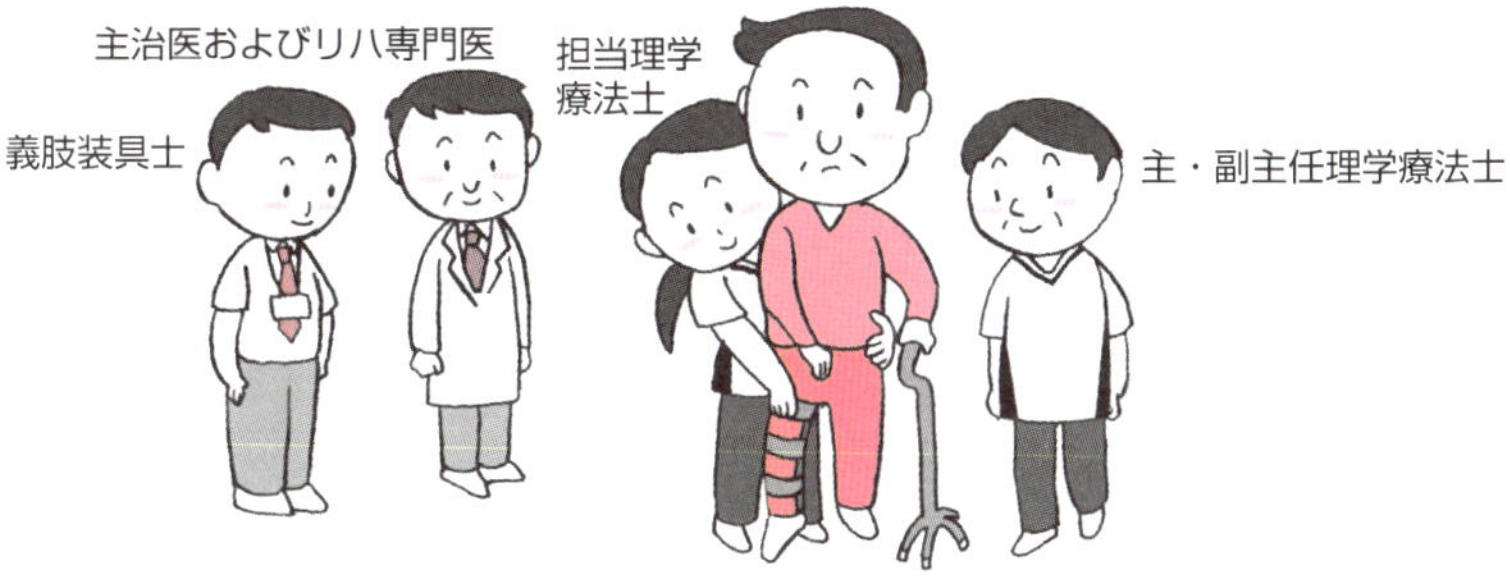

［図6］装具診察の様子

西リハ太郎さんのリハビリ

歩行を補助する「装具」

入院から12日目に西リハさんの担当スタッフ間で初めてのカンファレンスが行われました。担当スタッフ全員でクリニカルパス（医療者用）を用いながら西リハさんの現状や長期目標、今後の方針について確認を行いました。その中で担当理学療法士から屋内歩行の自立に向けて、早期に装具を作製したいとの提案がありました。

麻痺などの身体機能面以外に高次脳機能障害や退院後の生活様式、経済状況などを踏まえて装具作製の必要性や、作製時期に関して担当スタッフ全員で総合的に検討しました。その結果、早期に装具を作製する方針を確認し、後日、装具診察を行うことになりました。

脳血管障害などで片麻痺などの症状が出現すると立位や歩行が困難になります。多くの場合「下肢装具《かしそうぐ》（→P292）」を装着したうえで早期にリハビリを行うと機能回復に効果的といわれています。当院は、装具が必要となる患者さんに対して装具診察を行っています。装具診察では医師、リハビリスタッフ、義肢装具士が患者さんに合った装具を作るための検討を行います（図6）。また、装具作製後も定期的に装具診察を行い、患者さんの身体状況に合わせて修正や修理を行っていきます。

西リハ太郎さんのリハビリ

西リハさんは、入院から20日目に装具診察を行いました。医師、リハビリスタッフ、義肢装具士が一緒に西リハさんの足の状態や立位、歩行動作の評価を行いました。その結果、現時点では麻痺した側の足の力が弱く膝折れという症状が見られていますが、今後は足の麻痺の回復が期待されることから短下肢装具《たんかしそうぐ》（→P293）への移行が可能な長下肢装具《ちょうかしそうぐ》（→P293）を作製することになりました。

長下肢装具を使用することで膝関節と足関節を固定し膝折れを防止することができるため、麻痺した側の足にしっかりと体重をかけることができ、不安なく積極的に立位・歩行訓練を行うことができました。

その後のリハビリを経《へ》て、西リハさんは杖と短下肢装具を使用して院内の歩行が自立（1人で行えると判断されること）となりました。さらに「屋外歩行の自立」に向けて、応用的な歩行訓練を進めていきました。段差や障害物をまたぐ、狭い場所を通り抜ける、屋外や不整地を歩くなどの訓練を行いました。

また、屋外で活動するために必要な歩行スピードや耐久性の改善に向けた訓練や、荷物を持って歩く練習など、退院後のさまざまな場面を想定して訓練を行いました。

退院後の生活を想定した外出訓練

退院後に買い物やバス、電車を利用しての通勤など1人で外出する必要がある患者さんも多くおられます。当院は、退院後に買い物や公共交通機関の利用が必要と思われる患者さんに対して外出訓練を行っています。1人で屋外を安全に移動できるか、電車やバスに乗れるか、買い物ができるか、1人で荷物を持って長い距離を歩けるかなど、患者さんが外出するうえで必要な能力について、リハビリスタッフと一緒に外出し評価や訓練を行います。

西リハ太郎さんのリハビリ

西リハさんの場合、退院後は公共交通機関（バス、電車）を利用して通勤をすることも想定していたため、入院中に外出訓練を行いました。担当理学療法士とともにバスや電車に乗る練習やスーパーで買い物をする練習を行いました。院内では歩くことに不安がなくなってきた西リハさんでしたが、電車やバスの乗り降りや人ごみの中での歩行は少し緊張しました。

しかし、リハビリの中でさまざまな場面をシミュレーションしてきたことで、思ったよりもできたことが少し自信になりました。退院後にもう少し継続して行い、慣れていくことで通勤もできそうな感じがしました。

●最後に

「起き上がる、立ち上がる、歩く」といった移動の動作は個人差も大きく、リハビリにはさまざまな方法があります。その人その人に合った動作を身につけることが重要です。また、無理をしすぎると転倒の危険性が増えますし、患者さん自身の体力レベルを理解していないと心臓や血管に大きな負担をかけることにもなります。

当院は、このような注意点も十分考慮して各患者さんに合った動作練習や家族への指導を行っています。今回のお話を少しでも参考にして日常生活の「起き上がる、立ち上がる、歩く」に生かしていただけたらと思います。

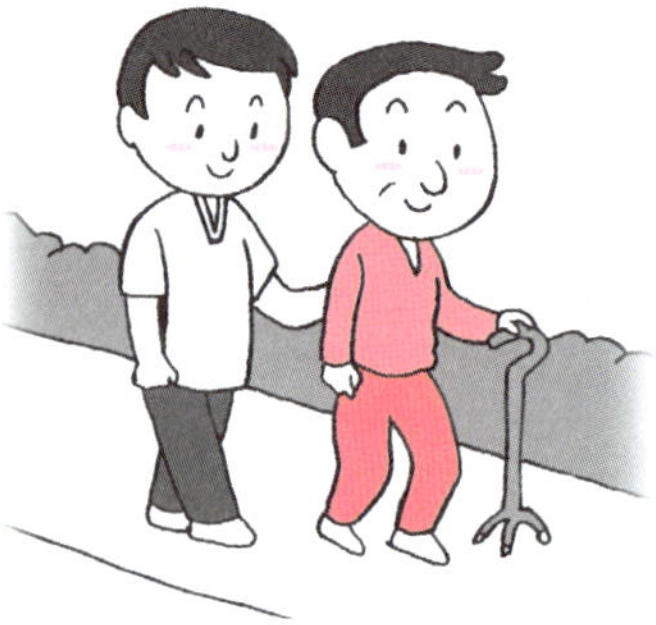

知っ得コラム 3

理学療法士って、何をするの？

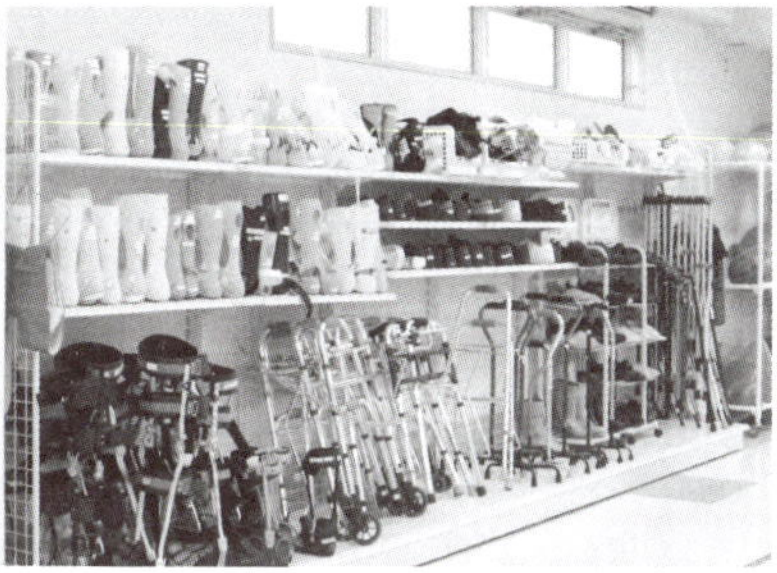

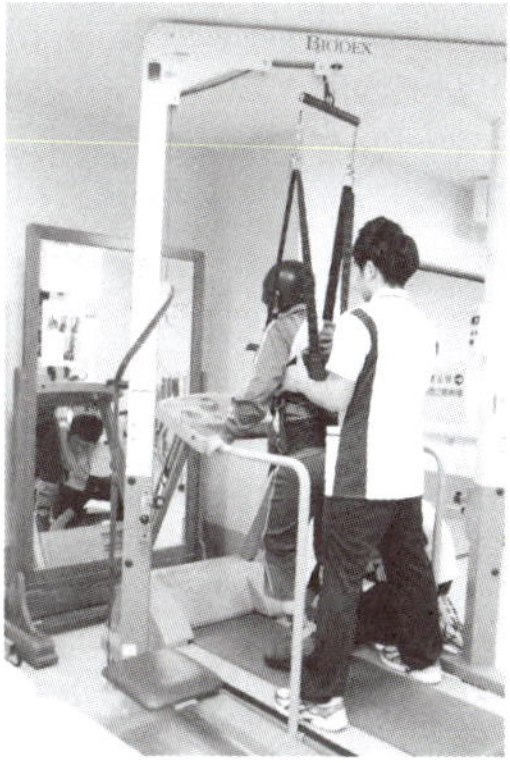

［写真1／右］トレッドミル（体重免荷装置付き）を使用した歩行練習
［写真2／左］訓練で使用する装具

理学療法士は、運動や電気刺激などを使った理学療法を行う専門家です。「Physical Therapist」の頭文字をとって「PT」とも呼ばれます。寝返る、起き上がる、立ち上がる、歩くなどの日常生活を行ううえで基本となる動作の改善を目指します。また、そういった動作が改善するよう車いすや杖、下肢装具などの福祉用具、住宅改修に関する助言なども行います。

運動を行うのになぜ運動療法ではなく理学療法なのでしょうか？これは、昔から痛みのある個所などを温めたり冷やしたりと、いわゆる物理的な手段を用いてきた歴史があるためです。理学療法には身体の動きを改善したり、筋力をつけたりする運動療法と、痛みの軽減や麻痺の回復などを目的に温熱、電気刺激などを行う物理療法の2つの側面があるのです。

理学療法士の役割として重要なことは、日常生活に必要な基本となる動作を改善し、患者さんの生活の再獲得や社会復帰できるようにサポートすることです（写真1、2）。病気、障害があっても住み慣れた町で、自分らしく暮らしたいという一人ひとりの思いを大切にし、患者さんと目標を共有しながらリハビリを行っていきます。

（リハビリテーション部　主任（理学療法士）　松下《まつした》 信郎《しんろう》）

基本のリハビリ②生活のための動作（ADLとIADL）

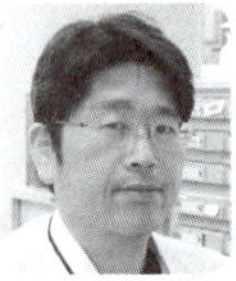
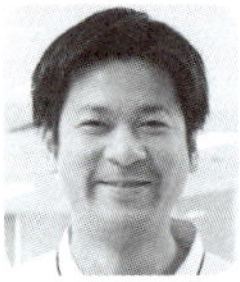

リハビリテーション部
リハビリマネージャー（作業療法士） 井上《いのうえ》 英二《えいじ》（左）
リハビリテーション部
主任（作業療法士） 漆谷《うるしだに》 直樹《なおき》（右）

西リハ太郎さんのリハビリ

西リハ太郎さんが入院してから何日かが過ぎ、手先を使ったリハビリも増えてきました。思い通りにならない身体を動かそうとすることは、想像以上に体力を使います。ある日の夕方、いつものように着替えをする際に、（今日は訓練の時間にたくさん手を使って疲れたので、手伝ってくれないかな……）と思いました。

しかし、見守ってくれる介護士さんは「これもリハビリですよ」とニッコリ笑い、「こういうふうにしたら、うまくできますよ」とアドバイスをしてくれました。西リハさんは「入院生活の全てがリハビリ」という、担当医師の言葉を思い出しました。

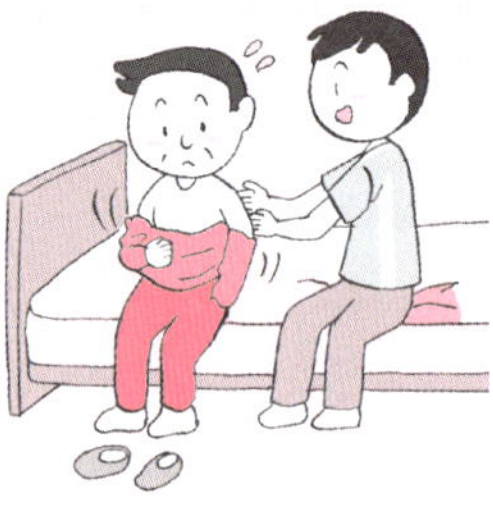

私たちの生活は、例えば毎朝7時に起きて、朝食は家族と一緒にトーストとコーヒー、サラダを食べ、通勤には自転車とバスを使って——というように、その人が選んだ、その人らしい活動の連続から成り立っています。そして家族や友人との余暇を過ごしたり、1人で趣味に没頭したり、仕事に打ち込んだりすることや、その結果から満足感や充実感を感じているといえます。

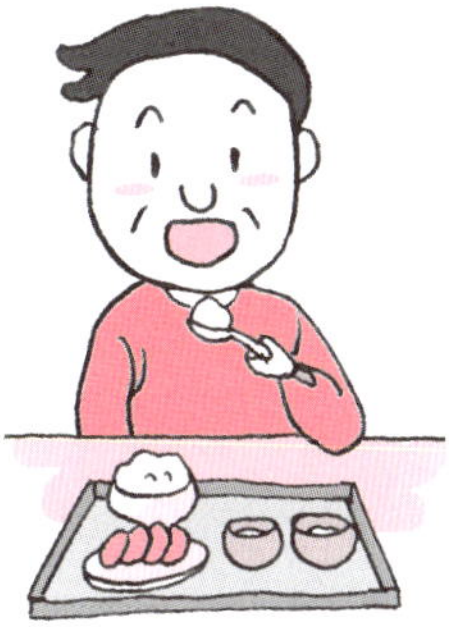

［図1］食事動作の練習

食事、整容、更衣、排泄《はいせつ》、入浴など、人が日常生活において繰り返す基本的な活動を、リハビリの用語で「ADL（activities of daily living）」と言います。片麻痺《かたまひ》の方の場合、一般的にこの順番で動作が難しくなります（易しい↑食事・整容・更衣・排泄・入浴↓難しい）。

●食事 ―― 生命を維持するために必要不可欠な活動（図1）――

当院には食物の飲み込みの障害（摂食嚥下障害《せっしょくえんげしょうがい》〈→P153〉）を合併されている患者さんも多く、まずは食物の形態や摂取方法を適切に設定することを優先します。それから、机やいすの高さを患者さんの体型に合わせ、安定した姿勢で食事を摂取していただけるようにしたり、スプーンや箸《はし》、皿などを患者さんの使いやすい物に変更するなど、環境の調整も提案します。

西リハ太郎さんのリハビリ

西リハさんは、右手での食事が難しいため左手でスプーンを使用して食べています。今後、手の麻痺の改善に応じて、右手でバネ付きの箸や普通の箸を使って食べていくことが目標です。しかし、いきなり1食分を不慣れな動作で食べることは困難です。まずは、1皿を食べられるようにするなど、段階を踏んでいくことが重要です。

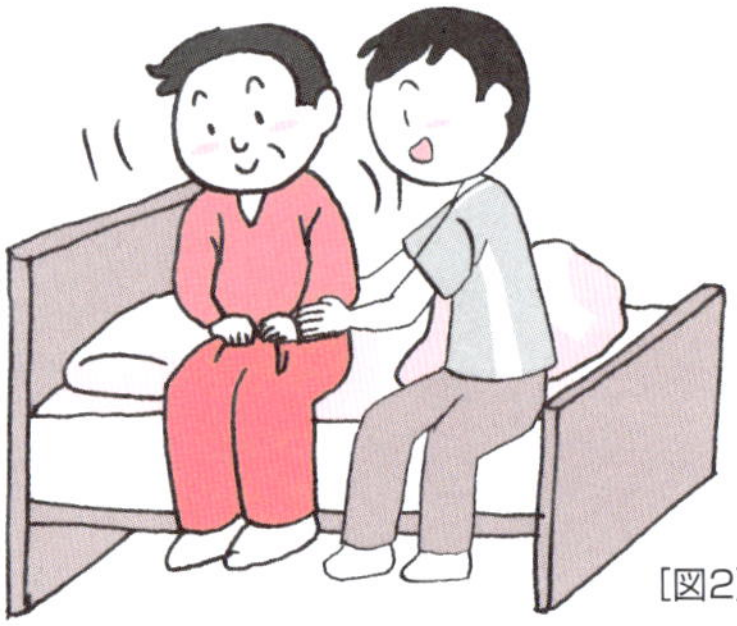

［図2］更衣動作の練習

●整容 ―― 他者との接触が減ると手をかけなくなりがちな活動 ――

整容とは整髪、洗顔、歯磨き、爪切り、ひげ剃り、化粧など身だしなみを整えることです。病気により身だしなみに気を配れない、直すことができない（精神機能の問題）、腕が挙がりにくい、細かい動作ができない（運動機能の問題）、洗面台やその周辺などの環境が整わず介助が必要（環境の問題）、などが出てきます。リハビリでは実際の場面での動作指導を中心に行います。また、福祉用具の提案を行い、患者さんごとに行いやすい方法を一緒に考えていきます。

西リハ太郎さんのリハビリ

朝一番で顔を洗う、ひげを剃るなど、整容は日中の生活リズムをつけるうえでも大切な活動です。西リハさんの場合、今はすべて左手で行っていますが、歯磨き粉をつける間右手で歯ブラシを持つ、洗面のときに右手を添えるなど、少しずつでも右手を使えるようにしていくことが大切です。

●更衣 ―― いろいろな動作が絡み複雑で難しい活動（図2）――

西リハさんが手伝ってほしいと感じていた更衣ですが、ADLの中でもいろいろな動作が複雑に絡んでいるため、難しい動作の1つといわれています。訓練は患者さんの病室で行い、衣服を選ぶことから始めます。更衣を行うにあたり、座っているバランス、立っているバランスが安定していることが重要です。上着の更衣では基本的に**難しい方の手から入れていく**のが良いとされています。前後左右が分からなくなる症状の場合、飾りなどで目印をつけたりします。

下半身の更衣でも**難しい方の足から裾に通していきます。**立ち姿勢が不安定な方にはベッドの上でブリッジした（仰向けの状態から、手足で支えながらお尻と背中を持ち上げる）状態でズボンを上げる方法を指導するなど、患者さんに応じた最善の方法を指導しています。

西リハ太郎さんのリハビリ

西リハさんの場合は、衣服の前後が分からなくなる、左右が分からなくなるなどの症状は見られていません。しかし、現在の状態でどうやって服を着ればいいのか方法が分からない状態です。一つひとつの手順を確認して、右袖→左袖→襟、など口に出しながら順番の確認を行っていくことも良いでしょう。

また、右手で左袖を引っ張ったり、ファスナーの開閉の際に右手で服を支えることで、手や指の練習にもなります。

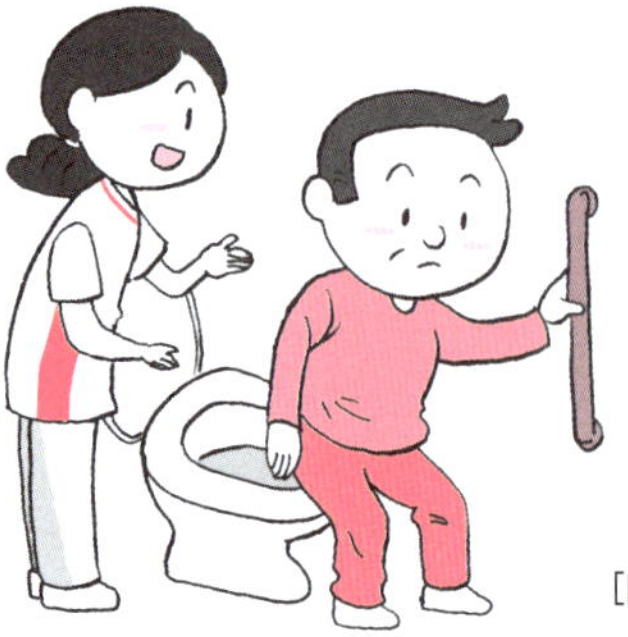
［図3］トイレ動作の練習

●排泄 ――デリケートで必要性の高い活動（図3）――

最もプライベートでデリケートなことであり、本人や家族から「できるようになりたい（なってもらいたい）」と言われる動作の1つです。尿や便を出すことが困難、トイレへの乗り移りやズボンを下ろすこと、立つことが不安定などの問題があります。さまざまな動作が関係してくるため、リハビリスタッフだけでなく、医師や看護、介護スタッフと一丸となって問題に取り組みます。リハビリでは主にトイレの乗り移りなどの動作面の指導を中心に行います。自宅のトイレに近い環境で、実際の尿意や便意に合わせて動作指導を行います。

通常のトイレでの排泄が困難な患者さんにはポータブルトイレや尿器での練習も行います。ポータブルトイレは用をたすことに関しては便利な道具ですが、使用後の清掃などが必要なため、後始末は誰がどこで行うのかをあらかじめ決めて使うことが重要です。（↓P252）

トイレ動作は家族への指導も積極的に行っています。日中に行うのと、深夜や早朝に行うのとでは、全くの別人のようにできることが変わってしまうことがあるため、可能であれば外泊などを通してそのことを体感していただきます。

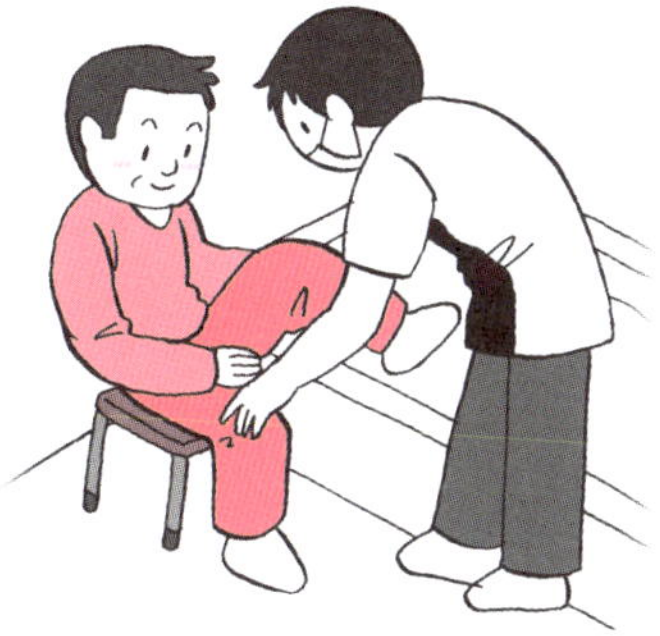

［図4］入浴動作の練習

西リハ太郎さんのリハビリ

西リハさんの場合、排泄の動作は手すりを使いながら1人で行える状態です。洋式のトイレに座って行う方法をとっています。左側の手すりを保持し、壁に寄り掛かるような状態でズボンを上げ下ろしします。

男性であれば立って用をたしたいと思われる方が多いと思います。立っていることが安全か、ファスナーの操作や便器への移動が安全に行えるかなどを確認し、動作方法を決めていきます。

●入浴──ADLの中で最も難しい活動（図4）

ADLの中で最も難しい動作です。衣服類の着脱、浴室までの移動、浴室内の移動、洗体、浴槽内への移動など複雑な動作が多く含まれており、濡れた床や泡立った床を移動しなければならず、転倒事故にも十分に気をつける必要があります。中でも浴槽への出入りは難易度が高いため、手すり、シャワーいす、浴槽内台などの福祉用具を用いて行うこともあります。

また、家族の介助で行う場合も、安全に行えているかどうかを繰り返し確認させていただいています。実際の入浴訓練は、各病棟に設けられた家庭用の浴室を使い、患者さんの自宅の浴室を想定して行っています。退院後には介護サービスを利用して入浴される患者さんも多くいらっしゃいます。医療相

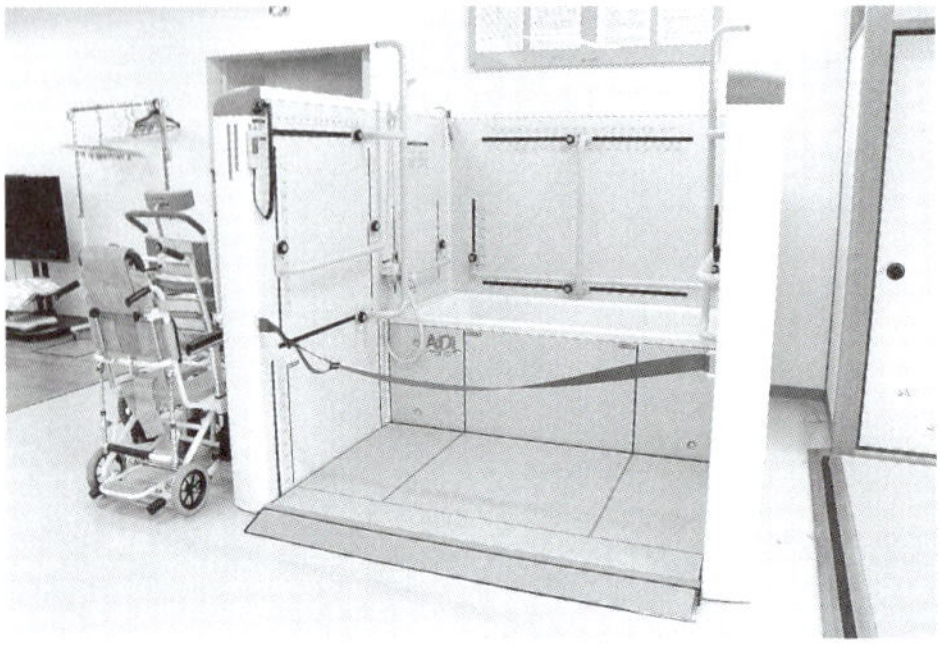

［写真］当院の入浴シミュレーター

談員たちとチームで検討し、患者さん、家族にとって良い方法を提案します。

西リハ太郎さんのリハビリ

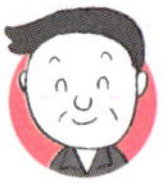

西リハさんは、リハビリの時間に家庭風呂での入浴動作練習を行っています。まずは安全に行える動作の手順をスタッフから提案します。いきなり実際にお湯を張った状態で訓練するのは危険が伴うため、入浴シミュレーターで予行演習を実施します（写真）。何度か予行演習を行った後、実際にお湯を張った家庭風呂に入りました。リハビリスタッフと何回か練習し、安全に入れるようになれば病棟の看護介護スタッフと一緒に練習します。

家族見学が可能な場合は、入浴動作を奥さんに確認してもらいます。入浴動作は手順が多く危険を伴う動作であるため、入院中から家族も動作手順やリスクに対して理解する必要があるためです。

● ＩＡＤＬって？

ＡＤＬと似た言葉でＩＡＤＬ（instrumental activities of daily living）という言葉があります。これはＡＤＬより少し複雑な生活動作を含みます。例えば、ＡＤＬの食事を行うためには、安全に飲み込みができるよう食材の形態を変えたり、環境を整えたりする、という話をしました。しかし実際は、

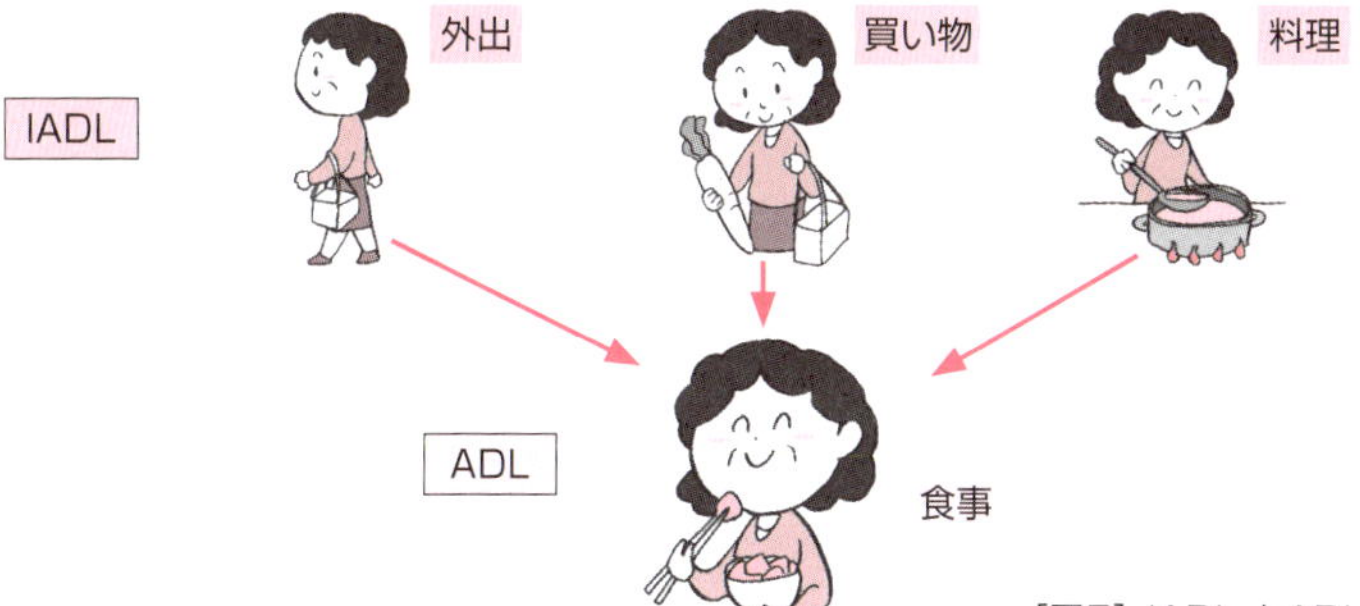

［図5］ IADL とADL のイメージ

それだけで食事ができるわけではありません。その前に買い物に行ったり、料理をしたりといった動作が必要になります。この「買い物に行く」「料理をする」などが、IADLです（図5）。このほかにも、洗濯や掃除などの家事動作、公共交通機関の利用、買い物、金銭管理などがIADLに含まれます※。

私たちが自分らしく生き生きと暮らしていくためには、ADLだけでなくIADLも重要です。当院では訓練室を自宅に見立て、キッチン、フローリング、ソファーなどを用意してさまざまな訓練に取り組んでいただいています。

患者さんの生活スタイルや周辺環境を考慮した調理訓練、外出訓練、買い物訓練などを行い、患者さんが自宅でも地域でもできるだけ役割を持って生き生きと活動できるように、動作の確認と援助を行っています。

※（IADLを評価する方法の1つであるFAI（Frenchay Activities Index）では、以下の15項目を評価対象にするとしています。食事の用意、後片付け、洗濯、掃除や整頓、力仕事、買い物、外出、屋外歩行、趣味、交通手段の利用、旅行、庭仕事、家や車の手入れ、読書、仕事）

西リハ太郎さんのリハビリ

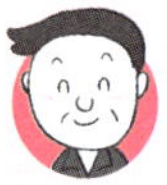

　西リハさんの趣味はカメラです。病気になる前は写真サークルに入って定期的に展示会にも参加していました。写真を撮るという動作は、カメラを持つ、シャッターを切るなどの動作が含まれています。カメラを持つことはなんとかできても、シャッターを切ることが大変難しいのです。細かな動き（指の動き）は、麻痺の改善でも一番難しいとされています。

　しかし、ここで諦《あきら》めると、西リハさんの役割が1つなくなってしまいます。作業療法では別の方法で趣味が行えるような代替手段を指導することも行っています。このまま麻痺した手を放っておくわけにはいきません。治療の適応（治療の効果があると期待できる状態）であれば、磁気刺激治療（→P168）を1年後に受けていただくことも可能です。

知っ得コラム 4

作業療法士って、何をするの？

例えば、「調理」の場合……

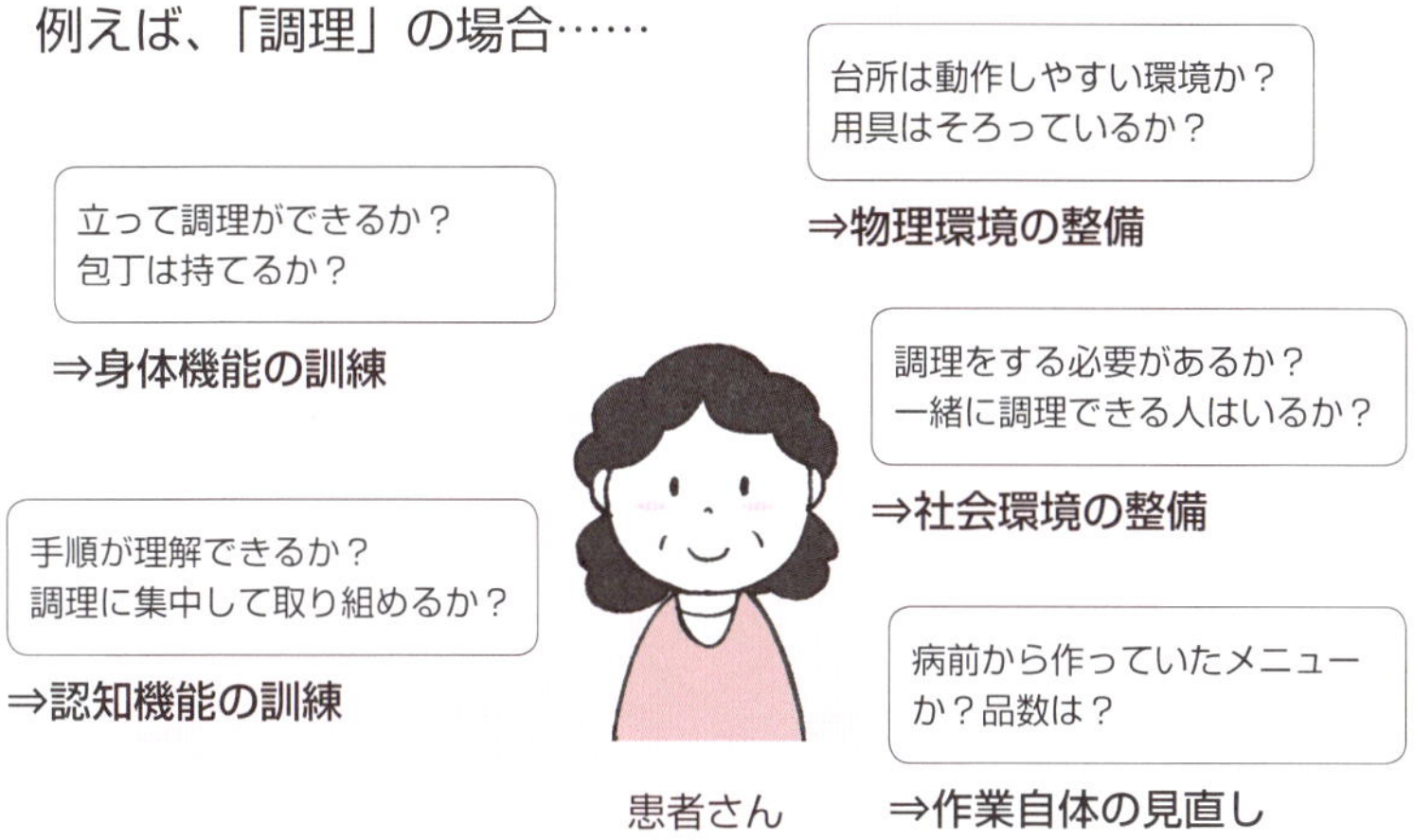
台所は動作しやすい環境か？
用具はそろっているか？
⇒物理環境の整備
立って調理ができるか？
包丁は持てるか？
⇒身体機能の訓練
調理をする必要があるか？
一緒に調理できる人はいるか？
⇒社会環境の整備
手順が理解できるか？
調理に集中して取り組めるか？
⇒認知機能の訓練
病前から作っていたメニューか？品数は？
⇒作業自体の見直し
患者さん

作業療法士は､「Occupational Therapist」の頭文字を取って「OT」とも呼ばれます。手の訓練をする人、という理解の方も多いのではないでしょうか。実際、私たちが生活の中で行うさまざまな作業は、ほとんどが手の動きを必要とします。当院では患者さんの状態に応じて、手を動かす基本的な動作練習を行ったり、電気刺激装置など最新の機器を用いたり、ｒＴＭＳ（反復性経頭蓋磁気刺激）（Ｐ168）治療を行って、手の機能の回復を目指します。

しかし、それは作業療法の一部にしかすぎません。例えば「調理」を行う場合、普段私たちは何気なく行っていますが、上の「図」に示すように、「調理」はさまざまな要素から成り立っています。たとえ手の機能に問題がなくても、その他の要素が整っていなければ「調理」はできません。このように作業療法士の仕事は、患者さんが必要とする作業を分析し、作業が実現するように支援する仕事といえます。

（リハビリテーション部
リハビリマネージャー（作業療法士） 井上《いのうえ》 英二《えいじ》）

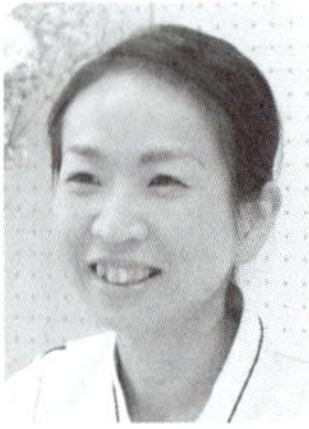

基本のリハビリ③ 話す・食べる

リハビリテーション部
リハビリマネージャー（言語聴覚士） 渡邉《わたなべ》 光子《みつこ》

西リハ太郎さんのリハビリ

西リハ太郎さんの病室に、娘の花美さんがお孫さんを連れてお見舞いに来てくれました。西リハさんは、大好きなお孫さんの顔を見るのは久しぶりです。うれしくて、お孫さんに話しかけようと一生懸命です。しかし、お孫さんの名前を呼ぼうとする西リハさんの口からは「ええっと…あのねー…ええっと…ううーん難しいねえ…」といった言葉しか出てきません。

その様子を見て、花美さんは戸惑いました。心の中で、「どうしたんだろう、お父さんは、孫の名前を忘れてしまったんだろうか、ぼけちゃったのかな」と心配になりました。

西リハさんは花美さんの戸惑いの表情に気付き、何とか上手に話そうとさらに努力するのですが、口から出る言葉は「あのー…ええっと…」ばかりです。西リハさんと花美さんの間に気まずい空気が流れます。

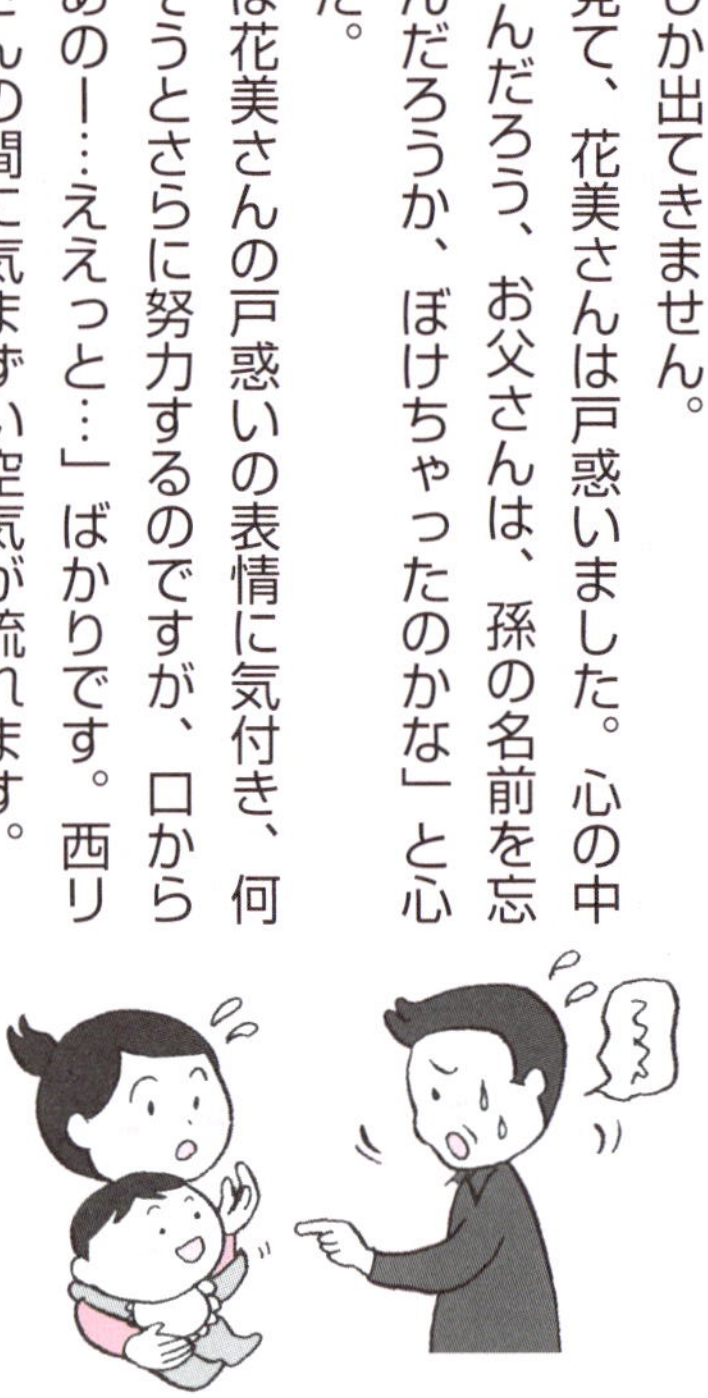

●西リハさんの言葉の障害 ―失語症―

私たちは人と会話を行い、自分の意思を伝え、心を通わせるというコミュニケーションを取っています。もし、急に言葉が話せなくなったり、周りの人の話が理解できなくなったら、どう思うでしょうか。当事者やその周囲の方々は、さまざまな困難や不安にぶつかることになるでしょう。

西リハさんと花美さんの場合はどうでしょうか。西リハさんは失語症（→P142）と診断されており、脳卒中になる前と同じようにはコミュニケーションを取ることができません。西リハさんは、自分の言いたいことがうまく伝えられず、もどかしさや悔しさ、そして孤独感を感じています。また花美さんも、コミュニケーションがうまく取れず、お互いが戸惑っています。

花美さんは、失語症という障害を持った人に会うのは初めてで、西リハさんにどのような症状が出ているのか、全く分かりません。「お父さんは頭がおかしくなっちゃったのかなあ、名前も忘れてしまったのかなあ」と、認知症や記憶障害という別の症状と混同しています。

西リハさんが少しでも自分の言いたいことを人に伝えることができるように……。娘の花美さんが失語症の症状を理解し、コミュニケーションをうまく取る工夫を身につけてくれるように……。西リハさんの言語のリハビリはここから始まります。

●言葉のリハビリ ―― 言語聴覚療法

回復期リハビリ病院では「言語聴覚療法」というリハビリを行っています。これは失語症（言葉を聞いて理解すること、話すこと、文章を読んだり書いたりすること、計算することなどが難しくなる症状）、構音障害（のどや舌、

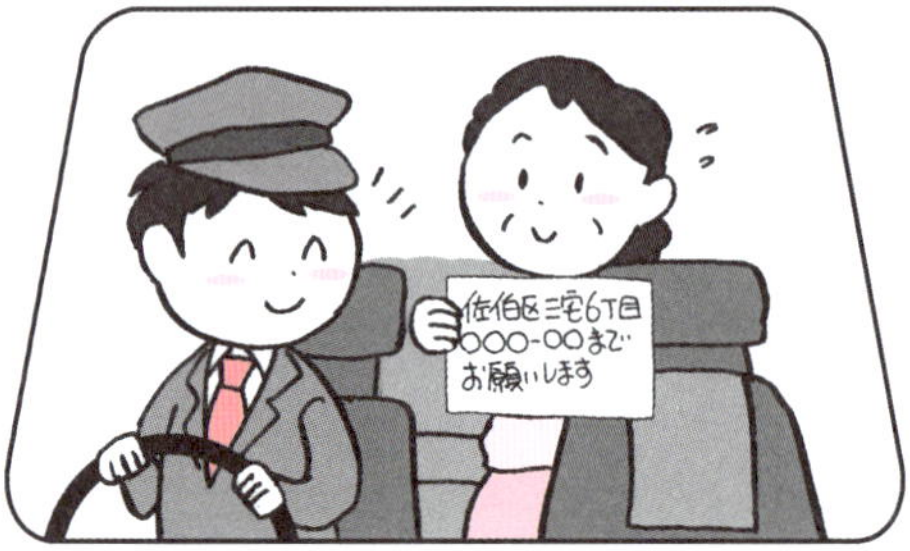

[図]
コミュニケーションに関する場面例：言葉がうまく出てこない患者さんが、タクシーに1人で乗って、行き先を運転手に伝える方法の例（あらかじめ紙に書いたカードを見せている）。

唇の形や動きに問題が生じてうまく話せなくなる）（↓P148）、という症状の方を対象に行うリハビリで、言語聴覚士という名称のスタッフが主に行います。失語症や構音障害のある患者さんに対して、集中的に言語訓練を行い、少しでも言葉がうまく話せるよう、そして人とのコミュニケーションが取りやすくなるよう、機能の回復を目指します。

そのほか、退院後に家庭で家族とうまくコミュニケーションが取れるように、家族指導を行うことや、コミュニケーションの取り方の練習を患者さんと実際に行ってもらうこともあります。社会生活や家庭で、コミュニケーションに関するいろいろな場面を想定して、「こんなときはどうしよう」と患者さんと対処方法を検討することも行っています（図）。

●言葉のリハビリ――言語聴覚療法／西リハさんの場合

西リハさんの症状は「運動性失語」と呼ばれるものです（表）。言葉を聞いて理解することよりも、話すことの方がより難しくなっています。日常生活では、短い言葉で話すことが少しできますが、とっさに早口で話しかけられたら、理解することができませんし、受け答えもまだ難しい状態です。

言語訓練では、言葉を理解する訓練、話す訓練、書く訓練などを、失語症の症状と障害の重さに照らし合わせながら行っていきます。

言語訓練を続けていくうちに、西リハさんは、単語や短い言葉はゆっくりと話せることが増えてきました。日常的によく使われる単語（お茶、トイレ、

運動性失語	言葉を聞いて理解する、文字を読んで理解することは比較的できるが、言葉を話そうとするとたどたどしくなり、うまく話すことができず、自身の思いをスムーズに他者に伝えることができない
感覚性失語	話を聞いて理解をすることが難しいが、話し言葉はすらすらとなめらかに話すことができる。しかし、話し言葉には言い間違えが多く、言いたい内容がうまくまとまらない
全失語	言葉を聞いて理解することが難しく、また、話すことも難しい
健忘失語	話を聞いて理解することはおおむねうまくでき、話すこともなめらかにできるが、言いたいときに言いたい単語がうまく出てこず「あの、あの…あれ？　なんて言うんだっけ」と話が中断する

［表］失語症の代表的なタイプ

寝る、歩くなど）は少しずつですが出てくるようになってきました。言語訓練では、日常的に話すことができる単語や文章を増やすため、単語や文を話す練習を行っています。

西リハ太郎さんのリハビリ

ある日、西リハさんから言語訓練にリクエストがありました。リクエストは「孫の名前を呼べるようになりたい」ということでした。言語聴覚士のスタッフはお孫さんの名前を呼ぶ練習を訓練プログラムの1つに取り入れ、一緒に行うことにしました。言語聴覚士と同時に一緒に話す（＝斉唱）ことから始め、言語聴覚士の言葉に続いて真似をして話す（＝復唱）、そして最後は西リハさん1人で話すことに挑戦です！

さまざまな訓練の成果が出て、お孫さんの名前を間違えずに呼ぶことができるようになってきました。うまく言える成功率は上がってきましたが、まだまだ西リハさんは、1人で、スムーズにお孫さんの名前を呼ぶには自信がありません。

けれども、焦らず、ゆっくり、ゆっくり……、一音ずつ丁寧に……。言語聴覚士の声と西リハさんの声が重なったり、追いかけたりしながら……。かわいいお孫さんの名前が言語訓練室に響いています。

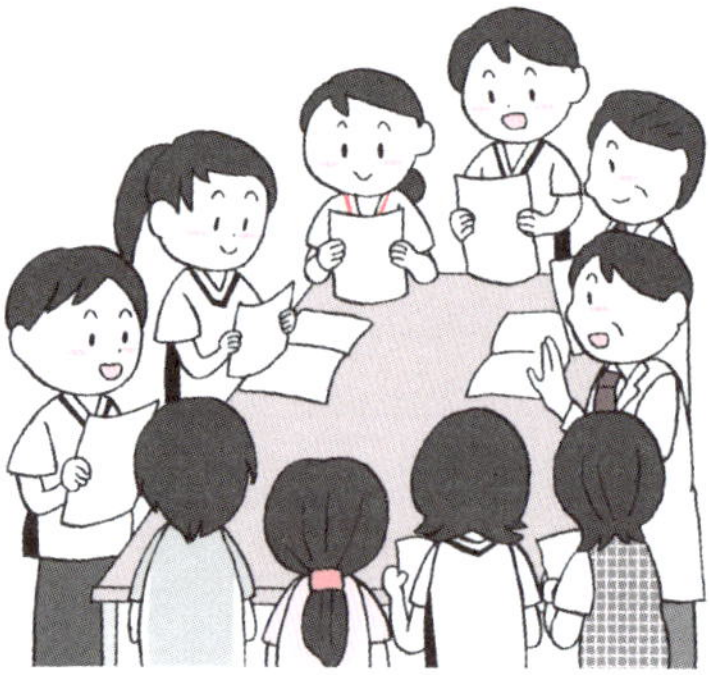

●失語症患者さんの理解のために――コミュニケーションカンファレンス

当院では、失語症患者さんを対象として、病棟ごとに「コミュニケーションカンファレンス」という情報交換の話し合いの場をつくっています。ここでは、それぞれの失語症患者さんの症状を理解し、問題点を見い出し、少しでもコミュニケーションが取りやすくなる工夫を確認しています。このカンファレンスはスタッフ全員で取り組むことを目的としています。

失語症の患者さんは、言葉の通じない外国に、ひとりぼっちで生活しているような気持になると例えられることがあります。そのような状態にならないよう、患者さんの言葉の状態を共有し、うまくコミュニケーションが取れる方法を見つけ、伝達していくことが大切です。

西リハ太郎さんのリハビリ

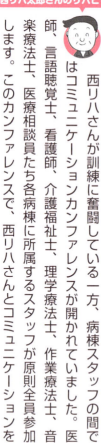

西リハさんが訓練に奮闘している一方、病棟スタッフの間ではコミュニケーションカンファレンスが開かれていました。医師、言語聴覚士、看護師、介護福祉士、理学療法士、作業療法士、音楽療法士、医療相談員たち各病棟に所属するスタッフが原則全員参加します。このカンファレンスで、西リハさんとコミュニケーションを取るにはどのような方法がベストかを検討しました。

「西リハさんは、言葉を聞いて理解する能力はかなり保たれているため、話しかける際はゆっくり分かりやすく話しかけると大丈夫です。でも、言葉はまだスムーズに出てこないので、聞き手はゆっくり待つこと、そして、推測して「〇〇のことですか?」と聞いてみることが必要です」といった情報を、スタッフ一同で確認しました。

また、込み入った内容は話し言葉だけでのやり取りでは難しいため、スタッフは文字で簡潔に分かりやすく書いて、話し言葉と一緒に示すことを確認しました。逆に西リハさんが伝えたい内容については、言葉を書き留めたノート（=コミュニケーションノートと呼ばれています）を作成して西リハさんに携帯してもらい、ノートを見ながらやり取りを行う方法を取ること、などの方針を決めました。

●食べる、飲み込む —— 生命と健康の維持に関わる動作

食べ物を食べたり飲んだりすることに問題がある障害のことを、摂食嚥下《せっしょくえんげ》障害《しょうがい》（↓P153）と言います。このような障害がある方に対して安全にしっかりと栄養が摂れるよう支援することについても、言語聴覚士が担当します。のどの動きを撮影し観察する検査（↓P158）を行い、口や飲み込みの機能を高める訓練を行います。

また、通常の食事では食べることが難しい患者さんの場合は、その方の食べる能力に合わせて食材を小さくしたり軟らかくしたりした食事（嚥下食）を取り入れる、食事の姿勢や食べ方を検討する、などの対策を行います。食べる、飲み込む動作は、生命と健康の維持に関わる大切な動作です。安全に行えるよう、慎重に進めていきます。

知っ得コラム 5

言語聴覚士って、何をするの？

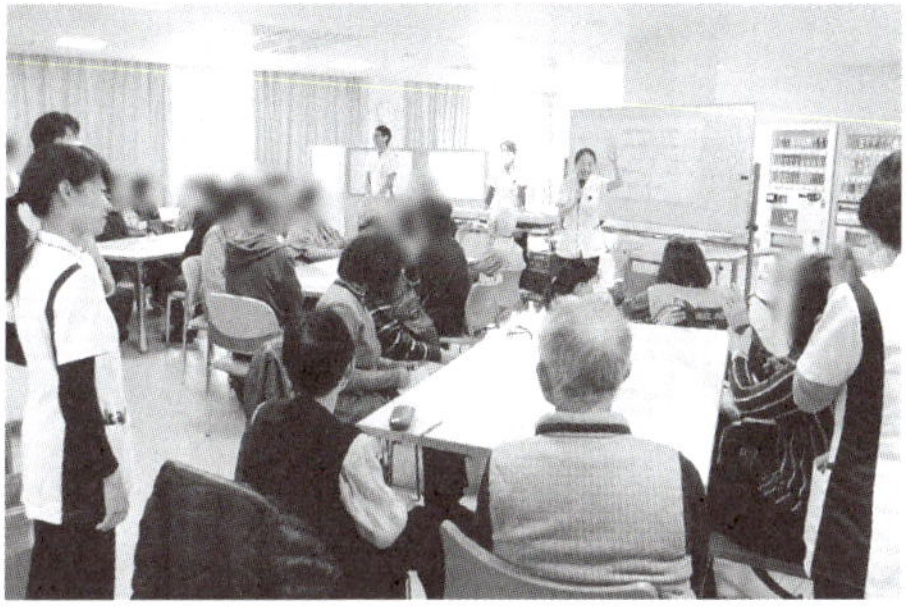

［写真］
メイプルクラブの様子

言語聴覚士は、言葉を話す、聴くといったコミュニケーションに困難を抱える患者さんを支援したり、食べ物を食べたり飲んだりすることに問題がある（＝摂食嚥下障害〈→Ｐ153〉）患者さんに対して、少しでも安全に栄養が摂れるよう支援したりする専門家です。「Speech Therapist」の頭文字を取って「ST」とも呼ばれます。言語聴覚士は、コミュニケーションや飲み込みに困難がある方に対して、少しでも自分らしく生活ができるよう、日々患者さんやその家族と一緒に努力しています。

入院中の失語症の患者さんの言葉に対する不安や悩みは大きいものです。しかし、退院して、言葉に障害が残っていても元気に生活している方も多くいらっしゃいます。当院は言語聴覚士を中心とした「メイプルクラブ」（写真）という失語症者の交流会を行っています。この会は、退院して元気に生活されている失語症の方々を当院に招き、入院中の患者さんに紹介し、交流の場を持ち、悩みや不安の解決を図るよう援助を行うことを目的としています。

毎回、参加者は30人ほどで、グループに分かれて近況報告を行ったり、歌を歌ったりして楽しんでいらっしゃいます。会に参加できない方にも、メイプルクラブ通信を送って、会の様子を知らせています。

（リハビリテーション部
リハビリマネージャー（言語聴覚士） 渡邉《わたなべ》 光子《みつこ》）

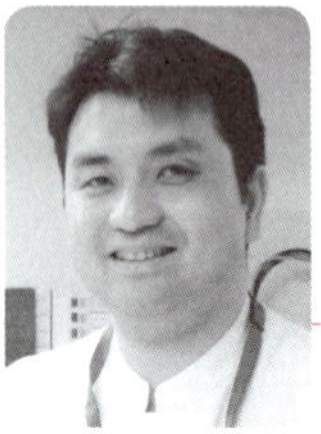

より「良くなる」には？

病院長（医師） 岡本《おかもと》 隆嗣《たかつぐ》

西リハ太郎さんのリハビリ

西リハ太郎さんは回復期リハビリ病院の生活にも慣れ、毎日リハビリを一生懸命にがんばっていました。右手は、入院したばかりの頃よりは動くようになりましたが、指先を使った細かい動作はまだ難しいままです。「もっと良くなりたいのですが、どうしたらいいですか」と尋ねてみました。

担当のリハビリスタッフは、「訓練の時間以外の生活の動作も、自分でできることは積極的にやっていきましょう。西リハさんは生活動作も自分で意欲的に練習されていると聞いています。手の動きも、とても良くなられていますよ」と明るく励ましてくれました。

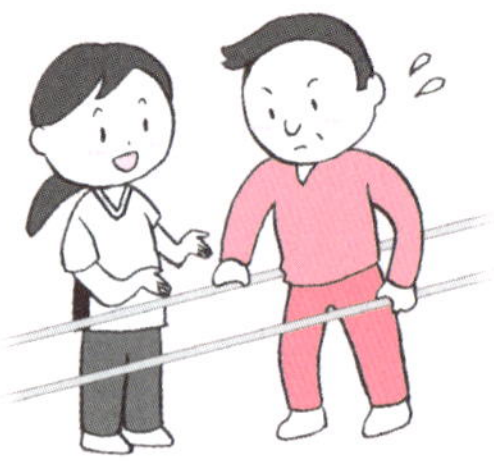

脳卒中などで脳の神経細胞が死滅すると、その細胞はもう元には戻りません。また骨折を治療して骨がくっついたとしても、その骨は少し曲がっていたり、金属で固定されていたりしていて、完全に元通りになったとは言えません。「あの人はリハビリで元に戻ったのに、私は……」と患者さんから言われることがあります。周りからは元に戻ったように見えても、目に見えない部分では、しびれや痛みに苦しんでいる人もいます。

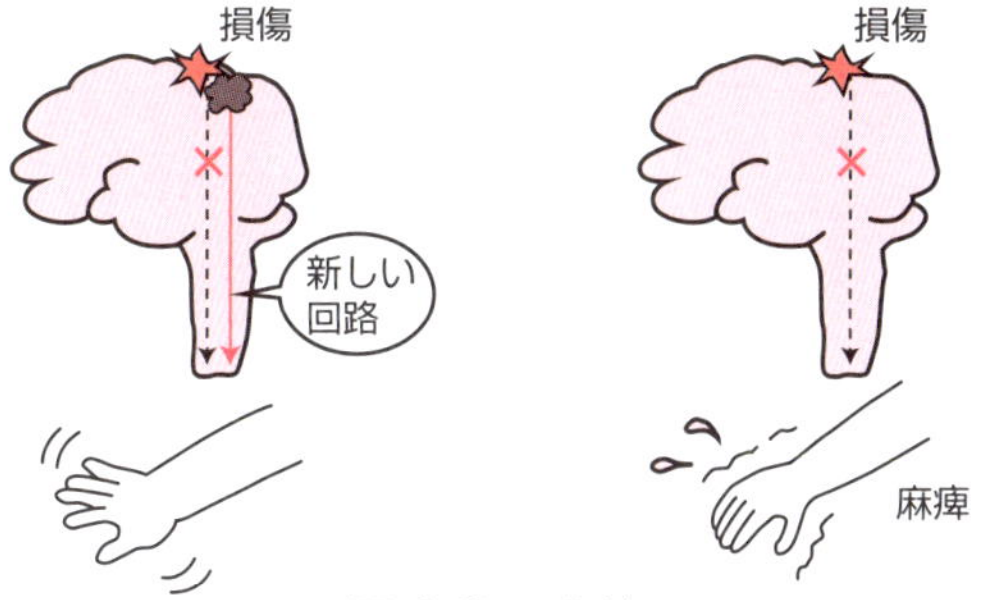

［図1］脳の可塑性

「元に戻りたい」というのは、リハビリを行うときに患者さんの大きなモチベーション（動機）になります。しかし元に戻ることだけをゴールとしていては、いつまでたってもそこにたどり着けません。では、何のためにリハビリをするのか？　リハビリで「良くなる」とは、どういうことなのでしょうか？

●「元に戻る」のではなく、「新しい回路ができる」

1996年に、アメリカの神経生理学者がリスザルを使って実験を行いました。脳の指を動かす指令を出す領域を人工的に脳梗塞《のうこうそく》の状態にして、片側の指に麻痺《まひ》を発生させ、さらに麻痺した指を動かさざるを得ないような訓練をさせました。すると、指を動かす指令を出していた領域の隣にある、手首を動かす指令を出す領域が、指を動かす指令も出すようになったのです。

脳のリハビリは、単に機能が元に戻るのではなく、新しい神経回路ができていく、新しい運動を学習して行くメカニズムが背景にあることが分かりました。状況に応じて役割を柔軟に変えるこの性質を、「可塑性《かそせい》」と言います（図1）（参考／久保田競・宮井一郎『脳から見たリハビリ治療』講談社、2005年）。

●麻痺した手足は使うほどよくなる

新しい神経回路を作るためには、麻痺した手足を積極的に動かそうとすることが重要です。例えば手をある程度握ったり開いたりできる方であれば、発症から時間が経過してからでも、リハビリにより脳に新しい神経回路ができ、手の動きが良くなっていくことが分かりました。このような脳の変化は、麻痺した手足をどんどん使うほど引き出されます。脳が変わっていくためには、1日数時間以上動かすことが必要といわれています。とてもリハビリの訓練時間の中だけでは足りません。つまり、日常生活で麻痺した手足も積極的に使っていくことが「回復の鍵」だということです。

しかし、日常生活で不自由な手足を使うのは簡単ではありません。特に麻痺が重度である場合、「使いたくても使えない」という声をよく聞きます。どのような動作であれば使っていけるのか、どのような点に注意していけばいいのか、それらはたくさんの患者さんを診て経験のある専門家に相談してください。

●代償的アプローチを上手に使う

病気やけがで障害を負った場合、その性質や程度により、機能の回復には限界があります。しかし元には戻らないから何もせずに諦《あきら》めるしかない、ということではありません。

リハビリの治療は、機能障害そのものへのアプローチと代償的アプローチに分けられます。前述した「新しい神経回路を作って麻痺を改善しよう」というのは、機能回復アプローチです。もう1つの**代償的アプローチは、残された機能を代わりに使ったり、道具や環境を調整したりして目的を達成しよ**

うとすることです。

例えば、右手が不自由になった場合に左手で字を書く、右足がうまく動かないので装具を付けて歩きやすくする、トイレ動作が難しいので手すりを付ける、記憶障害があるので常にメモ帳を持ち歩き活用するといったことです。病気やけががなくても、人の身体は自然と衰えていくものです。機能回復アプローチだけでなく代償的アプローチも活用しながら、生活を送るうえでの障害の軽減に努めることが大切です。

●褒められるとのびる！

最後にもう1つ。**褒められることで、リハビリの結果が良くなることも分かってきています。**カリフォルニア大学ロサンゼルス校のブルース・ドブキン教授が行った研究では、歩くリハビリの後に褒められた患者さんは、褒められなかった患者さんより歩くスピードが25％以上速くなったという結果が出ています。

また、カリフォルニア工科大学の下條信輔教授の研究によると、何らかの欲求が満たされたと感じたときに脳の「報酬系」と呼ばれるシステムが活性化してドーパミンが放出され、これがやる気を生み出したり、脳の構造に影響を与えているのではないかと考えられています（参考／『NHKスペシャル 脳がよみがえる 脳卒中・リハビリ革命』市川衛著、主婦と生活社）。

本人のがんばりを認める周囲の支えも、また「効果的なリハビリ」と言えるでしょう。

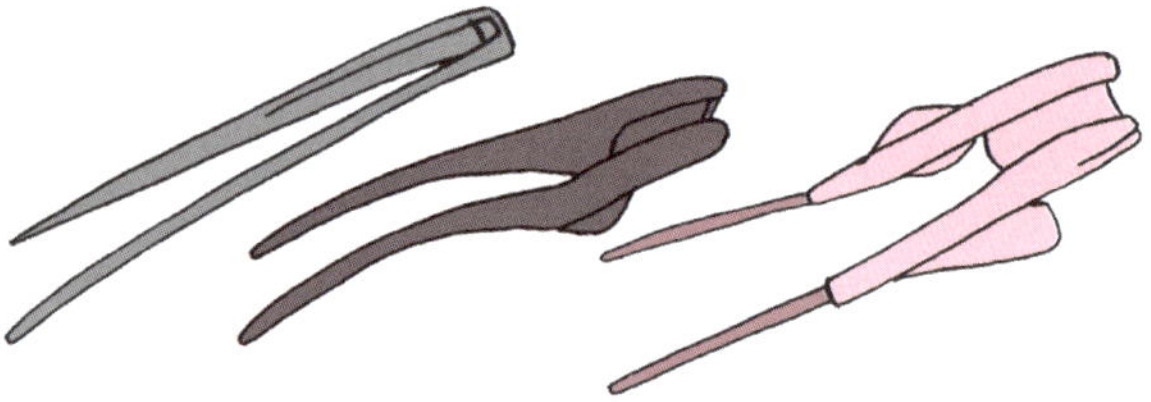

［図2］ばね箸はこのように手元がくっついてばねが入った箸です。

西リハ太郎さんのリハビリ

毎月の定期面談で、主治医から「良くなる」医学的なメカニズムを聞き、「がんばっていますね」と褒められた西リハさん。入院したばかりの頃を思うと、少しずつ良くなっているのだと、自分のがんばりを認められる気持ちになりました。

食事も、手の動きが難しい人向けに支えを付けるなど工夫された「ばね箸《ばし》」を紹介してもらい、それを使ってご飯をすくう練習を始めました（図2）。今はまだ難しいですが、がんばって使っていけばできるようになるかも、と思えるようになりました。

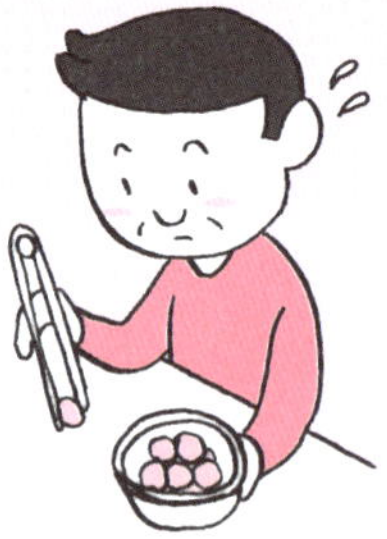

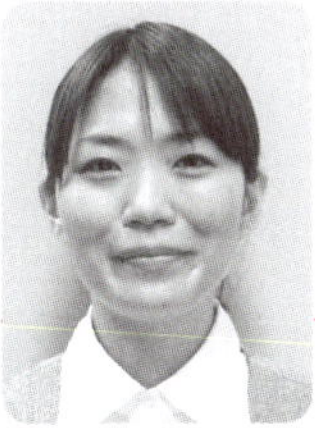

心の健康を保つヒント

臨床部心理療法科（臨床心理士） 田福《たふく》 陽子《ようこ》

西リハ太郎さんのリハビリ

入院生活を送る西リハ太郎さんですが、時々、どうしようもなく気分が落ち込むことがあります。看護師さんから、臨床心理士のカウンセリングを勧められました。

最初は、「うまく話せないし、話したってどうなるものでもないし……」と乗り気ではなかったのですが、何回か面談するうちに、少し気分が楽になったことに気が付きました。話すことで気持ちの整理がついていくようでした。また、聞いてくれる人がいるということはそれだけで気持ちが落ち着くのだと思いました。

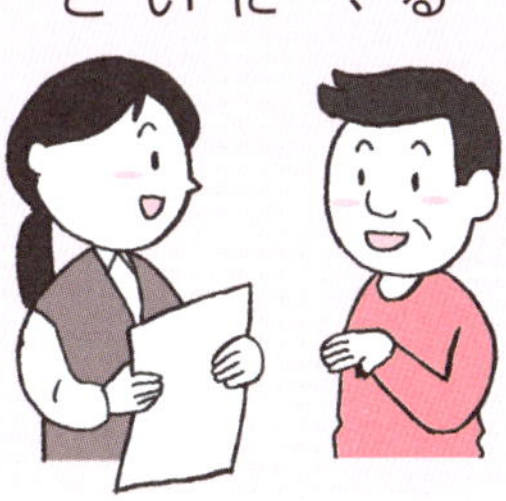

●立ち直るまでの心の動き

「治るためにリハビリをがんばろう」（治癒への期待）、「思ったようにリハビリが進まない」（不安、焦燥感）、「生きている意味がないといわれているようでつらい」「家族に迷惑をかける」「自分が情けない」「できないことばかりに目が向いて寂しい」（悲嘆、抑うつ感）、「何で自分だけ」「病気になったことが悔しい」（怒り、失意）……。多くの患者さんがこのような気持ちの混乱や苦悩を経験されます。

そうした時期を経《へ》て、心と身体のギャップに折り合いをつけ、障害を含む

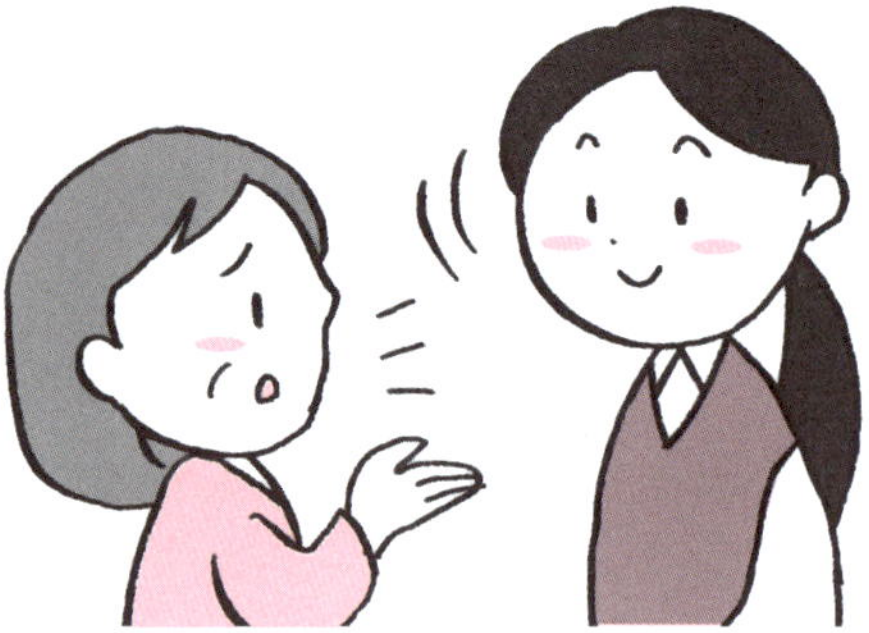

新しい自分の生活を考えられるようになっていきます（回復への努力）。この頃から、患者さんは「治る」から「良くする」へ意識が変化し、安心感や自信が生まれます。そして今後の見通しを立てて、活動を開始する地点に立てるのです。私たち臨床心理士は、そのように患者さんの心が立ち直っていけるように支援しています。

●患者さんが心の健康を保つには？

患者さんの思いを安心して表現できる場所を持つことが大切です。たとえ障害のために以前のように考えをうまく表現できなくなってしまったとしても、自分の思いを表現することの大切さは変わりません。**理解してくれる人の存在や、臨床心理士たちの専門家の援助は、きっと役立つと思います。**

カウンセリングでは、臨床心理士が落ち込みや不安にじっくり耳を傾け、一緒に考えます。日常生活で不自由があれば、対処法を話し合い、少しでも生き生きと生活できるよう、これからの患者さんの人生について一緒に考えることもできます。

家族会のようなグループで、同じような思いを抱えた人たちと話すことも役に立つでしょう。悩んでいるのは決して自分だけではないと知り、前向きに生きている仲間の姿に励まされるかもしれません。このような機会をお求めの方は、まずは主治医や医療相談員に問い合わせてみてください。

●家族はどのように接したらいいでしょうか?

「ゆっくり、ゆったり、やさしく、おだやかに」接してあげてください。現実となれば、なかなかそうはいかないかもしれませんが、これまで通りにうまくいかなくてイライラしたときこそ、この意識が大切です。意識することで、目の前の患者さんをしっかり見て、理解しようとする気持ちのゆとりが生まれます。患者さんの気持ちが理解できると、自然と接し方も分かってきます。患者さん、家族お互いの気持ちにゆとりが持てる接し方を探しましょう。

どうしてもご自身のことで精一杯で、気持ちにゆとりが持てないときもあるかもしれません。家族が無理をして体調を崩してしまうくらいなら、介護保険の支援を使って、患者さん、家族それぞれの生き方を大事にする方がいいという選択肢を持つことも大切です。

●家族が心の健康を保つには?

ある方から、高次脳機能障害を抱えた夫について「元々は弱音を吐かず、何でもひとりでする人だったのに、今は寂しいと泣いてばかり。どう関わればいいのか分からなくなってしまって……」と相談を受けたことがありました。

この問題は物理的な不都合だけではなく、心理的なつらさも背中合わせに絡んでいます。というのも、家族は、長年頼りにしてきたパートナーが変わってしまった姿を、日々目の当たりにしなくてはならないからです。それだ

名称	概要	住所	連絡先
難病対策センター	難病のある方や、そのご家族などの医療や日常生活での悩みや不安などに対する相談・支援	〒734-8551 広島市南区霞1-2-3 広島大学病院 臨床管理棟1階	☎082-252-3777(難病相談) ☎082-256-5558(小児難病相談) URL http//home.hiroshima-u.ac.jp/cidc/
広島難病団体連絡協議会(広難連《ひろなんれん》)	難病患者さんの会が集まった団体。難病相談や講演会・交流会を行っている	〒734-0007 広島市南区皆実町1-6-29	☎082-236-1981 URL http://www.hironanren.info/
NPO法人 高次脳機能障害サポートネットひろしま	高次脳機能障害で悩んでいる患者さんやご家族の支援	〒731-0154 広島市安佐南区上安2-30-15ベルデガーデン内	☎082-847-0031 URL http://www.koujinou-net.com/
ぴあチアーズ 脳卒中広島友の会	脳卒中の患者さん、ご家族の交流・協力事業の運営、講演会や相談会の開催など	〒734-8530 広島市南区宇品神田1-5-54 (県立広島病院内)	☎082-254-1818 (県立広島病院 地域連携部) URL http://www.hph.pref.hiroshima.jp/event/peercheers/index.htm
ひまわり友の会ひろしま	脊髄小脳変性症(SCD)・多系統萎縮症(MSA)の患者・家族会広島支部	〒731-3272 広島市安佐北区沼田町吉山1395-1	☎082-839-2227 URL http//himawari-hiroshima.jimdo.com/
広島県精神神経科診療所協会	会員医療機関のカウンセリング窓口案内	ホームページ参照	URL http://www.hapc.jp

※2016年2月現在の情報です。詳しくは各連絡先にお問い合わせください。

[表] 脳卒中などの後遺症で悩んでいる患者さん・ご家族の支援(言語友の会については、142ページ「失語症」の項目を参照)

けではありません。家族も患者さんと同様に「これからどうなるんだろう」「私自身の生活は?」「疲れた……」と、先の見えない不安やストレスを抱えます。そのような状態で、さらに患者さんのイライラ、フラストレーションを受け止めることは、大変つらいことです。これは、多くの家族が経験することです。

このような状況に置かれたとき、家族が臨床心理士や専門家を利用すれば、問題に対する具体的な対処法を一緒に考えることができるでしょう。さらに、**つらい気持ちを語ることで心理的な負担が軽くなるかもしれません。**

また家族や介護・医療従事者たちが集まって悩みを分かち合い、支え合う「家族会」があります。専門家に相談するのとはまた違って、**同じ立場の仲間の存在を身近に感じることは、心強く感じられるかもしれません。**同じような悩みを抱えた方に出会えることが多いです。まずは、入院されていた病院に問い合わせをしてみてください(表)。

実際に、専門家への相談や家族会を利用した多くの家族が、心の支えを得て、本当に良かったと実感されています。そのことは患者さんが生き生きと前向きに過ごすためにも、とてもプラスに働きます。

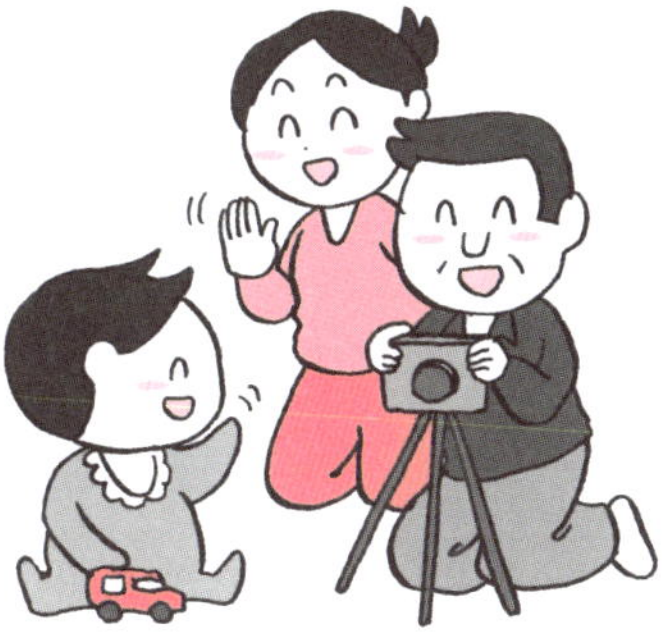

西リハ太郎さんのリハビリ

臨床心理士が「がんばっていますね」と声をかけたところ、西リハさんは「このまま思うように動けない、話せないのでは……」「家族や会社に迷惑をかける」と、涙ながらに思いを話しました。臨床心理士はそのような思いを「突然の変化で、落ち込まれて当然」と、否定せずにじっくり聴き、西リハさんとの思いを共有しました。そのうえで、「今できることは何か」を一緒に考えました。

定期的に会っているうちに、西リハさんから「孫の写真を撮って、家族を喜ばせたい」と、具体的な希望をお聞きしました。臨床心理士は、「それはいいアイデアですね」と西リハさんの思いを支持し、担当スタッフへその希望を伝えました。

早速、リハビリの計画に取り入れられ、その後、リハビリで写真を撮る練習をして、「孫との家族写真が撮れた」と笑顔で報告できるようになりました。希望がかなったことで、西リハさん自ら、次の希望を提案するようになりました。

退院前には、「今の状態はまだまだ。でもがんばったと思う」「家族がいて良かった。ここで生きる希望をもらった」と、肯定的に現状を受け入れ、コツコツ努力する西リハさんらしさを発揮できるようになりました。

「できる」から「している」へ 徹底した自立支援 ——回復期リハビリ看護の力

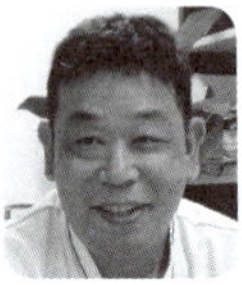
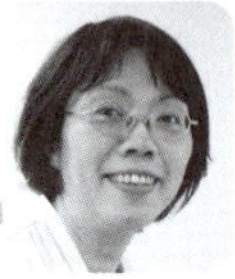

看護介護部
（脳卒中リハビリテーション看護認定看護師） 渡邉《わたなべ》 賢一《けんいち》（左）

看護介護部 師長（看護師） 宮迫《みやさこ》 さつき（右）

西リハ太郎さんのリハビリ

回復期リハビリ病院へ入院して3か月余りがたち、西リハ太郎さんが退院する日が近づいてきました。入院当日には、こんなにたくさんのスタッフの顔と名前を覚えられるのだろうかと心配しましたが、今ではみんな顔なじみになりました。特に、いつも傍で支えてくれた看護師さんたちとはすっかり仲良しです。

そして、退院するのが少し寂しいような気持ちになりながら、これまでの3か月間を振り返りました。

リハビリを必要とする人たちは、なんらかの障害を抱え自分らしく生活することが困難な人たちです。自分らしく生活することが困難になっている人たちに対して、看護師は、「食べる」「動く」「排泄《はいせつ》する」「清潔にする」「眠る」ことについて、「できるだけ早く自分でできるように」支援していきます。

回復期リハビリ病院では、急性期病院での治療で病状が安定した患者さんに、自宅復帰、社会復帰に向けたリハビリを行っています。

入院されたときから医師を中心に多くの職種のスタッフがチームとなり、それぞれの専門的な知識、技術を集結させて患者さんと家族の目指す目標に向けてリハビリを進めていきます。チームの中での看護師の役割は、患者さんが毎日良い状態でリハビリが行えるように健康管理を行うことです。そし

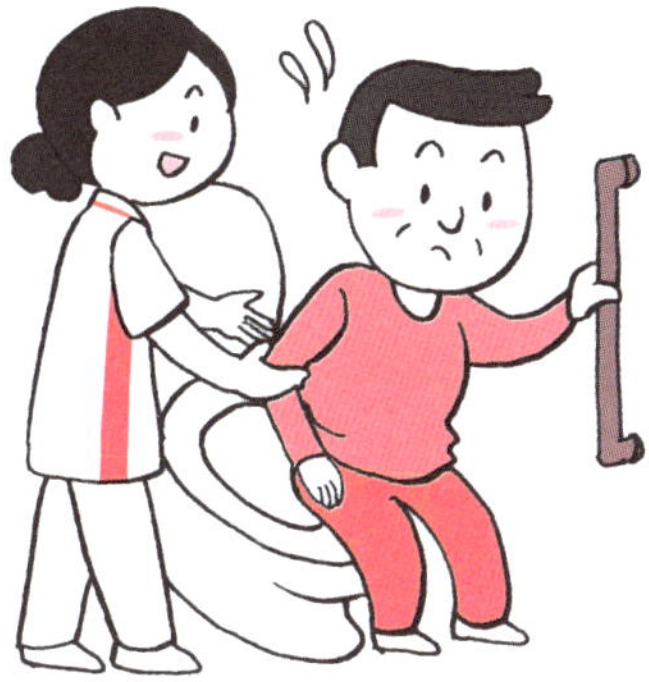

て、24時間の入院生活の中で、患者さんと一緒に「何ができて何ができないのか」を見極め、この情報をチームに伝えていきます。また、療法士による基礎的な訓練の成果を、生活の場である病棟内での動作に応用的に取り入れて患者さんや家族に指導をしていきます。ここで、私たちが実践しているリハビリ看護について紹介します。

西リハ太郎さんのリハビリ

「している」ことを増やしていく

入院した頃のことでした。リハビリが終わり、ベッドに横になっているとトイレに行きたくなったため、看護師を呼び「尿瓶《しびん》を当ててください」と伝えると、「では、起きてトイレに行ってみましょう」と言われ驚きました。

病気になってから、一度もトイレで用をたしたことがなかったのです。「トイレに行けるのですか?」と聞くと、「トイレで済ませたほうがスッキリしますよ」と看護師さんは笑顔で答えてくれました。

皆さんは、1日にトイレに何回行くでしょうか。患者さんや家族にとって最も「できるようになりたい（なってもらいたい）」動作の一つが、トイレ動

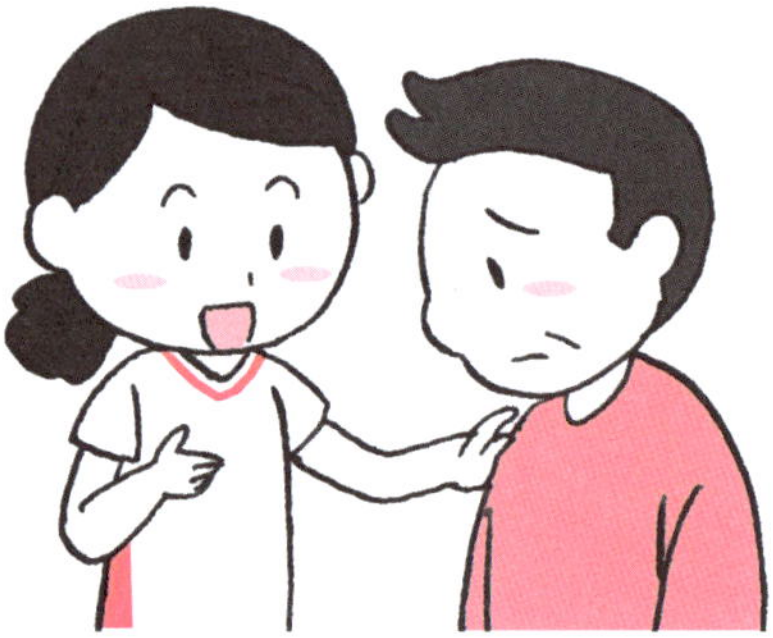

作です。だから看護師は、入院日から積極的に患者さんをトイレに誘導していきます。まずは、「便座に座って排泄する」ことから始めます。「久しぶりにトイレで用をたすことができた。うれしい」と患者さんも笑顔になります。患者さんのやっと「できる」動作が、いつも「している」動作となるように、手伝ったり見守ったりしながら時間をかけて行います。

例えば、最初は全て手伝う→トイレットペーパーを丸めて切る練習→お尻を拭く練習→ズボンの上げ下げの練習→車いすから便座へ乗り移る練習など、療法士の訓練と並行して、できる動作を増やしていきます。

西リハ太郎さんのリハビリ

生活のリズムを整え、自分らしく

西リハさんは、がんばってもなかなか歩けるようにならず、もう一生歩けないかも、バイクにも乗ることはできないかもと悩むこともありました。

そんなとき、夜勤の看護師さんが「最近がんばって歩かれていますね。入院してこられたときの西リハさんを見て、大丈夫かなと心配していたんですよ。最近、調子がいいので、まだまだいけますね。この調子で明日もがんばりましょう」と声をかけてくれました。いろんな人が

自分を気にかけてくれていると思うと、なんだか力がわいてきて、明日もがんばろうと思いました。

突然の病気や事故によって障害を持った患者さんは、絶望感に陥ったり生きる気力を失ったりします。1日の中で多くの時間を患者さんと一緒に過ごす看護師は、患者さんの身体の不自由さが心に与える影響を考えながら、日中は運動ができるように、夜はリラックスして眠れるように、生活のリズムを整えていきます。日々のリハビリをがんばれるように支え、患者さんが再び自分らしく生きる気力を取り戻せるように支援していきます。

西リハ太郎さんのリハビリ

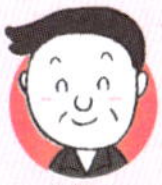

退院後も安心して生活できるように

毎日リハビリをがんばった西リハさんは、1人でベッドから起き上がり、杖《つえ》をついてトイレに行けるようになりました。妻の花子さんも介助方法を習って、外出や外泊をし、外に出るときにはいつも傍にいました。もうすぐ退院です。ただ西リハさんも花子さんも、自宅に帰

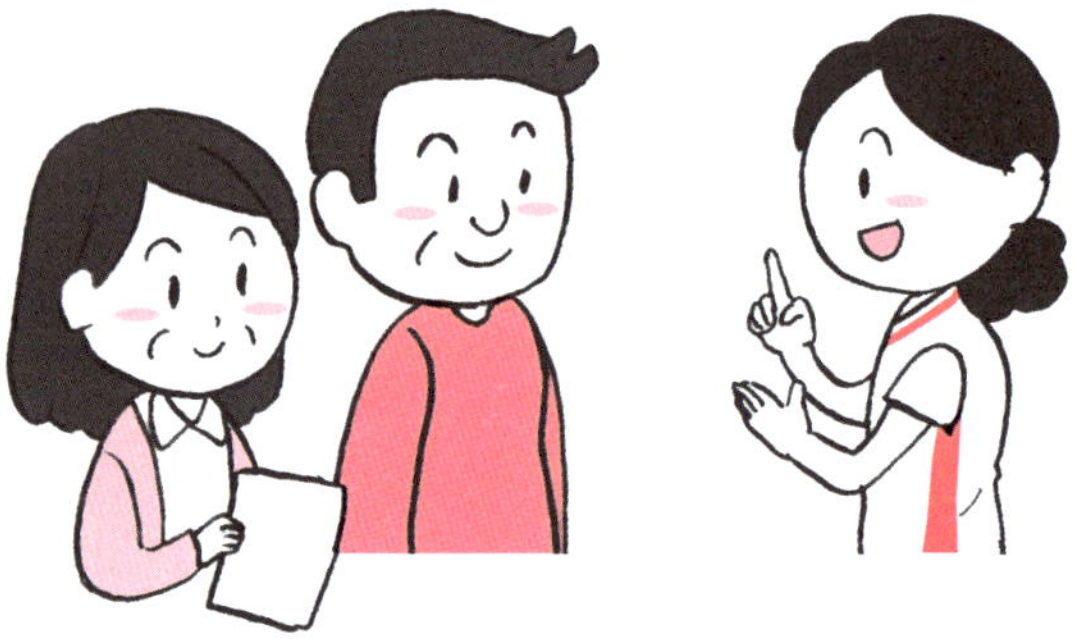

ってからの生活に不安を持っていました。病院では高血圧に対して塩気の少ない食事を出してもらい、薬もその都度持ってきてもらっていました。

自宅に帰ってからは毎日の血圧測定なども看護師さんにしてもらっていました。自宅に帰ってからは一体どうしたらいいのだろうと悩んでいたときに、看護師さんに呼ばれて「今日から血圧を測る練習をします」と言われ、その日から毎日自分で血圧を測るようになりました。食事についても花子さんと一緒に説明を受け、実際に調理も行いました。薬も、退院後はかかりつけのお医者さんからもらい、自分たちで管理する方法を教えてもらいました。夫婦は、これで自宅に帰っても自分たちでできると安心しました。そして、退院を迎えることになりました。

「再び生き生きと暮らせるようになること」を目標に毎日リハビリをがんばってきましたが、患者さんが自身の生活に戻ってからが本番です。回復期リハビリ病院では、入院中から患者さんと家族の退院後の生活を想定してリハビリを行っています。看護師は、患者さんと家族に自宅での健康管理の方法について提案を行い、入院している間にケアの技術を練習していただくなど、退院後の生活を想定してさまざまなアドバイスを行います。

患者さんや家族の方々が退院したその日から安心して生活できるよう、自宅での生活につなげていくことも回復期リハビリ病院の重要な役割です。退院が近くなると、ケアマネジャーやサービス担当者などと顔合わせができる場を設けます。これを退院前カンファレンス（➡P86）と言います。

退院後の生活について患者さんや家族から自分たちの思いや意見を述べてもらい、退院後の生活の目標を決めていきます。時には、退院日に看護師や療法士たちが自宅を訪問して、自宅でサービス担当者たちと引き継ぎを行うこともあります。そして、退院日を迎えます。

回復期リハビリ病院の1日(例)

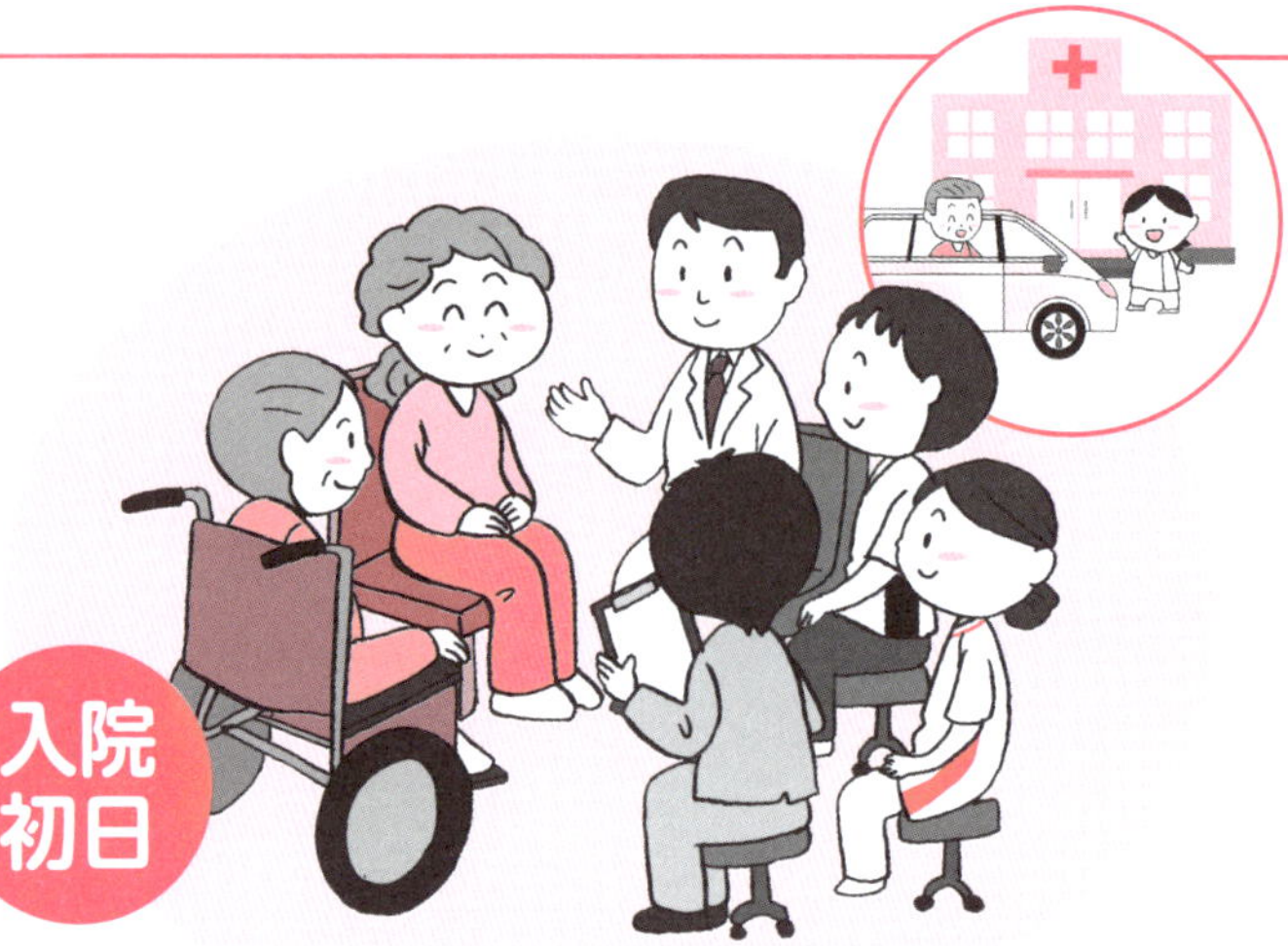

入院初日

医師の診察。リハビリスタッフ(PT･OT･ST)や看護師たち多くのスタッフが、病気になる前の生活の様子や病気になってから今までの様子を伺いながら、身体機能の評価や病棟生活のオリエンテーションを行います。

急性期病院から、ほっとするまもなく転院となり、新たな環境で心身ともに疲れる1日になるかもしれません。夜はゆっくりと休息を取り、明日からの入院生活に備えましょう。

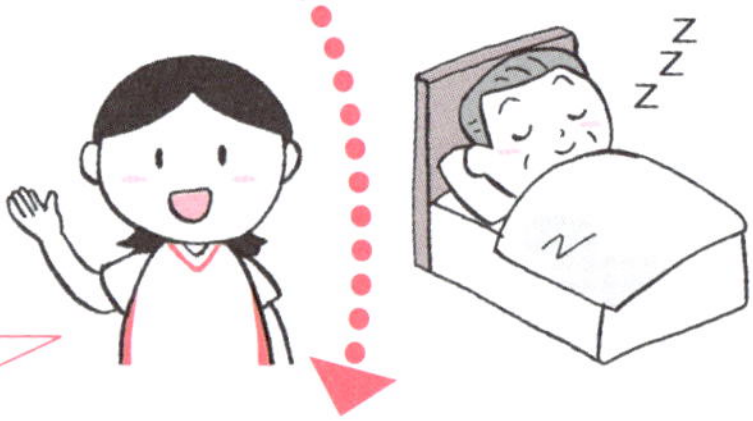

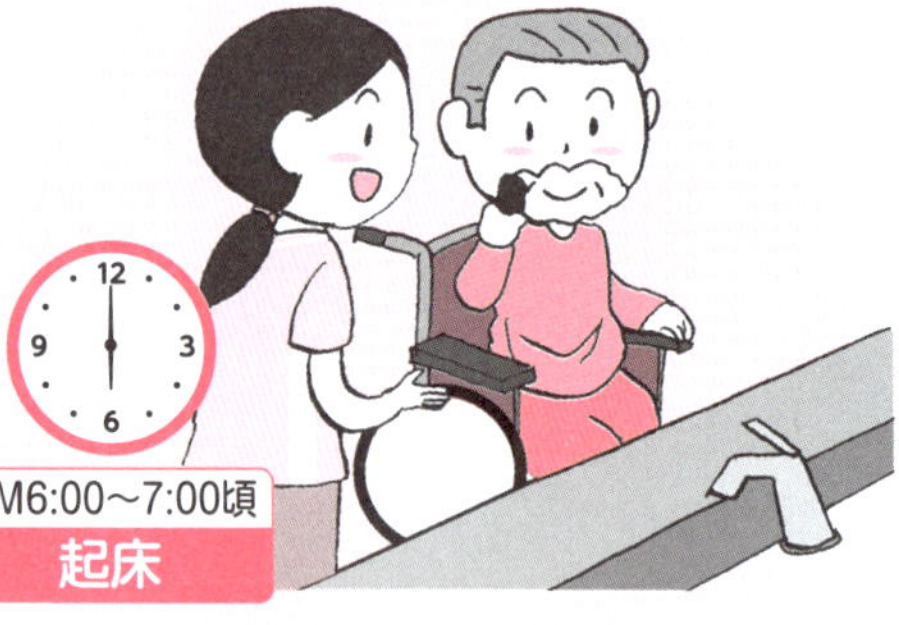

AM6:00〜7:00頃

起床

･スタッフと一緒にトイレに行きます。
･スタッフと一緒にパジャマから普段着へ着替え、身だしなみを整えます。

このように入院してしばらくの間は、看護師や介護福祉士と一緒に動作の練習を行います。

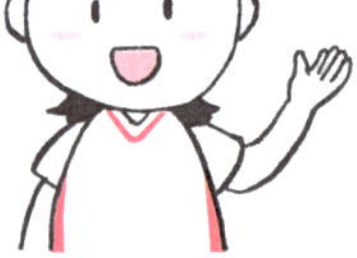

知っ得コラム 6 回復期リハビリ病院の1日（例）

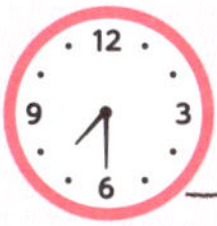

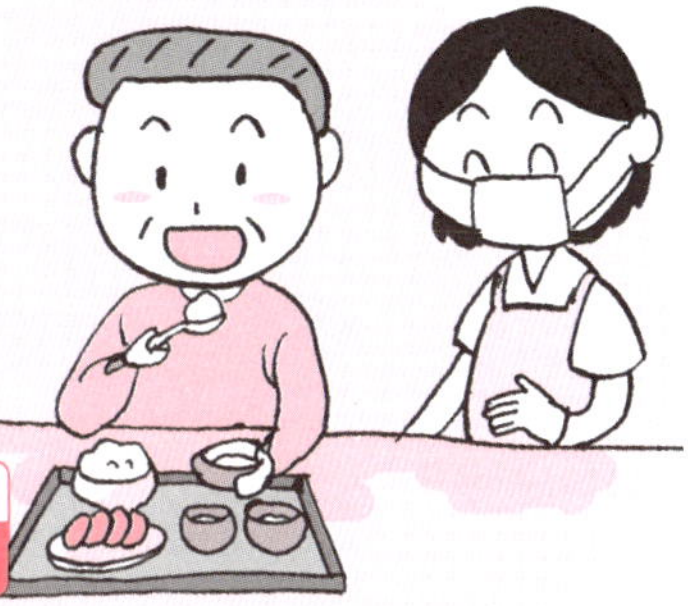

AM7:30頃
朝食・歯磨き

家では多くの方が食卓で食事をします。病院でも食堂でいす（または車いす）に座って食事します。効き手が麻痺《まひ》している場合は逆の手でスプーンや箸《はし》が使えるように練習したり、ばね箸（→P68）などを使えるようにしていきます。

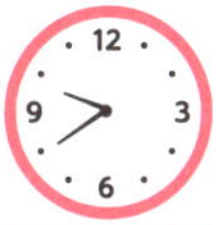

AM9:40頃
体調確認

看護師が部屋に伺い、
体調の確認を行います。

AM10:00〜11:00
理学療法

身体の動きや筋肉の状態を確認していきながら、起居動作（起き上がりなどの基本的な動作）や立位訓練、歩行訓練などを行います。

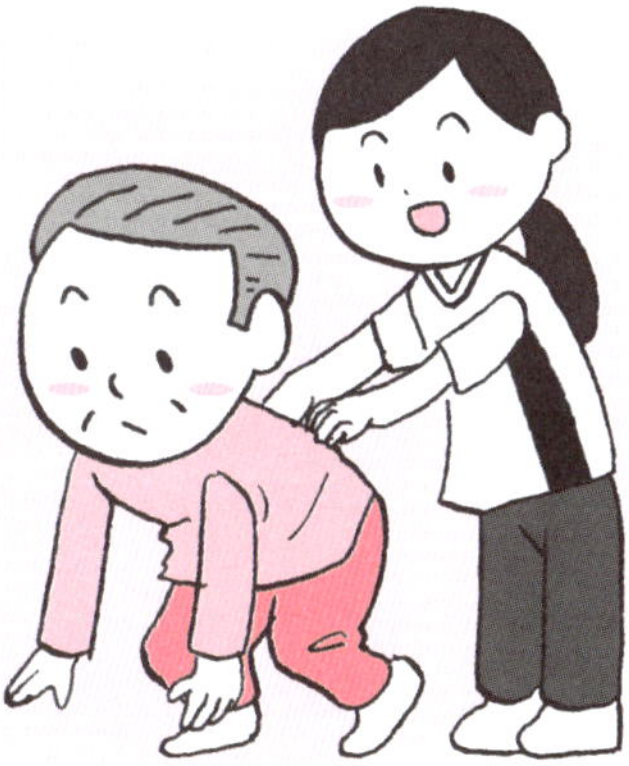

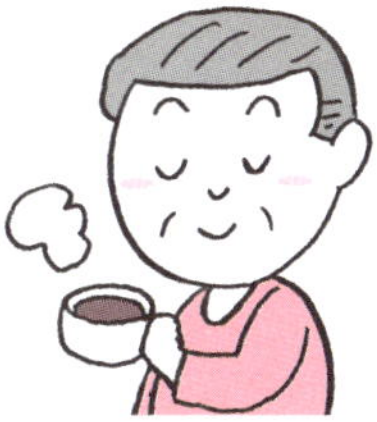

訓練のない時間は、ひと休みしたり食堂で新聞を読んだりと、余暇時間として過ごします。生活の中の全ての動作が、自宅での生活に向けた練習になります。また、看護師、介護福祉士とともに歩行訓練なども行っていきます。

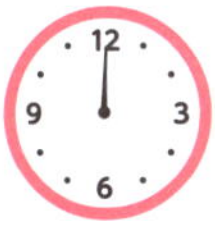

AM12:00
昼食・歯磨き

午前中のリハビリ、
お疲れさまでした。

次ページへ

前ページからのつづき

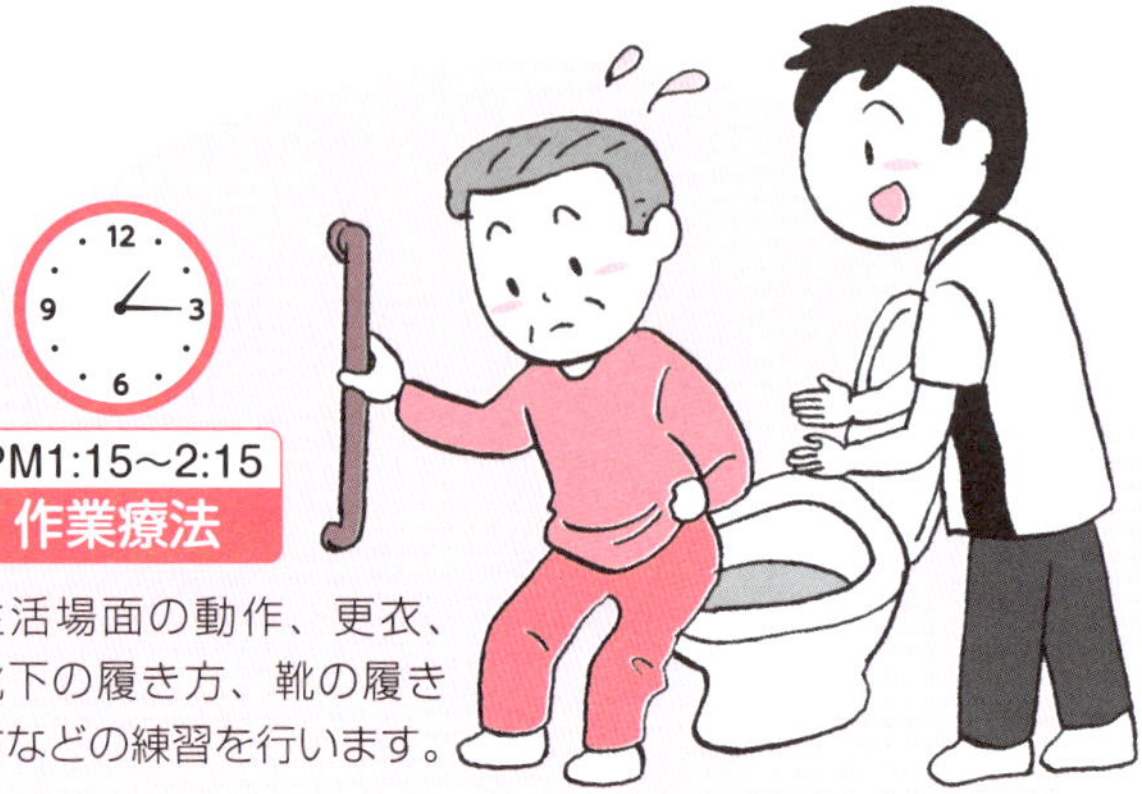

PM1:15〜2:15

作業療法

生活場面の動作、更衣、靴下の履き方、靴の履き方などの練習を行います。

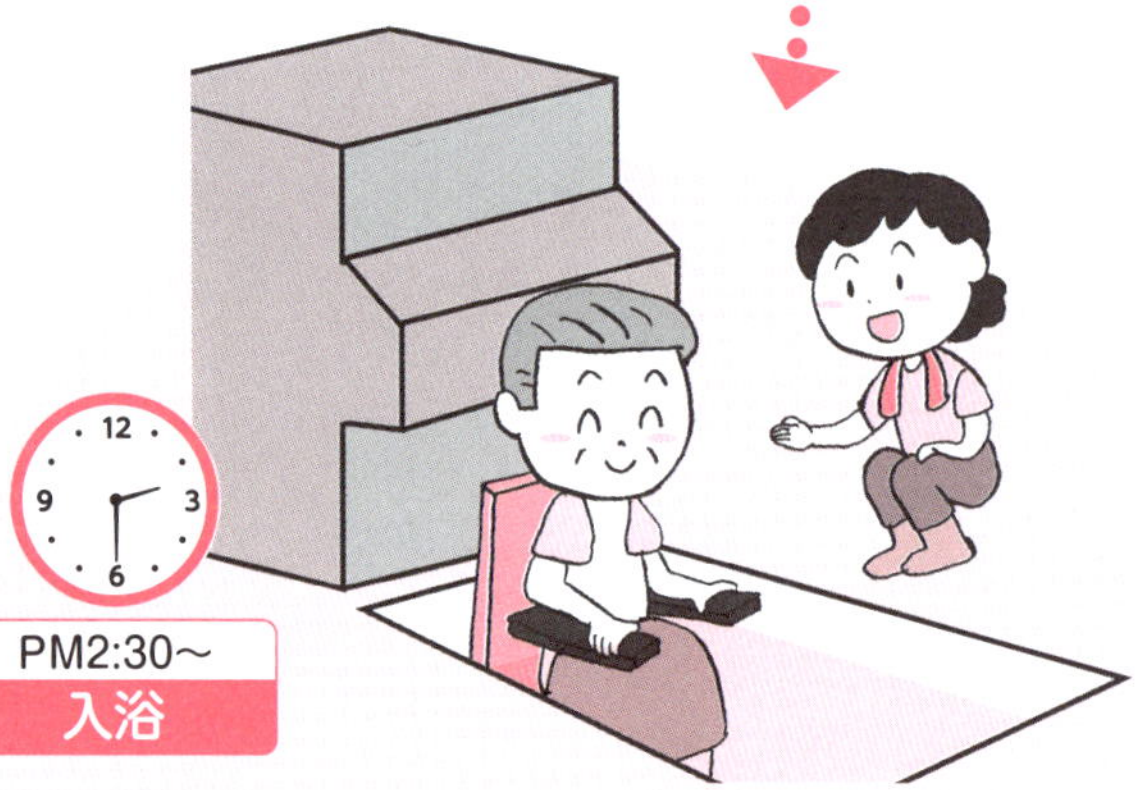

PM2:30〜

入浴

入浴は週3回。身体や頭を洗う動作の練習も兼ねています。いすに座ったまま浴槽に入れる風呂と寝たまま入れる風呂、そして一般家庭にあるような風呂があり、入浴方法も患者さんの身体状況に合わせて変更していきます。

知っ得コラム 6 回復期リハビリ病院の1日（例）

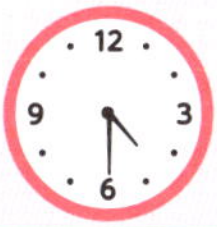

PM4:30〜5:30
言語療法

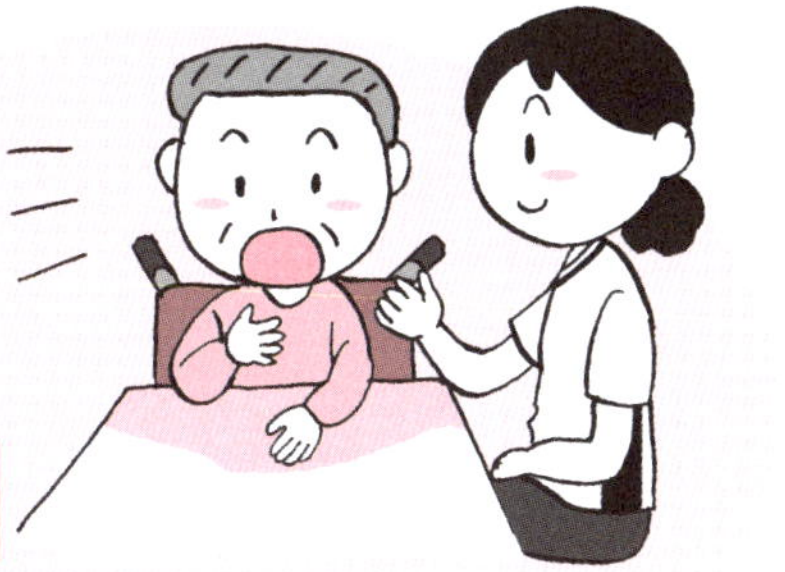

コミュニケーション障害の状態の検査を行います。生活場面でコミュニケーションがスムーズに取れるように、やり取りの仕方の検討をします。

PM6:00
夕食・歯磨き

本日のリハビリ、お疲れさまでした。

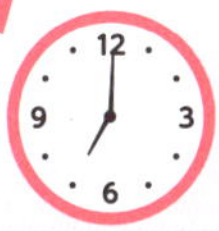

PM7:00
就寝前

・スタッフと一緒にトイレに行きます。
・スタッフと一緒にパジャマに着替えます。

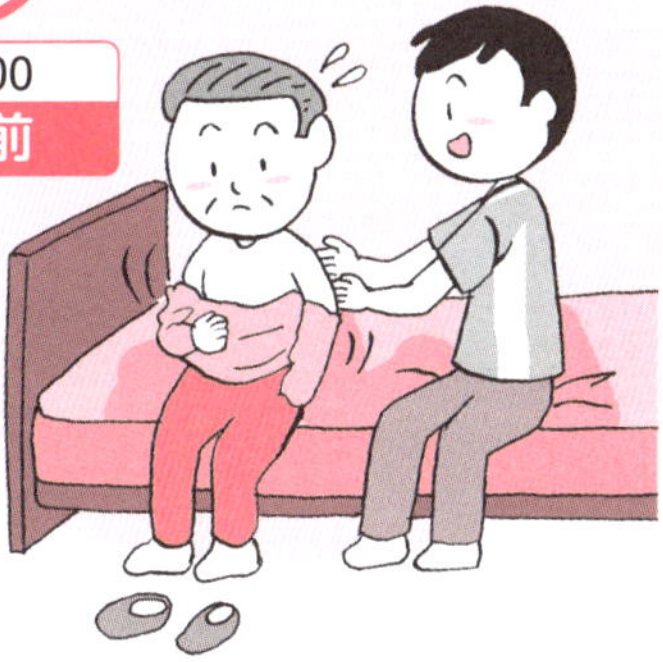

PM9:00
消灯

明日に備えて、しっかり休息を取りましょう。夜間トイレに行くときは、昼間に比べて身体が動かしにくかったり、ふらつきやすいため、転倒に注意しながらトイレ動作の練習をします。

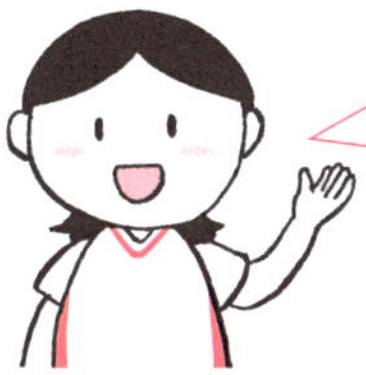

リハビリは1日に合計で約3時間あります。そのほかに食事、トイレ、風呂、医師からの話を聞くなど忙しい毎日となります。また、患者さんはリハビリや動作練習を通して障害と向き合うことになります。気分が沈んだり気力がわかないこともあるので、ご家族の協力が非常に大切な時期です。
患者さん、ご家族、スタッフのみんなで、1日1日をがんばっていきましょう。

（看護介護部　師長（看護師）　坂野《さかの》 ゆかり）
（看護介護部　主任（看護師）　永見《ながみ》 茜《あかね》）

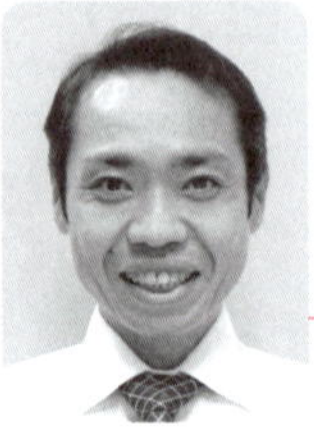

退院支援
——医療相談員の役割

医療福祉部医療相談課 副主任（社会福祉士） 山下《やました》 浩一郎《こういちろう》

西リハ太郎さんのリハビリ

いよいよ、西リハ太郎さんの退院の日が近づいてきました。毎日がんばって訓練を行い、歩いたり、身の回りのことを自分で行ったりということに関しては、だいぶ自信がついてきました。退院は待ち遠しいけれど、自宅に帰って自分と家族だけで生活していけるのか、不安な部分もあります。お金のことも心配です。

入院費のこと、退院後のリハビリのことなど、経済的、社会的な相談にのってくれるのが、病院の医療相談員です。病気や身体のことで不安でいっぱいのときに各種手続きをサポートしてくれる、頼れる存在です。この項目では、入院中に行う退院への準備と、それを支援する医療相談員の関わりについて紹介します。

●退院までの新しい道づくりを支援

医療相談員の役割は、患者さんが入院から退院へ少しでもスムーズに進められるよう、制度や社会資源とのパイプ役になることです。

医療相談員の関わりは、入院時から始まります。入院時は、主に家族から話を伺います。どうしたらいいのかと混乱されている状況でしょうが、ご希望の退院先を確認させていただきます。

退院先は本人の回復を待って決めたいと考えられる家族も多いのですが、リハビリの方針にも関わるため、入院時から退院先を考え始める必要があります。発症前の生活や家族関係、家屋環境のほかに経済的な面も確認させていただきます。復職希望の方は、休職可能な期間と仕事内容や通勤手段を伺います。

このように、「患者さん、家族の希望」と「現在の状況」を確認することで、どのようなリハビリを行い、どのようなサービスを利用して、自宅（あるいは、希望の退院先）で生活していくのか、その道筋を一緒に考え、提案していきます。

●制度や社会資源の提案

入院中は、約1か月ごとに主治医との定期面談が設定されます。面談には担当の医療相談員も同席します。主治医から患者さんの状態や入院期間の説明があります。入院期間を踏まえて、介護保険申請（→P280）や家屋調査（→P225）を提案させていただきます。

入院中の場合、家屋調査の時期は、自宅退院される約1か月前です。手すりの設置や段差解消の改修を行う場合、介護保険の補助を受けることができます。充実した家屋調査を行うためには、参加メンバーが大事です。患者さんと退院後の主な介護者（主介護者）、担当ケアマネジャーと福祉用具業者、病院からはリハビリの担当者と医療相談員、担当の看護師や介護士が一堂に参加できると理想的です。

家屋調査では、改修個所や福祉用具の選定（↓P284）を行うとともに、本人の状態や今後の予定などの情報交換も行われます。

●退院後に関わるサービス事業者への引き継ぎ

退院日が決まると、退院後に患者さんに関わるケアマネジャーやサービス事業者に集まっていただき、「退院前カンファレンス」（図）を行います。病院からは主治医、リハビリスタッフ、看護師、介護士、医療相談員たちスタッフが参加し、「患者さんの現在の状態はこうです」「こういうことを希望されています」といった具体的な内容を、退院後に関わるスタッフにしっかりと伝えます。

当院では、患者さんの「退院3か月後の目標」を設定してリハビリを行っています。これは、患者さんの状態や発症前の生活スタイルを踏まえて設定しています。これについても、会議の中で全員が共有します。これらを踏まえて、「では退院後はこういう介護計画（ケアプラン）でやっていきましょう」ということを相談しながら決めていくのです。

退院前カンファレンスの中心は患者さんと主介護者です。最終的には患者さんと家族で決定していくことになりますが、分からないことや迷った場合は何でも相談し、皆さんにとって良い方法を見つけていきましょう。

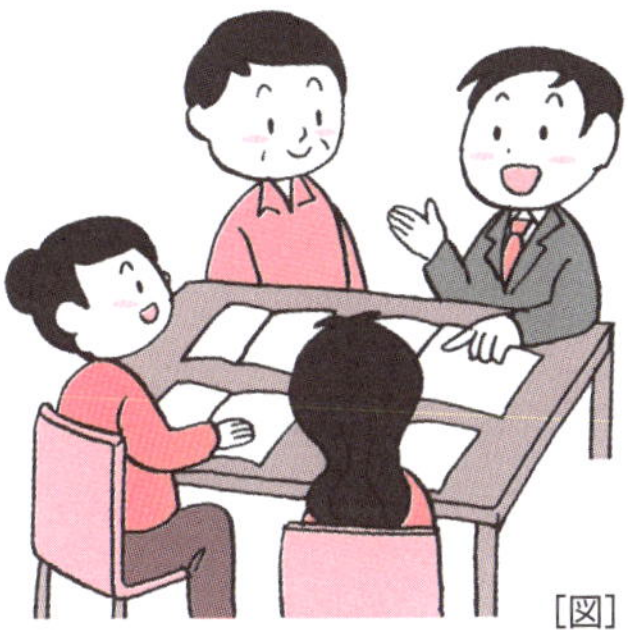

［図］退院前カンファレンス

西リハ太郎さんのリハビリ

西リハさんと奥さん、勤務先の上司と人事担当者、病院のスタッフが集まって面談を行い、復職についての話し合いを行いました。主治医が西リハさんの身体の状態、できることや苦手なことなどを会社の人に伝えてくれました。また、医療相談員が業務内容や働き方など、アドバイスをしてくれました。リハビリが順調に進んだこともあって、西リハさんは短時間勤務の制度を利用して復職できることになりました。

次の問題は、通勤方法です。西リハさんはまだ屋外の長い距離を歩くことが難しいため、奥さんに車で送り迎えをしてもらうことにしました。そして退院3か月後の目標を「公共交通機関を利用して通勤できること」としました。

退院を間近に控えた「退院前カンファレンス」では、これまで西リハさんに関わってきた病院のスタッフから、新しく退院後のサービスを受け持つスタッフへ、しっかりと情報の引き継ぎが行われました。西リハさんはリハビリの継続を希望し、そのことを会議のメンバーに伝えました。そこで、会社が休みの日を利用して介護保険サービスの短時間通所リハビリを利用することになりました。

「それでは、目標を達成できるようにプログラムを組みますので、一

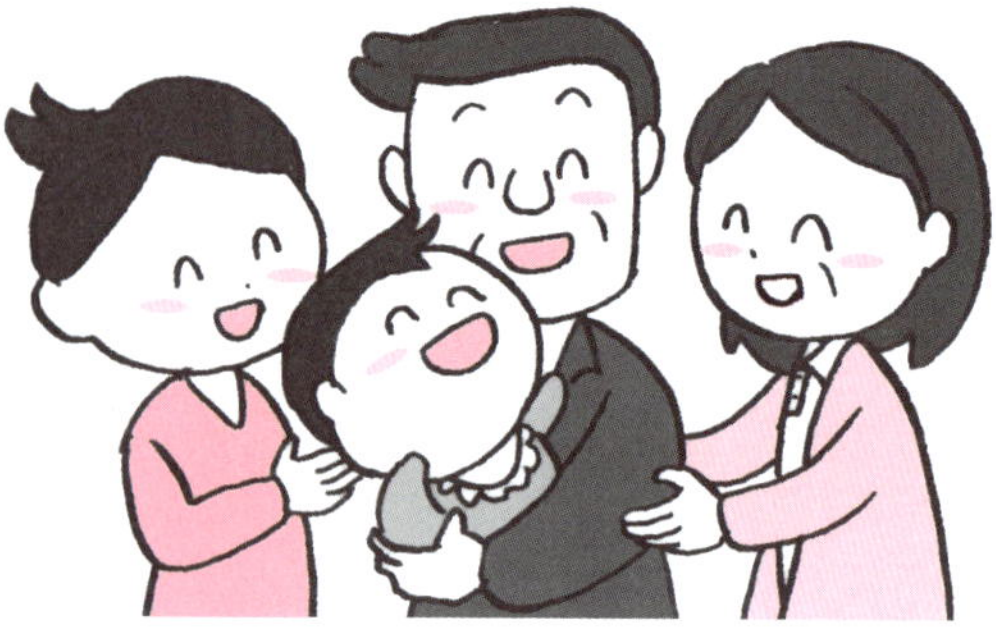

緒にがんばりましょうね！」

新しく関わるスタッフとも打ち解け、目標を共有できたことで、西リハさん夫婦はとても気持ちが楽になりました。

退院の日。病院のスタッフに見送られながら車に乗りました。花子さんと2人になると、急に周りが静かに感じます。病院で毎日励ましながら支えてくれた担当スタッフの顔を思い出し、少し寂しくなりました。

自宅に到着し、車から降りました。花子さんが心配そうに横で見守る中、病院で教えてもらったことを思い出しながら一歩ずつ玄関の階段を上りました。外泊のときよりスムーズにできた気がします。「お帰りなさい」。家で待っていてくれた娘の花美さんが、孫を抱いて出迎えてくれました。「ただいま」。西リハさんはいつも以上に良い笑顔で答えました。

入院でのリハビリは長い練習期間でしたが、西リハさんの生活はこれからが本番です。この後も病気のこと、予防のこと、自宅での生活のことなど、皆さんの生活に役立つさまざまな内容を掲載しています。ぜひ、興味のあるところから読んでみてください。

第2章

疾患と障害のお話

回復期リハビリ病院が関わる（ということは、人が生き生きと生活していくうえで大きな妨げになる可能性のある）病気や疾患について、どんな症状があるのか、どのように治療やリハビリを行っていくのかを、当院の医師が分かりやすく解説します。

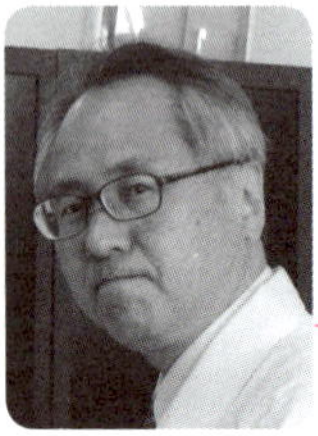

脳卒中――脳の血管が詰まる、破れる病気

リハビリテーション科・脳神経外科（医師） 前城《まえしろ》 朝英《ともひで》

●脳卒中とは

脳卒中の「卒」は「突然に」、「中」は「あたる」という意味で、昔は邪悪な気や風に当たって急に倒れてしまう病気と考えられていました。お年寄りの中には、今でも、中気や中風という言葉を使う方がおられます。

名前が示すように、突然に発症する急性の病気を表しますが、広い意味では、無症候性（症状が出ていない）の脳梗塞《のうこうそく》や脳出血、検診などで見つかった血管狭窄《けっかんきょうさく》や未破裂脳動脈瘤《みはれつのうどうみゃくりゅう》なども含めて、**脳血管の障害が原因となる病気の総称で、脳血管障害とも言います。**

脳血管障害はわが国の死亡原因の第4位で、高齢化が進むにつれ患者数は増えており、介護が必要になる原因の第1位であり、極めて重要な病気です。

●脳卒中の分類

脳卒中は、血管が破れるものと血管が詰まるもの、大きく2つに分けられます。血管が破れて出血をきたすものには脳出血、くも膜下出血があり、血管が詰まるものには脳梗塞があります（図1）。

脳卒中

血管が詰まる

一過性脳虚血発作(TIA)

脳梗塞

脳動脈が細くなったり詰まったりして、血液が十分に行き渡らないと神経細胞は死んでしまい脳梗塞となります。脳卒中の7割以上を占めます

ラクナ梗塞

脳深部を走行する細い動脈に動脈硬化が進行し、血管の壁が厚くなり、内腔が狭くなり詰まってしまったものです。ラクナとは小さな空洞の意味で、ＣＴやＭＲＩなどの画像診断では1.5cm以下の脳梗塞として描出されます

アテローム血栓性脳梗塞

アテロームとは、頸動脈や脳の太い動脈の血管壁に、コレステロールなどがたまることでできるお粥状の固まりです。これが大きくなり内側に膨れてくると、血管の内腔が狭くなり傷がつきやすくなります。そこに血の塊（血栓）が形成され、狭くなった内腔が詰まってしまいます

心原性脳塞栓症

心房細動という不整脈が原因となることが多く、心房細動になると、心臓の心房という部分が細かく震えて十分に収縮できなくなり、心房内の血流が悪くなり、血の塊(血栓)ができやすくなります。この心房内にできた血栓が、血流によって脳に運ばれ、脳の血管を詰まらせてしまいます。このような血栓を塞栓と言います

血管が破れる

脳出血

脳を貫く細い動脈が、高血圧などが続くことで動脈硬化が進行し、血管の壁がもろくなり破れて出血します。あふれ出た血液は塊《かたまり》となり周囲の脳組織を圧迫して脳を壊してしまいます

くも膜下出血

脳はくも膜という蜘蛛の巣のような何層にもなった膜につつまれています。このくも膜と脳の表面との間をくも膜下腔と言い、脳を養う主要な動脈はここを通っています。この血管の壁が弱くなり、瘤状に膨れたものが動脈瘤で、これが破れるとくも膜下出血となります

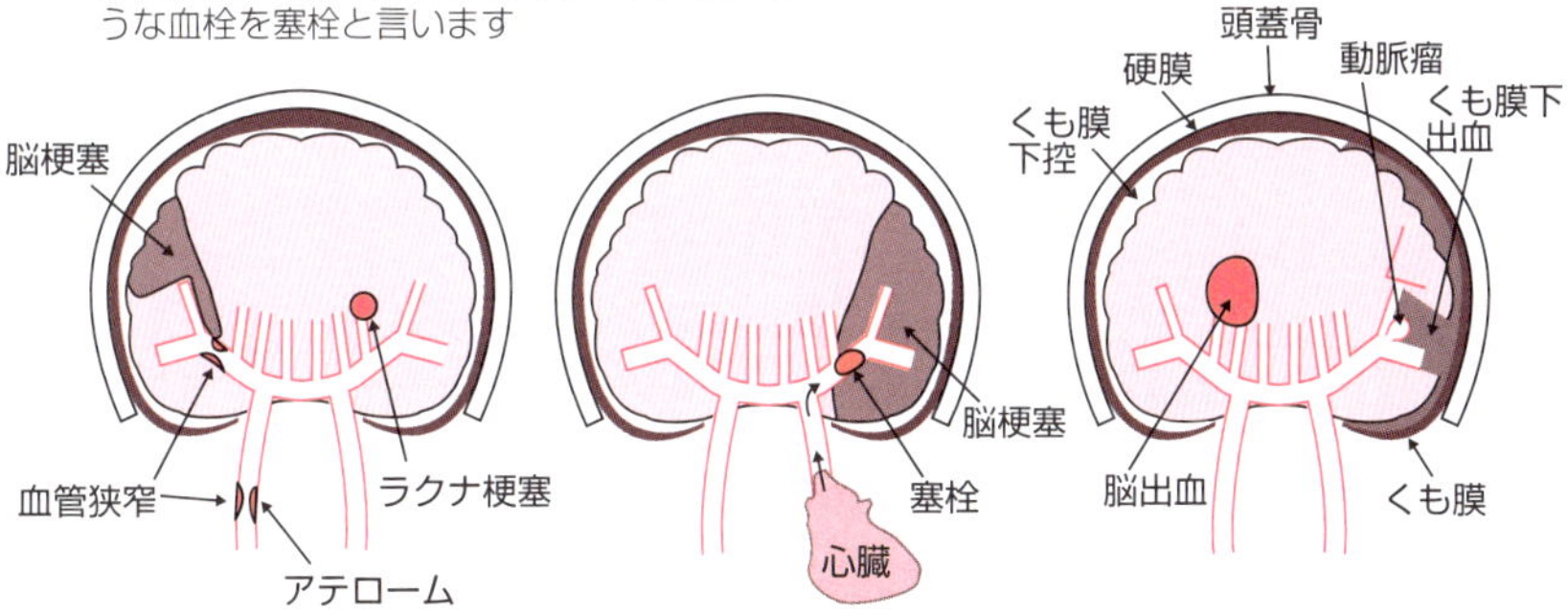

心原性脳塞栓症《しんげんせいのうそくせんしょう》　脳出血・くも膜下出血

[図1] 脳卒中の分類

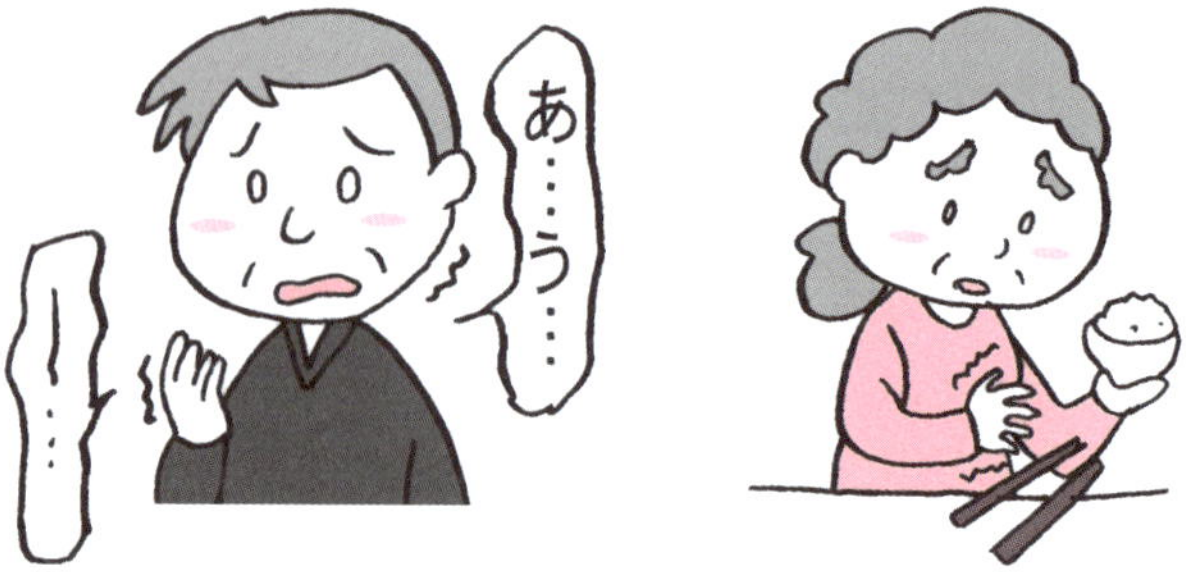

［図2］脳卒中の症状（しびれる、呂律が回らない など）

● 脳卒中の症状（図2）

脳は人体の「コントロールセンター」で、見る、聞く、話す、考える、手足を動かすなど、多くの機能に携わっています。これらの機能が脳の中で役割分担されており、障害された部位によりさまざまな症状が現れます。

代表的な症状は、片側の手足や顔が動かない、しびれる。呂律《ろれつ》が回らない、言葉が出ない、人の言うことが理解できない。読めない、書けない。力はあるのに、ふらふらして歩けない。片方の目が見えない、物が2つに見える、視野の半分が欠ける。飲み込みにくい。これら幾つかの症状が重なることや、重症になると意識が低下することもあります。

いずれも突然に、右側か左側かのどちらかに起こることが典型的です。くも膜下出血の場合には、経験したことのない激しい頭痛が起こることが特徴で、嘔気《おうき》（はきけ）、嘔吐《おうと》を伴うことがあります（→P16）。

● 一過性脳虚血発作（TIA）に注意

症状が自然に改善し、元通りになったからといって安心してはいけません。**一過性脳虚血発作《いっかせいのうきょけつほっさ》（TIA）**の可能性があるからです。TIAは脳梗塞の前触れ発作として重要で、TIAを起こした人の15～20％が3か月以内に脳梗塞を発症し、その半数は2日以内に起こっています。

くも膜下出血も、頻度《ひんど》は多くありませんが、発症前にいつもと違う頭痛が突然起こり、しばらく持続する「警告頭痛」が起こることがあります。自分や周囲の人にこのような症状がみられたら、できるだけ早く病院を受診してください。

●脳卒中の治療

●脳出血の治療

出血量が多く、症状が急激に悪化する場合や命を助けることが優先される場合には、血の塊《かたまり》を取り除く手術が行われることがあります。血管奇形や炎症などさまざまな原因がありますが、**一番の危険因子は慢性的な高血圧です。**再発予防のためには、しっかりと血圧をコントロールすることが必要です。

●くも膜下出血の治療

一度破れた動脈瘤は再び破れることが多く、開頭術で瘤の根元をクリップで挟み血流を遮断するクリッピング術や、血管内治療（カテーテル治療）で動脈瘤の中をコイルというらせん状の金属のワイヤーで詰めて、破れなくするコイル塞栓術が行われます。

●脳梗塞の治療

脳梗塞により神経細胞が死に至る経過は早く、可能なかぎり早く病院を受診し、診断をつけ、治療を開始しなければなりません。発症早期の治療に関しては近年目覚ましい進歩がみられています。**発症してから4時間半以内で**あれば、幾つかの制限はありますが、**ｔＰＡ（組織型プラスミノゲン活性化因子）という薬を点滴して、血栓を溶かし脳血流を再開通させることが可能です。**

ｔＰＡ治療ができなかったり、無効であった場合でも、最近では、**8時間以内であれば、血管内治療にて特殊なカテーテルを用いて血栓を直接摘出する機械的血栓回収術が可能となりました。**

慢性期は、危険因子の管理とともに、再発予防の内服治療が行われます。ラクナ梗塞やアテローム血栓性脳梗塞では抗血小板薬という薬が使われ、脳塞栓症では抗凝固薬という薬が使われます。どちらも、いわゆる血がサラサラになる薬で、血が止まりにくくなる副作用には注意が必要です。

抗凝固薬は以前はワルファリンという薬しかなく、食事の制限や投与量の調整が難しいなどの問題がありましたが、２０１１年以後、新しい経口抗凝固薬が相次いで認可されており、出血合併例が少なく、食事の制限がないなどの利点があり、選択の幅が広がっています。

脳梗塞は再発しやすい病気で、自己判断で内服を中止したときに起こりやすいので、主治医の指導の下に規則正しく服薬してください。

●予防的手術

最近では、人間ドックだけではなく脳ドックを行っている医療機関も増えており、無症候性の脳血管障害が見つかることも多くなっています。高度の頸動脈狭窄《けいどうみゃくきょうさく》や未破裂脳動脈瘤に対しては、リスクが高いものは外科的手術や血管内治療が行われることがあります。

●脳卒中の予防

食事や薬による予防的対策のほかに、喫煙、多量の飲酒、運動不足、肥満といった生活習慣を改善することも必須です。日本脳卒中協会が脳卒中を予防するための注意点をまとめた十か条を作成していますので、提示しておきます。この十か条をもとに自身の健康や生活習慣を見直してみましょう。

脳卒中を予防するための十か条

一　手始めに **高血圧**から 治しましょう
二　**糖尿病** 放っておいたら 悔い残る
三　**不整脈** 見つかり次第 すぐ受診
四　予防には **タバコ**を止める 意志を持て
五　**アルコール** 控えめは薬 過ぎれば毒
六　高すぎる **コレステロール**も 見逃すな
七　お食事の **塩分・脂肪** 控えめに
八　体力に 合った**運動** 続けよう
九　万病の 引き金になる **太りすぎ**
十　**脳卒中** 起きたらすぐに 病院へ
番外　**お薬**は 勝手にやめずに 相談を

（日本脳卒中協会）

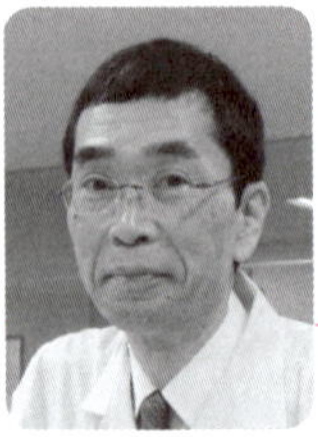

脳外傷——体外からのダメージによる脳の機能障害

リハビリテーション科・脳神経外科 副院長（医師） 安東《あんどう》 誠一《せいいち》

●脳外傷とは

頭部（まれには頭部以外の身体）に外からの力が加わって脳の機能障害が起こることを、脳外傷（外傷性脳損傷）と言います。外力の原因としては、転倒、交通事故、スポーツ外傷、災害、さらに暴力などがあります。

多い年齢は、新生児から4歳くらいまでの幼少期、16歳から24歳くらいまでの青年期、さらに75歳以上の高齢者といわれています。死亡する頻度《ひんど》が高いことも知られています。厚生労働省の1997年の統計では、1歳から24歳までの死因の第1位は事故であり、その約3分の1は脳外傷によることを示しています。

●脳外傷の症状

脳はどんな機能を持っているのか、以下、箇条書きにしてみましょう。

1 生命維持の働き（心拍、呼吸、体温、血圧、消化機能、排泄《はいせつ》、電解質、水分、生殖などの働き）
2 意識を保つ働き
3 規則的な睡眠を保つ働き
4 運動、知覚、視覚、嗅覚《きゅうかく》、聴覚の働き
5 言語機能

6　感情、情動の働き

7　学習、記憶、計算、思考の機能

8　判断、決断・逡巡《しゅんじゅん》、遂行、行動、意識的・無意識的行動の機能

すなわち、脳は人間が生活を送ったり生命を保ったりするうえで必要なほとんど全ての機能を持っているのです。外傷によって脳が部分的あるいは全般的に損傷を受けると、これらの働きのどれかが、あるいは複数が組み合わさって、いろいろな機能障害が起こるわけです。

具体的に言うと、運動機能が低下すると「麻痺《まひ》」が生じたり、知覚機能が障害を受けると半身に「しびれ」が残ったりします。最重症の場合は、脳の生命維持の働きが保てなくなり、死亡の転帰をとることになります。

●高次脳機能障害とは

さまざまな後遺症の中でも、**高次脳機能障害と呼ばれる症状は、脳外傷で特に多いことが知られています。**

高次脳機能障害という言葉は、厚生労働省が2001年にその概念を定義した一種の行政用語でした（すなわち、日本以外の国ではこの言葉は存在しないといわれています）。

厚生労働省が定めた最初の厳格な定義から離れて、現在では言葉だけが独り歩きして医療、介護の分野だけでなくメディアをはじめとするあらゆる場

面で用いられるようになっています。専門の医学書でも、この言葉が医学的な定義づけを受けないまま使用されている現実が再々問題視されています。

しかし、われわれの医療、介護の現場では、厳密な意味づけは別にして、「麻痺やしびれ、視力障害などの身体機能障害以外の、**主として精神、思考、行動、感情的諸症状であり**、それが存在すると社会生活や日常生活に支障をもたらすものを示す」というくらいの暗黙の了解のもとに日々、「高次脳機能障害」という言葉が使われているようです（→P124「認知症・高次脳機能障害」の項では、これらの「医療、介護の現場で実際に使われている意味での高次脳機能障害」について解説しています）。

なお、高次脳機能を「コウジノウ」と省略して言う医療人も多いのですが、どうも「高次『能』」、すなわち高度の能力と誤解して用いている人もあるようです。正しくは高次「脳」機能です。

●高次脳機能障害のさまざまな症状

具体的にはどんな症状を暗黙の了解のもとに用いているのかを、メイヨークリニック（アメリカで最高の医療機関の1つ）の、脳外傷に関する一般人向けのネット情報をもとに、「図」でなるべく広範囲に記載したいと思います。

1 知的障害

（1）認知機能障害：記憶、学習能力、思考能力、言語能力、判断力、注意力などの障害

（2）遂行機能障害：問題解決能力、並行作業能力、組織化能力、意思決定力、作業開始・終了判断力などの障害

2 コミュニケーション障害

（1）認知機能障害：言語理解力、言語表出力・書字、思考統合力、会話継続能力などの障害

（2）社会性障害：話題変換能力、声調（感情を示すための声の調子）、会話の際の態度、非言語信号の感知、他者反応の感知、会話の開始・終了の決定などの障害

3 行動様式の変化・障害

自制力の低下、自己能力の把握困難、危険行動、自己イメージの不正確性、社交性の困難性、突発言語・突発行動など

4 感情の変化・障害

うつ状態、不安感、感情の動揺、焦燥感、他者への思いやりの欠如、怒りやすさ、不眠、自尊心の欠如など

5 感覚的障害

対象物の把握困難、視覚・手《て》協調《きょうちょう》運動の障害など

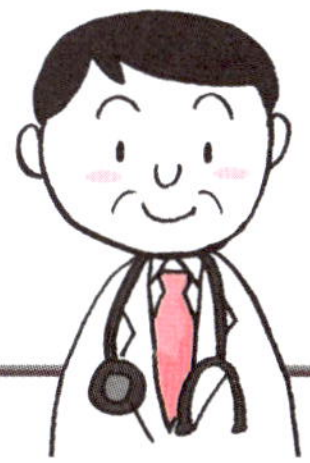

［図］「高次脳機能障害」が指す症状

これらの多様な症状が、現在、日本の医療、介護現場で使われている「高次脳機能障害」という言葉が含む内容だと思われます。厚生労働省の定義の一部で「主要症状等」を記載したところでは、「現在、日常生活または社会生活に制約があり、その主たる原因が記憶障害、注意障害、遂行機能障害、社会的行動障害などの認知障害である」と述べられています。障害としては、この4つが取り上げられています。

前述のように、現在の医療、介護の現場で用いられている症状は非常に多様ですが、その基本概念は、厚生労働省の定義にあると考えていいでしょう。高次脳機能障害が生じると、「図」の諸症状に伴って人格の急速な変化を生じることも多く、その方の変貌ぶりに家族が戸惑うということも多いのです。

身体能力とともに高次脳機能を改善させることが脳外傷のリハビリテーションの大きな目標の1つです。また退院後の社会復帰のための調整や相談もリハビリの責務です。具体的には本書の他項目を参照してください。

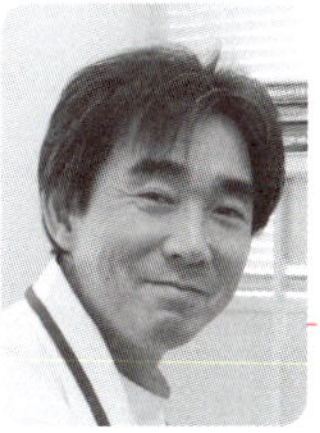

脊髄損傷――脳と身体の連絡路の損傷

リハビリテーション科（医師） 立花《たちばな》 一志《かずし》

●脊髄とは

脊髄《せきずい》は神経細胞と神経線維から成る細長い集合体で、延髄《えんずい》から出て順に、頸髄《けいずい》、胸髄《きょうずい》、腰髄《ようずい》、仙髄《せんずい》と腰に向かって伸びています（図1、2）。背骨の後方にある脊柱管《せきちゅうかん》という長い管の中を通っており、歯状靭帯《しじょうじんたい》と呼ばれる靭帯で固定されて、外からの衝撃や圧迫から守られて存在しています。

脊髄は私たちの身体を動かす指示や、身体にもたらされる刺激の連絡路として機能しており、脳と連絡を取り合う役割を果たしていますので、非常に大切な部分です。

●脊髄損傷とは

脊髄損傷《せきずいそんしょう》とは、脊髄が外からのダメージを受け、内部が壊されたり圧迫されたりすることで、本来の役割を果たせなくなった状態を意味します。脊髄は脳と同じ中枢神経と呼ばれており、現在のところ、少なくとも臨床的には、一度ダメージを受けると再生させることは非常に困難であると考えられています。

●脊髄損傷の症状

脳の指令が身体の各部へ届かなくなってしまうため、手足のしびれや麻痺《まひ》が生じます。損傷の程度により、**「完全損傷」と「不完全損傷」に分かれます。**

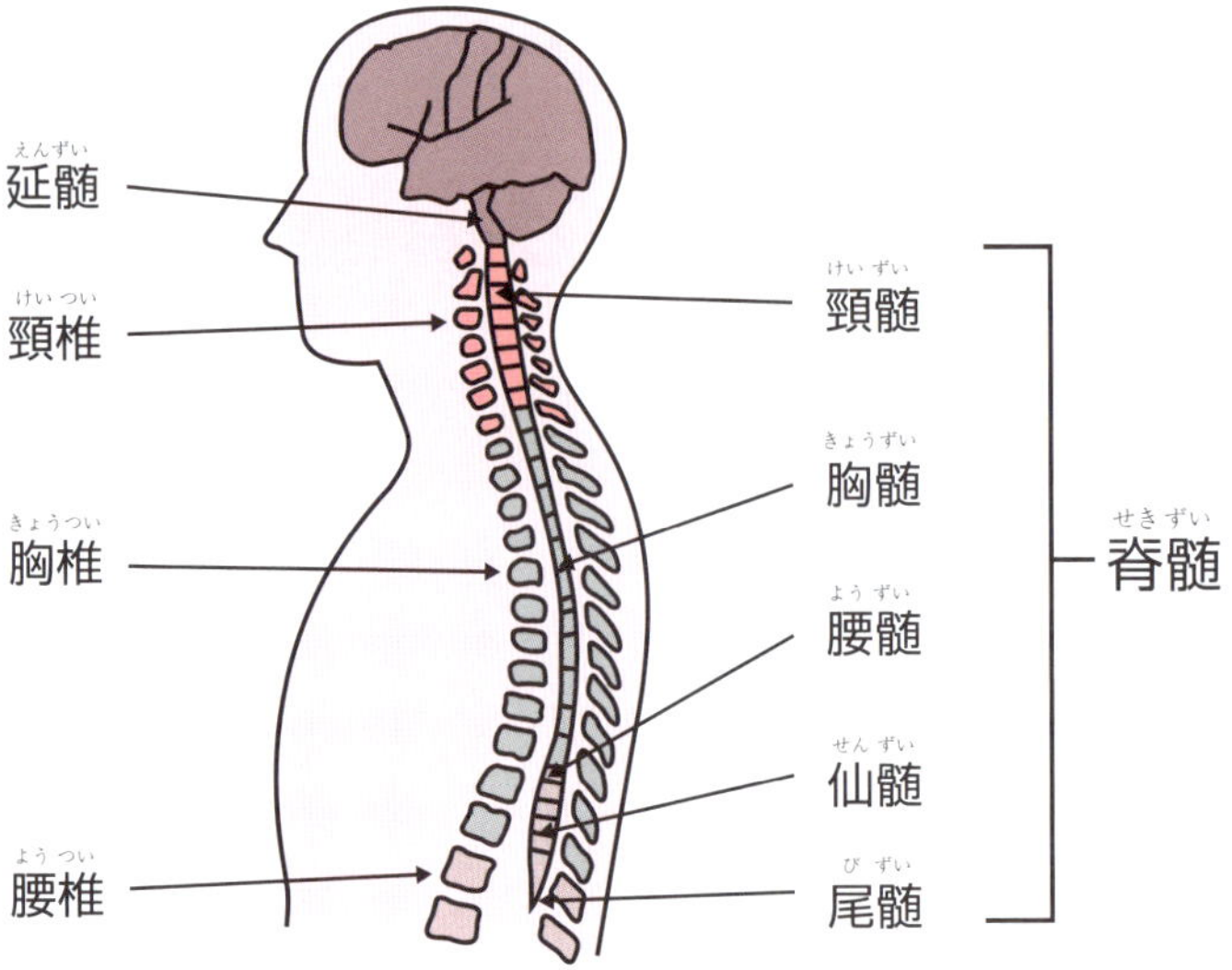

［図1］脊髄

完全損傷は、脊髄の機能が完全に壊れた状態であり、脳からの命令は届かず、運動機能が失われます。脳へ情報を送ることもできなくなるため、触れた感じや熱さ冷たさといった感覚の障害も生じます。**「動かない、感じない」という状態となり、これを脱失《だっしつ》と言います。不完全損傷は、一部が損傷し一部機能が残った状態です。**受傷後、時間が経《た》って慢性期になると、今度は動かせないはずの筋肉が本人の意思とは関係なく突然つっぱったり、痙攣《けいれん》を起こすことがあります。この状態を**痙性《けいせい》**と言います。

損傷を受けた脊髄の位置によっても症状が異なります。箸《はし》を使うことや字を書くことが困難になる場合や、歩くことが難しくなる場合などがあります。頭に近い頸椎《けいつい》レベルで脊髄損傷が生じると、手足だけでなく息を吸うことができなくなり、人工呼吸器が必要となることもあります。

排便や排尿などの排泄《はいせつ》機能も障害され、オムツや導尿カテーテルなど、排泄に必要な道具が必要となります。男性では勃起などの性機能も障害されます。また、麻痺した部位では代謝が不活発となるため、傷などは

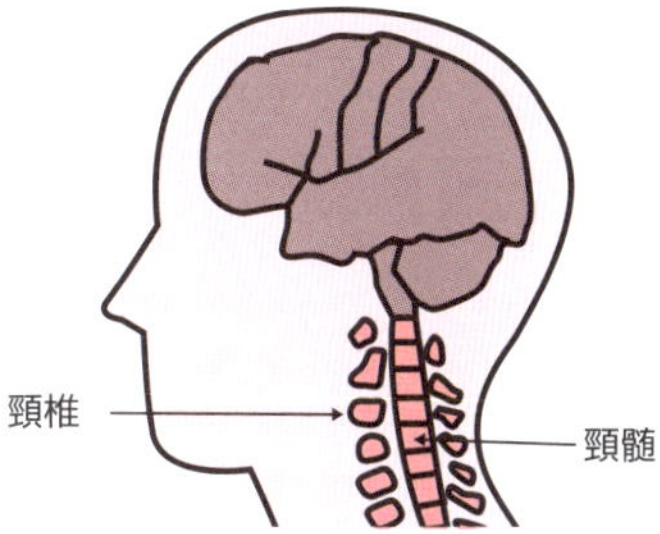

［図2］ 頸椎・頸髄

治りにくくなります。汗をかく、鳥肌がたつ、血管を収縮／拡張させるといった自律神経系の調節も機能しなくなるため、血圧が不安定となり体温調節も困難になります。

●高齢者に多い頸椎・頸髄損傷

頸椎・頸髄損傷の発生数は全体としては減少傾向にありますが、70歳以上の占める割合は増加傾向にあります。そして、**高齢者ほど頸椎部での脊髄損傷の割合が高くなります。**

高齢者の場合の特徴は、転倒などが原因で「転んだら、手足が動かなくなった」というパターンが多いことです。特に損傷部位がより頭に近い上位頸椎・頸髄の損傷が多くなっています。上位頸椎・頸髄損傷では呼吸ができなくなることがあると言いましたが、逆に麻痺は生じにくく、あっても軽度である場合が多いです。

上位頸椎・頸髄損傷の治療は、若い人なら頭蓋《とうがい》を器具で固定して寝たままで4～6週間過ごし、次にハローベスト（図3）というリングで頭を固定してリハビリを開始するといった、手術を行わない方法で対応可能な場合もあります。しかし、同じような治療を高齢者に行うと合併症を生じ、全身の衰弱をもたらすため、手術が選択されます。

頭よりも肩に近い下位頸椎・頸髄損傷では、頸椎に骨折がある場合（椎体骨折例）や、脱臼が生じている場合（脱臼骨折例）には、全身状態に問題が

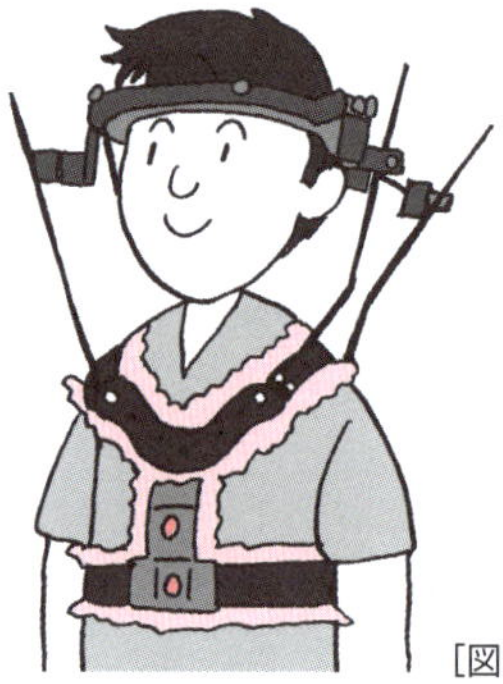
［図3］ハローベスト

ない限り、手術で整復し後方固定を行います。手術後は早期の離床を図る必要があります。

●高齢者に多い非骨傷性頸髄損傷

高齢者における脊髄損傷の最近の傾向として、非骨傷性頸髄損傷《ひこつしょうせいけいずいそんしょう》（骨折や脱臼のない脊髄損傷）が多いという特徴があります。高齢者だけでなく、中年の方にも似たような傾向があります。

非骨傷性頸髄損傷には、軟部組織の損傷が伴います。過伸展《かしんてん》（首を後方に過度にそらせること）による前縦靭帯《ぜんじゅうじんたい》（前方で上下の頸椎をシールして安定性を保っている靭帯）の損傷と、椎間板《ついかんばん》損傷が主体です。上下の頸椎が作る関節（椎間関節）や、首の後ろの真ん中でデコボコしている骨（棘突起《きょくとっき》）同士をつなぐ靭帯の損傷は生じていない、あるいは軽度の損傷と考えられます。このように椎体の後方靭帯群が温存されている場合、原則として手術を行わない方法がとられます。不安定性は少ないと考えられるので、頸椎カラー（図4）を装着して患部を安静に保ち、座位がとれるようならとっていただいて合併症を防ぎます。また、急性期から頭をあげることが、起立性低血圧を原因とする意識消失の予防に良いとされます。

椎体の後方靭帯群の損傷の程度は、MRIで確認可能です。症状の悪化への注意が必要ですが、本当に不安定性がないか確認のため、X線側面像の動態撮影も有効です。

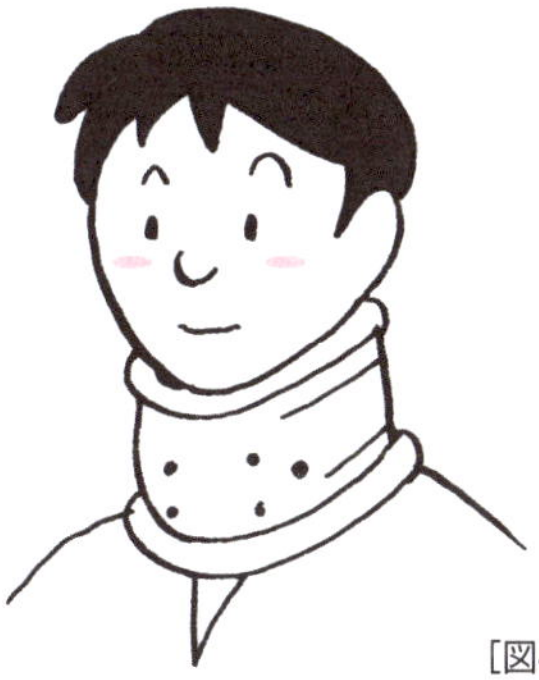

［図4］頸椎カラー

頸椎カラーは、受傷から約4週間経てば除去することができます。高齢者の場合、脊柱管狭窄症《せきちゅうかんきょうさくしょう》を合併していることも多く、ＭＲＩで脊柱管にくびれが生じ脊髄を絞り込むようにして狭窄が見られることもあります。

このような受傷以前から、ある脊柱管狭窄が頸椎に見られる場合でも、急いで手術をすることは少ないようです。急性期に手術をした場合としない場合の優劣がはっきりしないという研究結果があるためです。まずは手術を行わずに対処し、新たに脊髄症が増悪した場合に手術適応とするのが良いと考えられているようです。

大腿骨骨折――身体を支える足の付け根の骨折

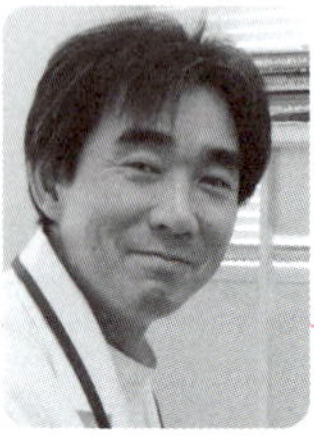

リハビリテーション科（医師） 立花《たちばな》 一志《かずし》

●大腿骨骨折とは（図1）

骨粗しょう症の高齢者が転倒すると、わずかな衝撃でも容易に骨折してしまいます。このとき、手関節、股関節、脊椎、肩関節部などを骨折する頻度《ひんど》が高いことが分かっています。ここでは大腿骨近位部《だいたいこつきんいぶ》骨折、中でも高齢者の代表的な2つの骨折、**大腿骨頸部《けいぶ》骨折と大腿骨転子部《てんしぶ》骨折**を取り上げます。

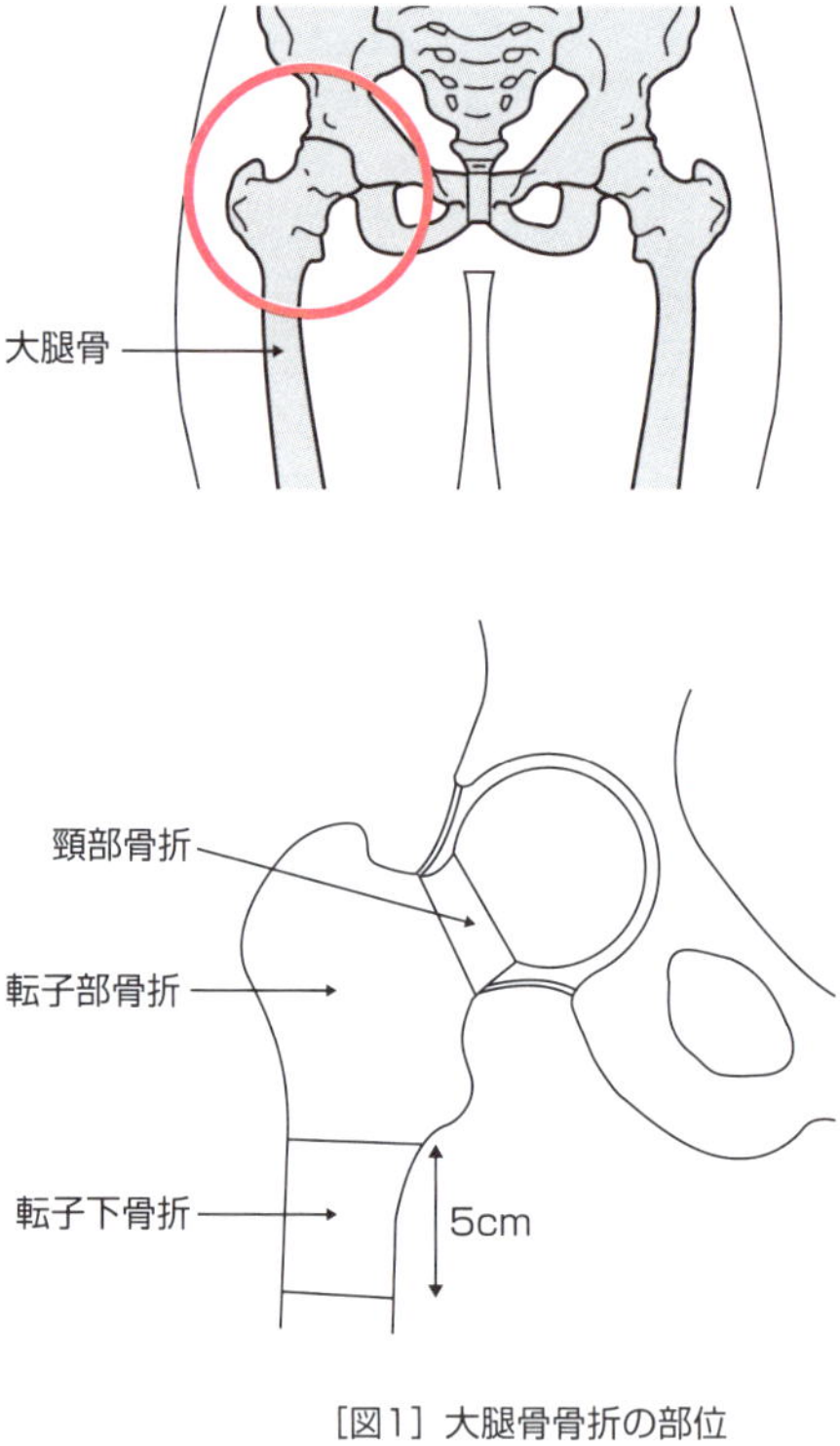

［図1］大腿骨骨折の部位

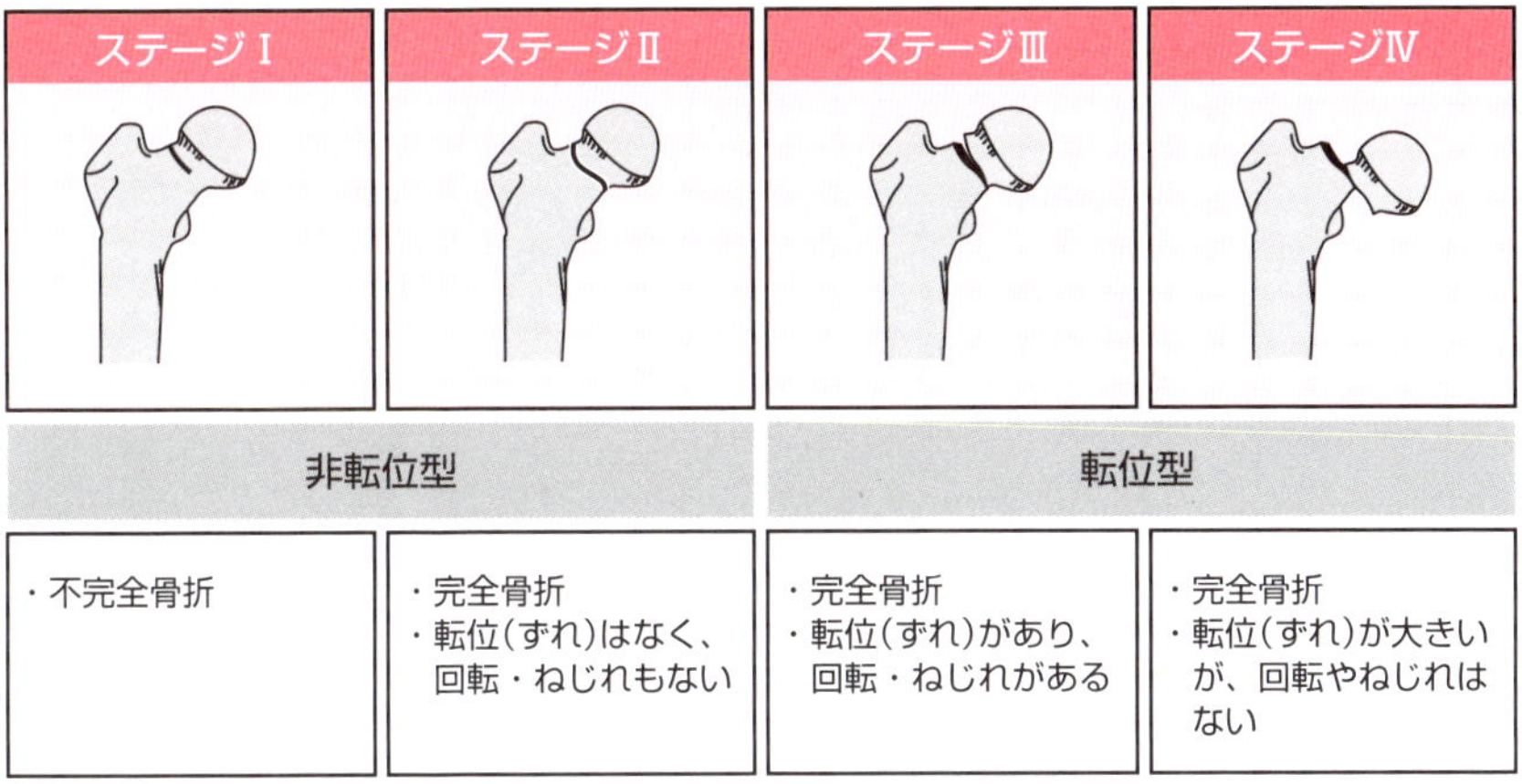

ステージⅠ	ステージⅡ	ステージⅢ	ステージⅣ
非転位型	非転位型	転位型	転位型
・不完全骨折	・完全骨折 ・転位（ずれ）はなく、回転・ねじれもない	・完全骨折 ・転位（ずれ）があり、回転・ねじれがある	・完全骨折 ・転位（ずれ）が大きいが、回転やねじれはない

［図2］ガーデンステージ（Garden stage）

●手術になるケースが多い

大腿骨近位部骨折は、手術になるケースが多いです。

仮に自然に骨折部分がくっつくことを期待して、長期間ベッド上で安静を保つことになると、高齢者の場合、廃用症候群を引き起こしてしまいます。立つことができなくなったり、1人で座っていることすら困難になってしまうのです（↓P132）。

せん妄や肺炎、心肺機能の低下といった合併症の頻度も高くなり、生命の危険にさらされます。そのため、全身状態が許すならすぐに手術をして、早く起き上がりリハビリをしましょうということになるのです。

●大腿骨頸部骨折の治療とリハビリ

大腿骨頸部骨折の代表的な分類として、ガーデンステージ（Garden stage）というものがあります。これは、骨折の転位の程度（どのくらいずれているかということ）によりステージⅠ～Ⅳの4段階に分類したものです（図2）。ステージⅠとⅡを非転位型、ステージⅢとⅣとを転位型として、大きく2つに分けられるのが一般的です。この分類に基づいて手術方法が決められることが多いです。

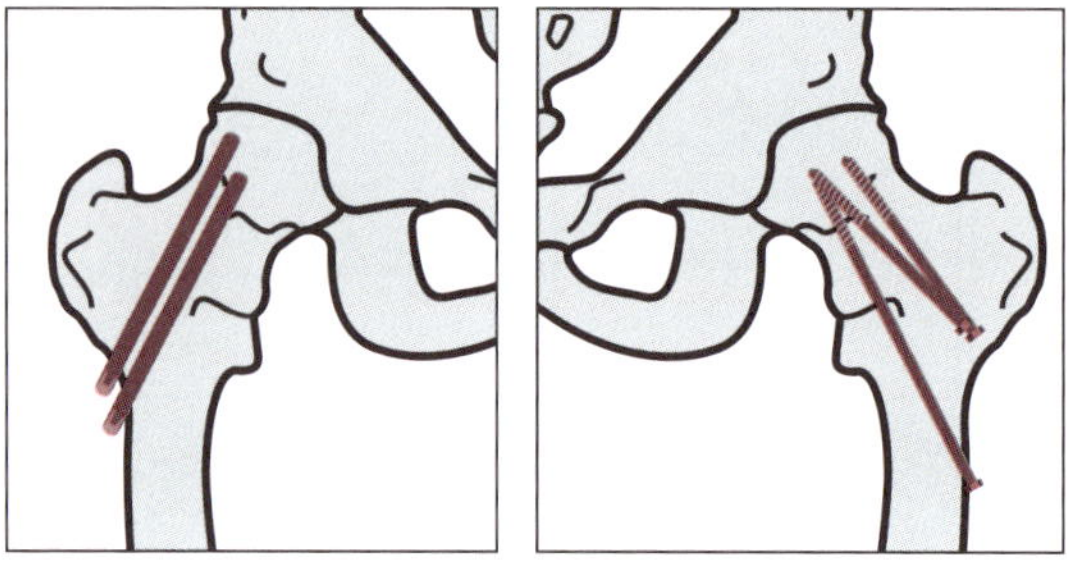

［図3］大腿骨頸部骨折：骨接合術

●非転位型の場合 ——骨をくっつける手術

非転位型の場合、骨接合術（図3）が行われます。骨折した部分をくっつける（骨癒合《こつゆごう》）させるために、しっかり固定する手術をするという考え方です。固定材料を使って骨を固定する手術を行います。

早ければ術後1～2週間位から、遅くても術後3週間程度で部分的な荷重《かじゅう》（負荷をかけること）を開始します。合併症などで横になっていた期間がなければ術後4～6週間程度で、全荷重を行えることがほとんどです。

●転位型の場合 ——人工骨頭に置き換える手術

一方、**転位型に分類される骨折では、高齢者の場合、人工骨頭置換術（図4）が選択されるケースが多いです。**転位型の場合、骨折した部分をくっつける骨接合術は、解剖学的な理由からうまくいかないことが多いためです。骨頭部分を取り出し、残った大腿骨の形を整え、特殊な加工が行われて、金属の柄《え》が付いた、人工の骨頭を固定します。

こちらの場合、骨接合術のときのように、骨折したところがくっつくまで、リハビリを慎重に行う必要はありません。実際、術後の全身状態に問題がなければ、術後1～2日でほとんどの方に端座位（いすに腰かけて座る姿勢）に挑戦していただきます。

そして、痛みの程度にもよりますが、どんどん負荷をかけていきます。骨接合術と比較して、早期に歩行訓練を行うことが一般的に可能です。

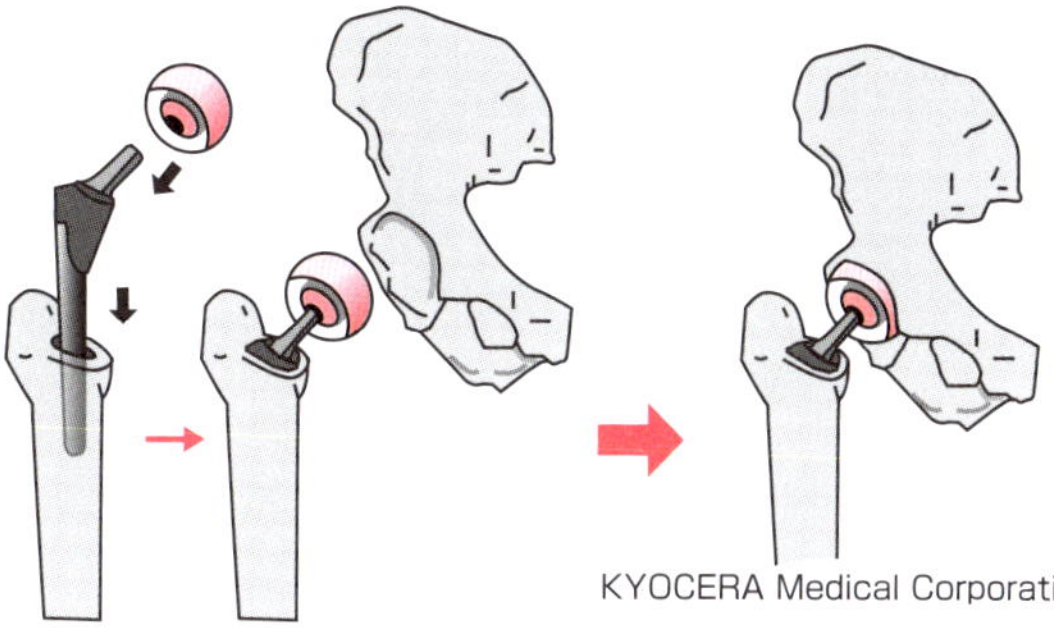

KYOCERA Medical Corporationの図をもとに作図

［図4］大腿骨頸部骨折：人工骨頭置換術

●大腿骨転子部骨折の治療とリハビリ

大腿骨転子部骨折にも分類があります。しかし、**どの分類であっても人工骨頭置換術は行われず、骨接合術（図5）が行われます。**転子部骨折の場合は骨がくっつきやすいためです。

分類の代表的なものとしては、Ｅｖａｎｓ分類があります。内側の骨の損傷の程度や、手術でどのくらい整復できるかによって、安定型、不安定型に分類されます。この分類によってどの固定材料を使用するかを決めたり、不安定型であればリハビリの開始、終了時期が遅めになったりします。

とは言え、どちらにしても術後翌日から端座位での運動、車いす移乗、平行棒内立位などを行っていきます。寝たままにさせないことも手術をした理由だからです。

安定型骨折で、比較的骨質も良好で、しっかりと骨接合術が行われた場合は、痛みに応じて荷重をかけて歩くことができます。そうでない場合も、おおむね術後約2～3週間で部分荷重を開始します。状態が良くない場合はもう少し時間がかかる場合もありますが、術後1か月以上経過するのに、荷重を開始しないということはまれです。

しかし、安定型の骨折と比較して、不安定な骨折の場合は、荷重量を増やしていく過程も慎重に行うことが多く、最終的に全荷重を許可する時期は、2～4週間程度遅くなるかもしれません。

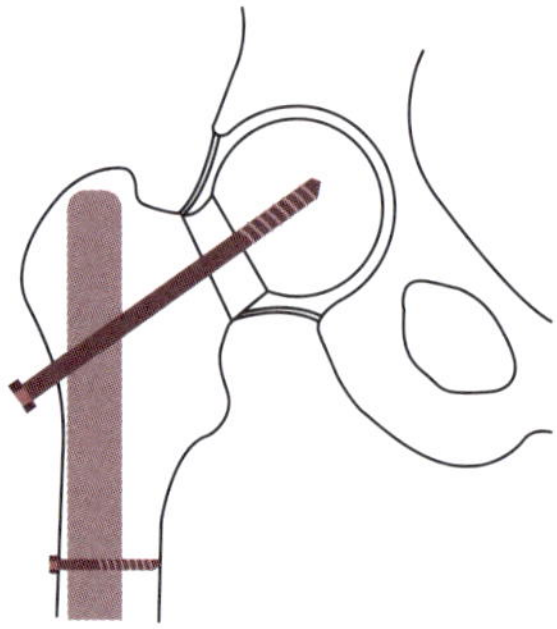

［図5］大腿骨転子部骨折：骨接合術

平行棒内で立つだけだったのが、リハビリスタッフから、今度は平行棒内で歩いてみましょうと言われたり、次に歩行器、その後は松葉杖《まつばづえ》、T字杖といった具合に歩行訓練の内容も、その時々の荷重量によって変化していきます。安定型の骨折であれば、術後5～6週間ほどで、全荷重をかけて歩ける方が多いと考えます。

階段昇降訓練、床上動作、屋外歩行などが行えるようになると、退院するイメージがわいてきます。本人の表情も心なしか生き生きとして自信に満ちた表情に変化していきます。

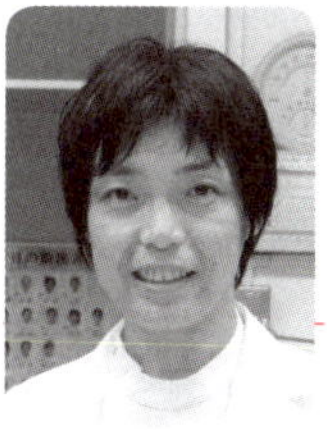

切断——病気や事故で手足を失うこと

リハビリテーション科（医師） 佐藤《さとう》 新介《しんすけ》

●切断となる原因は？

昔は戦争で四肢《しし》（手足）を失う方が多かったのですが、戦後の高度成長期では交通事故や労働災害による外傷患者さんが増えました。ただし、現在の高齢化社会では糖尿病性の壊疽《えそ》や閉塞性動脈硬化症《へいそくせいどうみゃくこうかしょう》（ASO）といった慢性疾患から切断しなければならない患者さんが増えており、今後、さらに増えていくことが予想されています。

●切断の手術となる前にできることはありますか？

突然の事故に遭われた場合はどうしようもありませんが、糖尿病性壊疽やASOは予防が第一です。主治医の治療指針に従って血糖のコントロールをしっかり行っていくことや、抗血小板剤を内服して血をサラサラと流れやすくしておくことも有効です。

患者さん自身でできることは足の衛生管理です。水虫から足が腐っていくこともあります。日頃から足を清潔にしておきましょう。

また、巻き爪（陥入爪《かんにゅうそう》）や靴ずれの悪化から感染し切断となることもあるため、トラブルがあれば早めに皮膚科を受診してフットケアの治療を受けておくことも有効です。

●それでも切断となった場合には？

リハビリと義肢が必要となります。しかし、上肢《じょうし》（手）の切断については非常に専門性が高いため、限られた施設でしか治療が受けられないのが現状です。下肢《かし》（足）は多くのリハビリ施設で治療が行われていますが、それでも全ての施設で治療ができるわけではありません。

●幻肢って何ですか？

手術で既になくしてしまった手足なのに、まだ残っているような感覚がすることを、幻肢《げんし》と言います。幻肢は徐々に消失していくことが多いのですが、問題は切断してなくなったはずの足がいつまでも痛むことがあり、これを幻肢痛と言います。痒さを訴えることもあります。通常の痛み止めを飲んでも効かず、抗うつ病剤や抗てんかん剤など脳神経に直接作用する薬剤が有効なことがあります。主治医とよく相談して処方を決めていくことが必要です。

●義足を作る前にすることはありますか？

切断術後にすぐに義足は作れません。切断によって使われなくなった筋肉は残っていても退化し、周囲の軟部組織も不要となります。まずは断端部を弾力のついた包帯やストッキングなどで絞ってスマートにしていきます（図1）。同時に、手術前後で体力は落ちてしまっていますから、残った四肢体幹

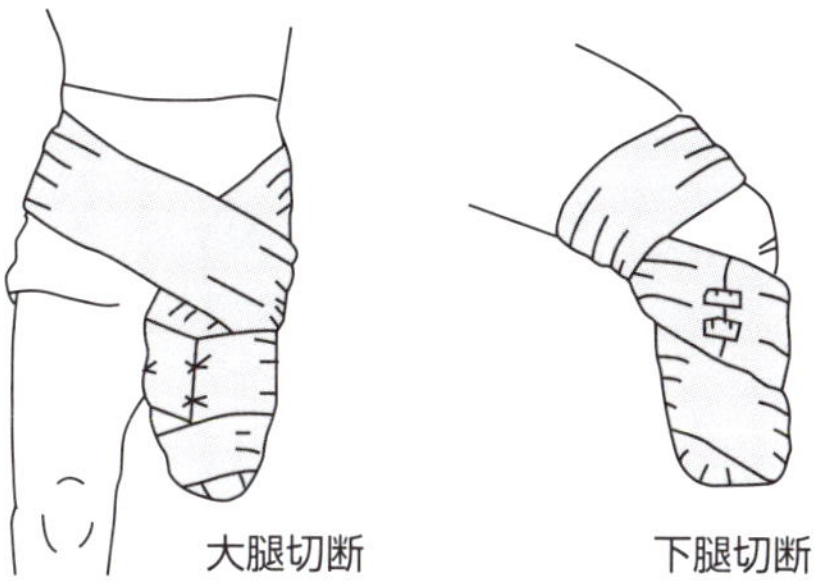

［図1］まずは弾力のある包帯で残った足を絞っていきます。

の筋力トレーニングも重要です。

●義足の種類はどうやって決めるのですか?

患者さんの最終的な日常生活動作（ADL）を想定し、目的を明確にしたうえで義足の種類を決めます（図2）。実際に義足を作るのは義肢装具士と呼ばれる国家資格を持った専門の職人です。そのほとんどの場合が病院外部の委託業者です。その義肢装具士と主治医、担当の理学療法士たちと患者さんが話し合って種類を決定します。

義足での歩行の最大のポイントは、膝《ひざ》関節《かんせつ》です。近年はコンピューター制御でスムーズな膝の運びを実現することも可能ですが、その分だけ義足は重くなり、高齢の患者さんや筋力の弱い患者さんではかえって歩行が難しくなる場合もあります。

また、パラリンピックなどで猛烈なスピードで走っている選手を見たことがあると思います。スポーツ用の義足は足部に強力なバネとなる特殊素材が使ってあります。こうした特別な義足は保険適用外も多く、実際に製作することは珍しいケースです。

一方で実用歩行は期待できず、飾りだけを目的とした義足も存在します。それでも再び自信を持って車いすで人前に出ることができ、生活の活動範囲を広げることができれば立派に役立っているといえます。個人個人の状況によって最適な義足の種類は異なります。義足の種類は非常に多く、現在も進

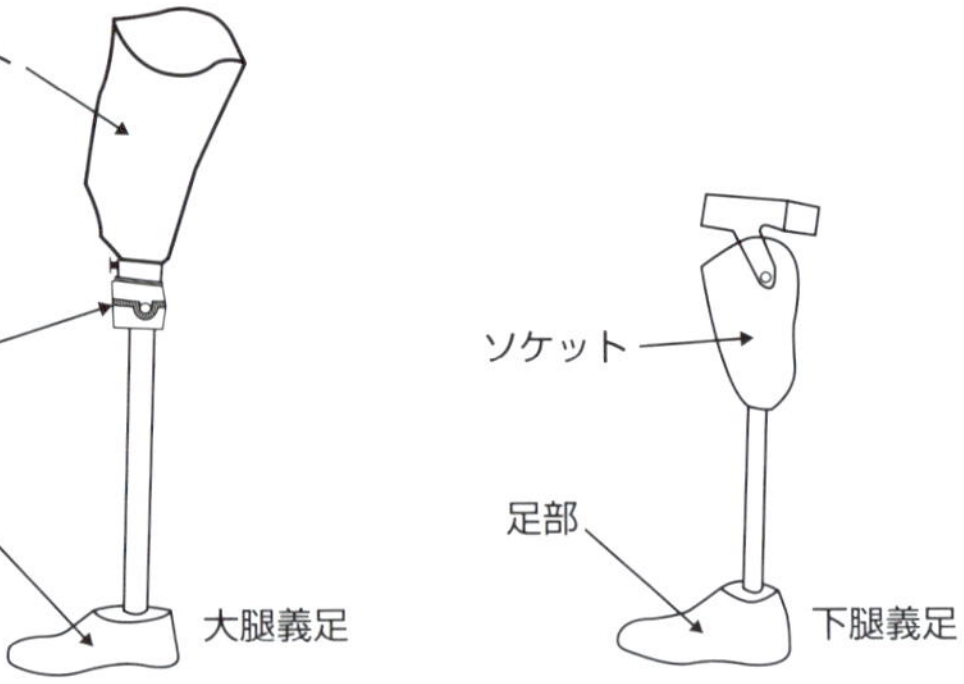

［図2］義足の種類の例

化を続けています。

●義足のリハビリはどうするのですか？

義足ができればすぐに歩けるわけではありません。義足着脱の訓練も必要ですし、足にしっかりとフィットするように何度も何度も微調整が必要です。そして、バランスよく歩けるようになるには、やはり歩行訓練が必要です。最初は平行棒内を理学療法士と歩き、徐々に杖《つえ》や独歩へと進めます。入院期間は約3か月はかかることが多いです。

●義足の値段はいくらですか？

その人に合わせたオーダーメイドなので非常に高額となります。数十万から百万円近くになることも珍しくありません。ただ、健康保険が使えますので70歳未満の方は通常で3割負担です。医療費の負担額については、高額療養費制度を申請することで、実質負担額は数万円で済むことが多いです。労働災害の場合には、原則自己負担はありません。

また、身体障害者手帳は切断後すぐに申請が可能です。手帳が交付されれば、もう1本義足を福祉用具として作製できますが、この場合は収入によって負担額が変わってきます。

ただし、手帳で作製認可を受けるには、健康保険を利用した制度とは全く異なる手続きが必要となります。まず各都道府県（もしくは政令指定都市）

更生相談所の指定日に患者さん本人が受診されて、そこの医師が必要性を認めれば、指定された義肢製作会社で作ることになります。いずれにしても複雑な仕組みになっているため、病院の相談員や義肢装具士とあらかじめよく相談して進めましょう。

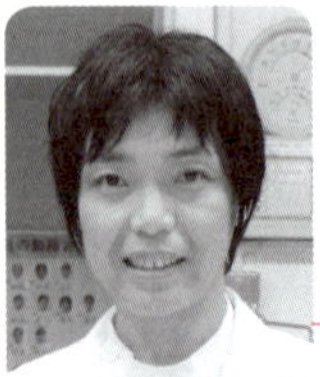

がん——不治の病から共存する病へ

リハビリテーション科（医師） 佐藤《さとう》 新介《しんすけ》

●がんのリハビリとは？

がんは早期発見、早期治療が基本です。がんの治療は日進月歩で進んでいます。そのため、一昔前だと既に亡くなっているはずの患者さんの中にも、比較的長生きできるようになる方が増えてきました。がんを発症した後の生存者数は2000年には約300万人でしたが、2015年には500万人を超えました。がんは今や「不治の病」から「共存する病」へと変わりつつあります。

しかし、がん治療後の著しい筋力低下から日常生活に支障が生じたり、嚥《えん》下《げ》や呼吸機能の低下がもたらされたりすることがあります。そこで、近年になってようやくがん患者さんが生活の質（QOL）を維持、向上させることを目的として、運動機能の改善や生活機能の低下予防に努めるリハビリの重要性が注目されはじめました。

がんのリハビリはその進行ステージによって、予防的、回復的、維持的、緩和的の4つに分類されます（図1）。どのステージでも、二次的障害を予防し、機能を維持し、改善することが目的となります。

●がんのリハビリは何をするのですか？

一言でいうと、個々の病態によって違います。そもそもリハビリの対象となるがんの種類はさまざまで、問題となっている障害の内容も患者さんごと

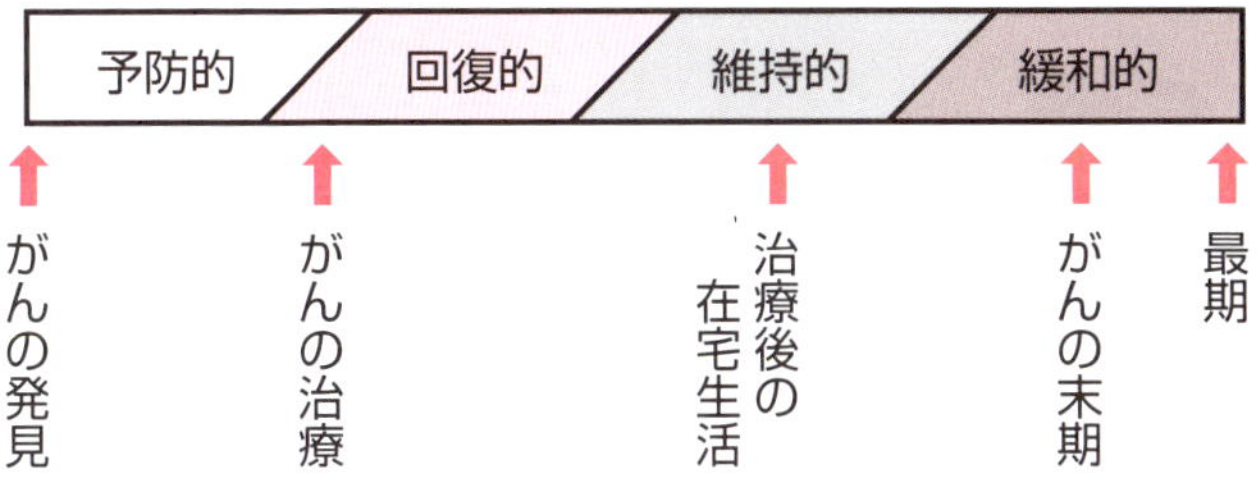

［図1］がんのリハビリのステージ

に異なります。病態像も骨への転移による骨折の術後、脳腫瘍《のうしゅよう》による麻痺《まひ》、喉頭《こうとう》がんの放射線治療後の嚥下障害、肺がんによる呼吸障害など、挙げればきりがありません。よって、ここでは具体的な技術には触れず、概要・概念を中心に述べたいと思います。

最も重要なのは医療チームで情報を共有することです。まず、がんによるリスクを患者さんとその家族、医師、看護師、理学療法士たちのリハビリスタッフが共有することが必要です。リスクとは骨への転移による骨折や、化学療法によりもたらされた骨髄《こつずい》抑制（骨髄の働きが低下して赤血球、白血球、血小板が減少してしまうこと）だったり、精神的な落ち込みであったりします。

まず、がん治療の進行具合と予後を参考に、今必要なリハビリは予防的、回復的、維持的、緩和的のいずれかを判断します。次に、回復が見込めれば、どこまで改善可能か、現状維持がやっとなのか、ひどい痛みを少しでも和らげてQOLに貢献するのかなどの目的を検討します。こうして初めてリハビリを実施します。

●各ステージのリハビリの特徴は何ですか？

4つのステージのアプローチは縦の時間割ではなく、徐々に移行するイメージです。折り重なっている時期が存在します。予防的リハビリは手術や化学療法に臨むに先立って、体力を維持、向上させておくことです。回復的リハビリはがん治療により低下した機能を取り戻す過程です。代表的なのが術

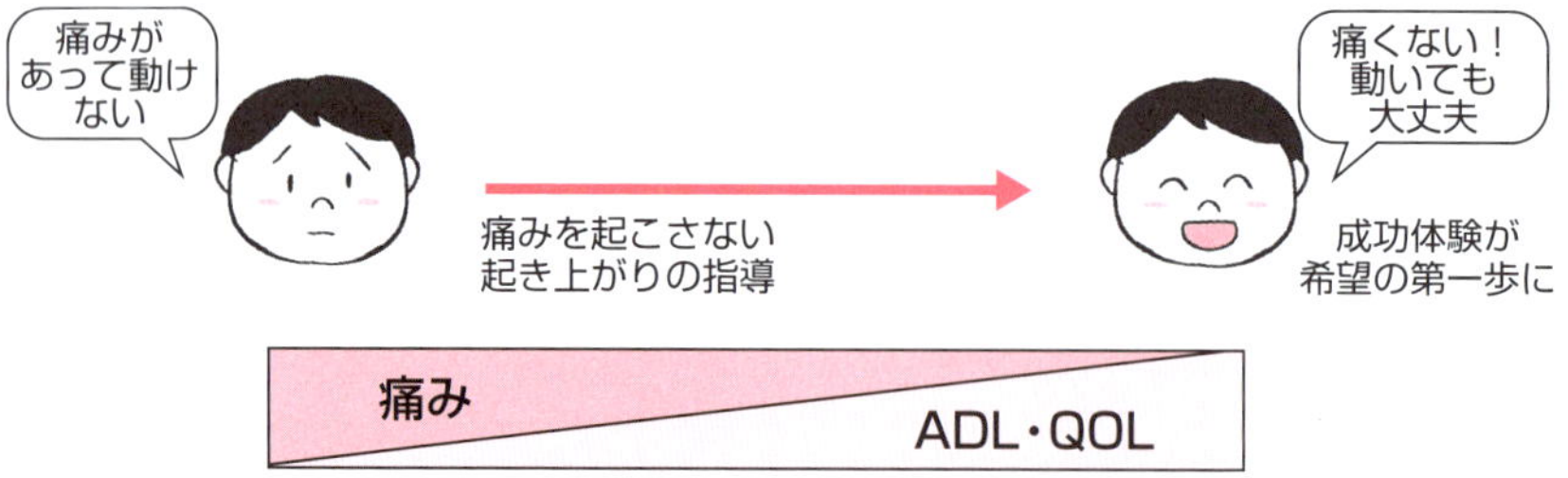

［図2］ 痛みが少し減ると、ADL・QOL が拡大されます。

後臥床《がしょう》による廃用症候群（↓Ｐ１３２）です。廃用症候群は四肢《しし》（手足）の筋力低下だけでなく精神面、認知面の低下も含みます。可能な限り早期にベッドからの離床を促すことが重要です。そのほか、がんによる直接的障害もあれば、治療過程にもたらされた障害も少なからず存在します。

維持的リハビリは治療後の廃用予防や自宅での生活を充実して送れるように支援していくことです。緩和的リハビリは、がん末期の疼痛《とうつう》緩和を目的に物理療法を施したり、動作やリラクゼーションの方法などを指導します。また呼吸苦の緩和のために呼吸介助や呼吸法の指導も行います。このステージになると医師からモルヒネなどの鎮痛剤を使用されていることも多く、リハビリスタッフと担当医との密な情報交換が必要となります。協力して痛みが軽減されれば、より日常生活動作（ＡＤＬ）（↓P46）を維持できるので、少しでも充実した最期を迎えることに貢献できます（図2）。

緩和期の患者さんは「もう先がない」「孤独で寂しい」「家族に負担をかけている」などの精神的負担も大きくなります。痛みを軽減しＡＤＬを維持することが、心理的サポートの一環となります。

がんによりもたらされる障害の例

直接的な障害

- 骨への転移による病的骨折
- 脳腫瘍・脳転移による運動障害（麻痺）、高次脳機能障害（→P124）など
- 脊髄《せきずい》・脊椎腫瘍《せきついしゅよう》や転移による四肢麻痺、対《つい》麻痺（→P136）
- 腫瘍の直接浸潤《しんじゅん》、圧迫による神経障害（運動麻痺、疼痛）

治療過程でもたらされる障害

- 術後臥床による廃用症候群（→P132）
- 頭頸部がんによる嚥下障害、発声障害
- 乳がん術後の肩関節拘縮《かたかんせつこうしゅく》
- 乳がん・子宮がん術後の四肢リンパ浮腫《ふしゅ》
- 肺がんによる呼吸機能低下、呼吸苦、呼吸器合併症
- 化学療法の副作用による末しょう神経障害、心機能低下
- 放射線療法による食欲低下・倦怠感（急性反応）、嚥下障害、脳壊死《のうえし》（晩期反応）、脊髄障害、末しょう神経障害

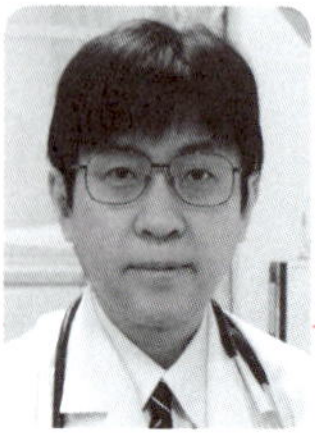

神経疾患――難病も多く継続的なリハビリが必要

リハビリテーション科（医師）　荒川《あらかわ》　良三《りょうぞう》

●神経疾患とは？

神経疾患の代表的なものとしては、ギランバレー症候群や多発性硬化症《たはつせいこうかしょう》、パーキンソン病、脊髄小脳変性症《せきずいしょうのうへんせいしょう》、多発性神経炎、脳炎、筋萎縮性側索硬化《きんいしゅくせいそくさくこうか》症《しょう》、筋ジストロフィーなどがあります。どちらかと言えば、あまり聞き慣れないものが多いのではないでしょうか。

神経疾患の症状についても、手足のしびれ感や脱力感、歩行障害、めまい、ふらつき、つっぱり感、ひきつけ、むせ、しゃべりにくい、物が二重に見える、頭痛、勝手に手足が動いてしまう、物忘れ、意識障害、など多様です。原因も、糖尿病などの持病によるものから、感染症によるもの、神経の老化や変性によるもの、遺伝が関与しているもの、特別な仕事や普段接しない薬物が原因となるものなど、実にさまざまです。

このため、最初に受診した病院で診断がつかず、神経内科などの専門医による詳細な症状の観察や診断とさまざまな検査の結果、やっと診断がつくこともあります。その原因も、脳や脊髄などの中枢にあるのか、末梢の神経そのものの病気なのか、手根管症候群《しゅこんかんしょうこうぐん》など骨や靭帯《じんたい》の圧迫によって手足のしびれや麻痺《まひ》が生じているのか、などさまざまで、はっきりとした診断がつかないまま、経過を見ながらリハビリを進めていかなければならない場合もまれではありません。

当院においても、主に急性期の病院で新たに診断された回復期での訓練が

主な神経疾患

※ ○ 回復期対象　✕ 回復期非対象

ギランバレー症候群 ○

運動神経の障害により、急に手や足に力が入らなくなったり、手足がしびれたりする

多発性硬化症 ○

脳、脊髄、視神経のあちこちに病巣ができ、さまざまな症状が出たり治まったりする

パーキンソン病 ✕

脳内で作られるドパミンの量が低下することで、筋肉がこわばったり、姿勢の維持ができなくなったり、足や手に震えが出たりする

筋萎縮性側索硬化症(ALS) ✕

手足・のど・舌の筋肉や呼吸に必要な筋肉が弱くなり痩《や》せてしまう

脊髄小脳変性症 ✕

小脳の障害により、歩行時にふらついたり、手が震えたり、呂律《ろれつ》が回らないなどの運動失調症状が出る

可能な患者さんを対象として、リハビリ治療にあたっています。

難病とは？

原因不明だったり、治療法が確立していないなど、完全に治すことは難しい病気の総称です。多くの場合、治療やリハビリを続けながら生活していくことになります。

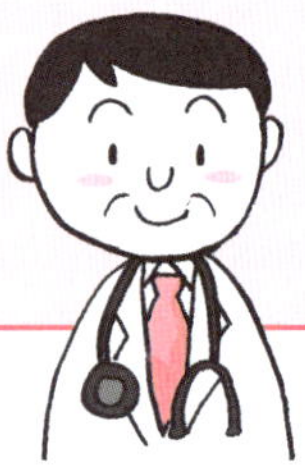

神経疾患の治療

神経疾患の多くは治療方法が確立していないため、パーキンソン病や脊髄小脳変性症、多発性硬化症、筋萎縮性側索硬化症などは2015年1月に改定された難病法の中で指定難病に含まれています。急性期の治療期間だけでなく、その後のリハビリ期間においても、症状が良くなったり悪くなったりを繰り返す場合があります。

特にパーキンソン病などは、「ON－OFF現象」といって、急激に良い状態と悪い状態が繰り返し現れることや、薬の効果がある時間が急に短くなるなどの症状が起こることがあり、最初に診断や治療にあたられた神経内科専門医の先生方と密接な連携を取って薬の調整やリハビリを行うことが大切になってくる場合があります。

神経疾患のリハビリ

多くの神経疾患、特に末梢神経疾患の場合は、麻痺している手足の筋肉が硬くなって突っ張ってしまう（拘縮《こうしゅく》）より、縮んでしまうこと（弛緩性《しかんせい》の麻痺）の方が多くみられます。それでも手足の関節を曲げる筋肉と伸ばす筋肉のバランスが悪いことが長時間続くと、関節の変形が生じる場合があり、それによって筋力がより低下することや手足の動きが制限されて痛みが出ることも多く、その予防のためのリハビリも大切です。

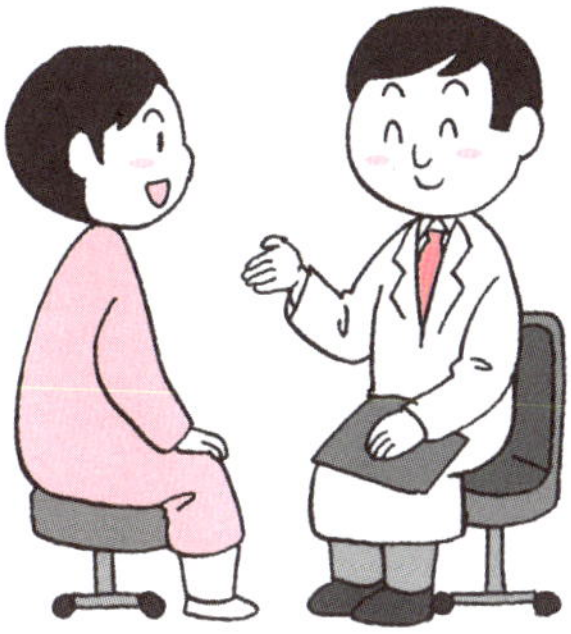

神経疾患では、リハビリの強度や訓練時間についても注意が必要です。手足を動かす筋肉に対する1本の神経が障害を受けたとき、それを補おうとして周囲の神経から新しい神経やネットワークができる場合があります。このとき、その機能をカバーするための神経に、これまで以上に大きな負担がかかることがあり、大変疲れやすくなります。

このような場合、回復を急ぐあまりむやみに筋肉や神経に鞭《むち》打ってリハビリを行ったり、自主トレーニングをがんばったりすることは、逆に症状を悪化させることにつながります。このため、**個々の症状に合わせて無理のないスケジュールを組んでリハビリを行うことも大切です。**

入院後は基本的には、自宅での生活を想定して必要なリハビリを行いますが、症状が良くなったり悪くなったりすることを繰り返すうちに食事をうまく飲み込むことができなくなったり、呼吸しにくくなったりする場合もあるため、他科の専門医の力を借りながら、治療、リハビリを続けていくことが大切です。

退院後もかかりつけ医や専門医と密な連携を取り、無理のないリハビリによって壊れた身体能力だけでなく、潜在的な能力も含めて長期間にわたって回復に努めていく必要があります。

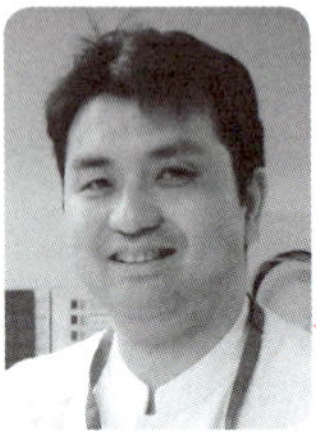

認知症、高次脳機能障害——認知機能や理性の障害

病院長（医師） 岡本《おかもと》 隆嗣《たかつぐ》

●「高次脳機能」とは何ですか？

脳の機能は、「図1」ような三層構造をしています。一番下にある「脳幹」は、呼吸や循環、心臓の動きなどの生命維持に必要な機能をコントロールしています。その上に「大脳辺縁系」といって、感情や食欲・性欲などのいわゆる本能や記憶、自律神経、内分泌系の活動に大きく関与している部分があります。さらに上にあるのが「大脳新皮質」で、記憶や理解、判断といった認知機能や理性のコントロールなどを司《つかさど》っています。この「大脳新皮質」が司る認知機能や理性のコントロールといった機能を「高次」の脳の機能、すなわち「高次脳機能」と呼んでいます。

●認知症と高次脳機能障害の違いは？

認知機能に問題が生じる原因を簡単に分けると、次の4つが考えられます。

①生まれながら、または生まれるとき・発達時の損傷→知的障害・発達障害
②成人の脳卒中や交通事故などによる突然の損傷→高次脳機能障害
③高齢者の慢性あるいは進行性の損傷→認知症
④精神症状と呼ばれるうつや統合失調症など→精神障害

成人の認知機能の障害に当たるのは②と③ですが、主な区別としては**②急**

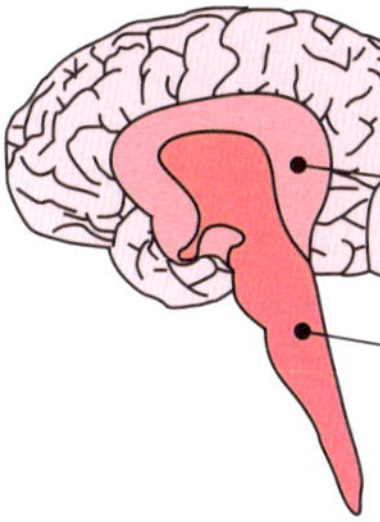

［図1］脳の三層構造

性発症で、改善が期待されるもの＝高次脳機能障害、③慢性発症で、徐々に症状が進んでいくもの＝認知症と呼びます。

これらは経過や原因で分類しますが、詳細が不明な場合や、重複する部分がある場合は、厳密に分けられません。医学的に使われる用語と、行政での用語の意味合いが異なり複雑なのが現状です（→P98）（この項では、行政が定めた厳密な意味付けではなく、「医療、介護の現場で実際に使われている意味での高次脳機能障害」について述べたいと思います）。2013年の米国の精神科診断基準では、②と③を「神経認知障害」とひとまとめにしました。

症状やそれらへの対応は、共通する部分が多くあります。一方、改善が期待されるのか徐々に進行するのかという側面から見ると、リハビリを進めるうえで全体の考え方は異なります。身体の障害に置き換えて考えると、脳卒中などの脳の一時的な損傷と神経難病のような進行性のものでは、筋力訓練や日常生活動作訓練といったそれぞれのリハビリメニューは共通ですが、全体の考え方が異なるのと同様です。

●どのような症状がありますか？

症状がたくさんあるので、大きく2つに分けて説明をします。

1つは「頭の問題」、いわゆる注意力や記憶力の部分です。これらは神経心理学的検査という病院などで行われるテストで点数をつけることができます。

もう1つは、対人関係がうまく作れない、感情や欲求のコントロールがうま

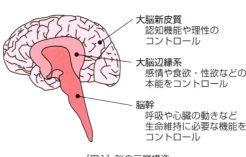

くできないなどの「心や行動の問題」です。後者の方が生活においてより困る部分ですが、点数化することが難しく、単純に比較はできません。

昔より人間関係を上手に作れなくなった、あの人はこの人より怒りっぽいというのは、あくまで印象であって、厳密な比較ではありません。高次脳機能障害では前者が神経心理学的障害で後者が心理社会学的障害、認知症では前者が中核症状、後者が周辺症状と呼ばれます。

これらの症状は目に見えません。周囲に分かりづらく、本人も自覚しづらいという特徴があり、それを認識する能力も低下しています。「足が遅いですね」と言われて激怒する人はいませんが、頭の問題、心や行動の問題を無神経に伝えてしまうと、頭が悪い、性格が悪いと言われたような受け止め方をされ、本人が怒る場合があります。これらの特徴を理解し、私たちの方も説明の仕方に気をつける必要があります。

●リハビリの考え方は？

高名な神経心理学者が「脳損傷者は安全な実験室で自己の欠損について理解し、欠損の補填《ほてん》戦略（代償〈→P66〉）を使ってできるだけスムーズな日常生活を送れるよう戦略を習慣化するまで訓練する必要がある」と言っています。つまり、「本人が落ち着いて安全に過ごせるような環境で、自分の機能について理解し、代償もうまく使いながら、できるだけスムーズな日常生活を送れるよう、生活の仕方を習慣化するまで訓練する必要がある」ということです。

私たちは機能の改善、つまり記憶を良くしようとか、注意力を高めようとか、検査の点数が良くなるような機能レベルの改善を目指しがちです。しかし、機能的な改善には限界があり、障害を理解し「代償」をうまく使った良い方法を考え習慣化することも、リハビリとして大切なことです。

●どのように検査、診断するのですか？

例えば、すぐに怒る、集中できない、忘れっぽくなったなどは、本書を読まれている方にも当てはまるかもしれません。何を理由に高次脳機能障害、あるいは認知症と診断されるのでしょうか。

認知症や高次脳機能障害の診断には、記憶力や注意力がどのくらいかを調べる認知機能検査や、以前に比べるとそれらが明らかに低下しているというエピソードが必要です。高次脳機能障害では急性に発症した脳の損傷が脳画像や脳波などで確認できるかどうか、認知症では進行性の経過なのかどうか、また病歴や症状が診断基準に合致しているか、などの条件があります。また認知機能が低下する原因がほかには考えられない、というのも診断基準に含まれています。

●代表的な症状への対応は？

●注意障害（図2）

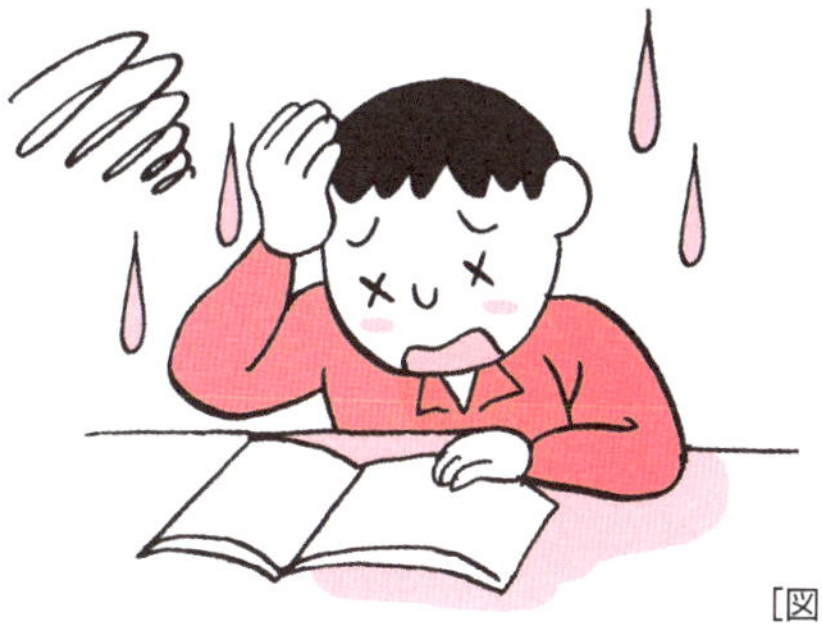

［図2］注意障害

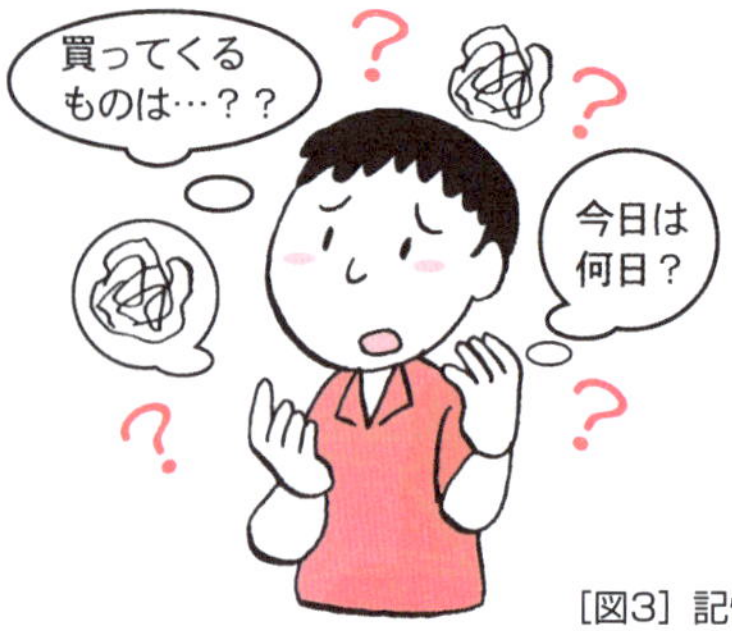

［図3］記憶障害

集中できず周囲に気が散りやすい、注意を向けられずにボーっとしている、課題に時間がかかる、うっかりミスや不注意が多い、などの障害です。注意障害に関しては、まず集中できる環境をつくり、情報量を少なく単純化します。訓練としては、簡単な計算や漢字などのドリルから始め、迷路や音読、新聞の切り抜きを要約する、なども良いでしょう。最初は集中を続けることを目的に、その後、時間や正答率を記録、フィードバックしながら行います。最近ではＰＣやタブレットでできる訓練もあります。大切なのは飽きずに継続できることです。公文式学習法というものがありますが、1枚のプリントが短時間でできる、難し過ぎず簡単過ぎず、少しずつステップアップする、先生が花マルなどを書いて褒めてくれる、など良くできています。

●記憶障害（図3）

新しいことが覚えられない、覚えたことを忘れてしまう、思い出せない、などの障害です。軽度の場合は、訓練や生活の工夫によりそれ自体が改善することがありますが、中等度～重度の場合は、残った機能で補う（代償）方法を考える必要があります。

記憶はため込む方法により2つに分けられます。1つは学習された事実や知識の記憶、いわゆる頭で覚えるものです。もう1つは技能のような操作に関する記憶で、身体で覚えるものです。ボールの投げ方や自転車の乗り方などは言葉での説明は難しいですが、行って見せることができます。主に頭で

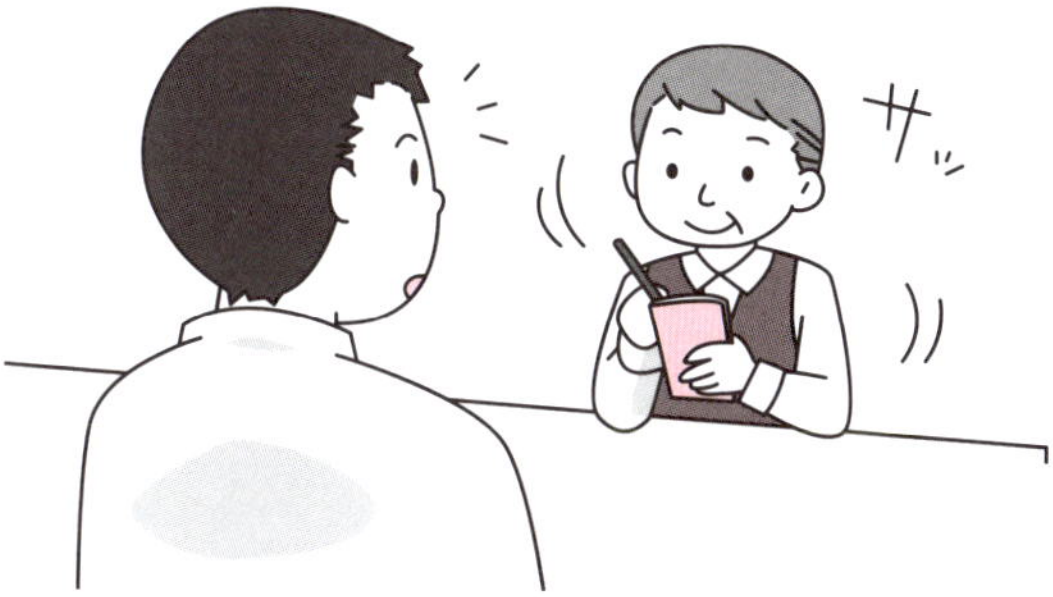

［図4］メモをとる患者さん（院長ブログ2015年10月6日より）

覚えた記憶が障害されて身体で覚えた記憶は残りやすいため、目で見た記憶や耳で聞いた言葉の中で定着しやすいものを利用しながら、何度も繰り返し身体で覚えさせることが、戦略を習慣化するコツです。

私が以前担当していた非常に重い記憶障害の患者さんで、ある大手の会社に戻られた方がおられます。その方は見事に代償手段を使いこなしていました。診察室に入ると、まず手帳を開きます。私がある程度話すと、「先生、ちょっとお待ちください」と私を制します。自分がメモした内容を「先生が今おっしゃったのは、こういうことですか」と言って必ず確認をします。手帳を見せてもらいましたが、とても整理され、いつ見てもすぐ思い出せる工夫がされていました。本人に聞くと、最初は手帳を持ち歩くことすら忘れていたそうですが、整理の仕方を工夫しながら、何度も練習をしたそうです（図4）。

これは理屈ではなく、身体に覚えさせた習慣です。まさに、「欠損の補填戦略を使って、できるだけスムーズな日常生活を送れるよう戦略を習慣化するまで訓練する」ことを実践しておられました。また、置き場所やメモする場所を一定にする、その日に起こったことを日記に書く、文章を読んで（聞いて）要約する、などの練習をされていました。

記憶そのものを良くする方法は確立されていませんが、注意力を高め、代償手段を上手に使いながら、生活能力を高める工夫はできるようです。

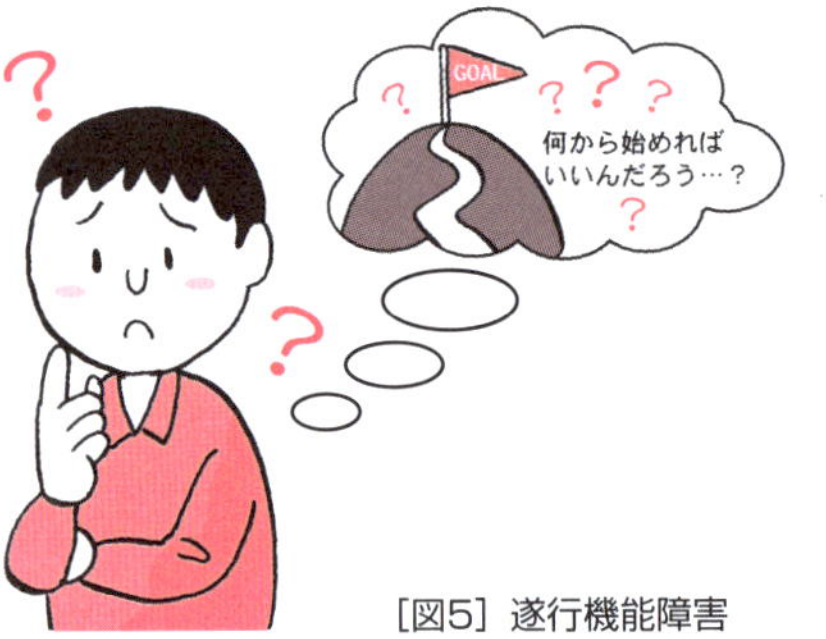

［図5］遂行機能障害

● 遂行機能障害（図5）

遂行機能というのは、「実行する機能」ということです。高いレベルの機能なので、先ほどの注意や記憶の障害があると、この機能も低下します。一連の手順がうまくいかず、周囲からは時間がかかる、要領が悪い、頼んだことを1つずつしか行えない、というように見えます。

これに対しては、情報を分けて事前の準備を行う、手順を言語化する、事前に計画を立てる、1つずつ順番に行う、いきなり行わず立ち止まって確認させる、などの対応を身につけることが有効です。これらはゴールマネージメントトレーニングといって、職業訓練などでよく行われる方法です。書き出す、貼り出す、周囲に聞くことも有効です。

● 感情、行動の障害（図6）

感情や行動の障害は、その人の持つ病前のキャラクターも影響するため、一人ひとり対応が異なります。まずは、どういうもの（作業、人、会話、音など）が本人の問題行動を引き起こすのか、本人はそのときどういう反応を示すのかなど、行動観察を行って分析をするところから始めます。周りにとっては問題となる行動ですが、本人にとっては自分なりの理由がある場合が多いからです。

そのうえで、引き金になるものは避け、なるべく問題行動が起きる前に周りが動きます。その場から離し、それらの問題行動に対して批判はせずに指

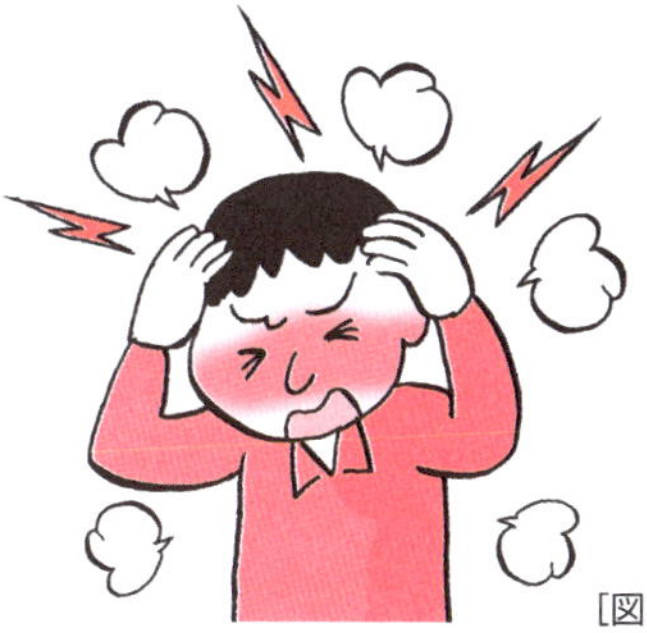
［図6］感情、行動の障害

摘をします。イライラが生じる前に自分で対応ができるように教えていきます。対応は家族だと難しい場合でも、第三者が介入するとうまくいく場合があります。

これらの対応をしながら、内服薬の検討を行います。問題行動を抑える薬（向精神薬）の内服は、覚醒や認知機能を低下させる可能性が十分あることを考慮し投与します。症状が安定したら減量するのが良いでしょう。

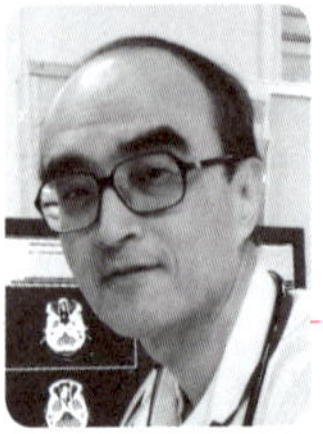

廃用症候群——動かないために身体が衰えること

リハビリテーション科（医師） 岡田《おかだ》 昌信《まさのぶ》

●「廃用症候群」とは？

人の筋肉や骨は、負荷をかけないとどんどん萎縮《いしゅく》します。それが一番分かりやすい例が、宇宙飛行士です。国際宇宙ステーションに長期間滞在する宇宙飛行士たちは、地球の重力が働かない環境で長く過ごすと、骨はすかすか、筋肉は細く頼りなくなり、地上に戻ったらまともに立つこともできません。そこで約45日間のリハビリテーションが行われます。

もちろん健康状態や回復には個人差があり、その人の状況に合わせて（国際宇宙ステーションに出発する前の）通常の生活に復帰していくことになります。つまり、人間にとって「重力に逆らって動くこと」はそのままで「トレーニング」だったのです。それが無重力環境で「重力によるトレーニング」がなくなってしまうと、身体はどんどん衰えていくのです。

それと似たことが地上でも起きます。「安静」です。もちろん地上には重力はあります。しかし、そこでじっと寝ていたらやはり「重力によるトレーニング」はありません。そのため、早い人では数日で筋肉が痩《や》せ始めたのが分かります。人間の身体は、使わなければ衰えるのです。

もちろん、重病患者は治療のために「安静」が必要です。病人が走り回っていたら治るのが遅れます。しかし、長期間の安静は治療の役には立ちますが、治療を必要とはしていない身体のあちこちに不都合を引き起こします。それが「廃用症候群」です。

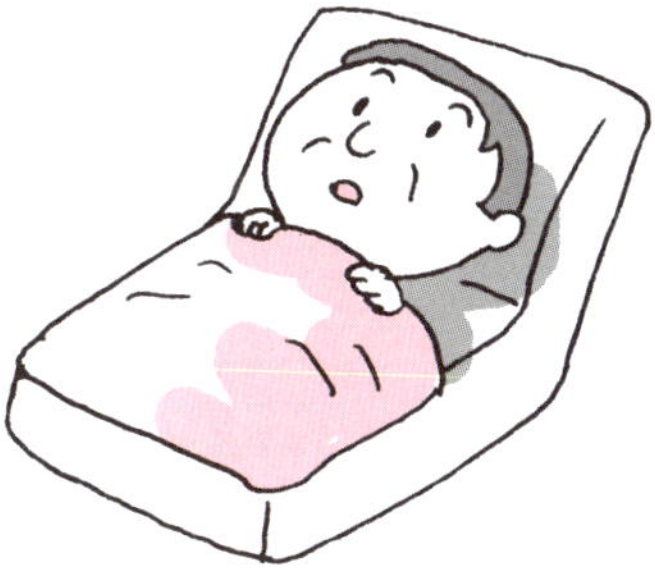

廃用症候群となる原因は、何ですか？

廃用症候群を引き起こす原因は、基本的に、治療のために安静を必要とするもの全てです。病名で決まるわけではありません。また、必要ないのに安静を長くしてしまったことも原因となります。

廃用症候群の予防のためには、治療の早期からのリハビリ（急性期リハビリテーション）が必要です。しかし、その急性期リハビリテーションができなかった場合や、できても結果として不十分だった場合に、廃用症候群が発生することがあります。不幸にもそうなってしまった人に必要になるのが、回復期リハビリテーションです。

廃用症候群のリハビリは、何をするのですか？

廃用症候群に対して行われる回復期リハビリテーションをご紹介します。

まずは筋肉。痩せ細ってしまった筋肉をトレーニングすることで、少しずつ回復させます。ただし、急に重たいトレーニングをしたら身体がもちません。そのときの状態に合わせ、少しずつ負荷をかけていきます。安静にしていたために身体が弱っているだけではなくて、身体が弱った原因の疾病の後遺症がある場合もありますから、無理はできません。その人その人に合わせて少しずつ強度を変えていきます。

次は関節です。関節は長い間じっと動かさないでいると、少しずつ固まっ

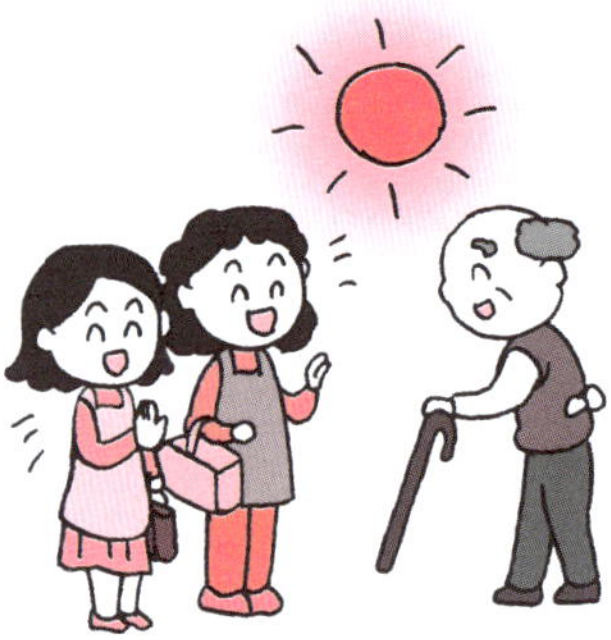

て動きが悪くなっていきます。専門的には「拘縮《こうしゅく》」と言いますが、私は平たく「関節が錆《さ》びて動きにくくなった状態」と表現しています（実際に錆びているわけではありません）。関節をほぐして滑《なめ》らかに動くようにしていかないと、いくら筋肉の量や動きが元に戻っても手足は元通りには動きませんから、辛抱強く関節を曲げ伸ばしし続けることが必要です。

自律神経も調子が悪くなっていきます。自律神経は交感神経と副交感神経の2つの系統のバランスのうえで動いています。バランスの基本は、「お日さまが出ている間は活動的」「お日さまが沈んだら静かになる」です。それが、朝から晩まで寝ていたら、自律神経はいつ活動的になったらいいのか分からなくなってしまい、最後には自律神経失調状態になってしまいます。これに対しては、生活のリズムを整えることがまず重要です。

まだあります。朝から晩まで天井ばかり見つめているのは、心に悪い影響を与えます。じっと寝ていることで気力の減退ももたらされるのです。従って、朝目覚めたらまず「おはよう」と言う。言ったら身体を起こす。起こせないくらい弱っていたら介助で起こす。起きたら洗面に出掛ける。日中はなるべく座っている。こうやって、「天井以外」を見る時間を増やすようにします。

私は患者さんを見守るとき、心の中で「這《は》えば立て、立てば歩め」と唱えています。そうしているうちに患者さんが立っていろいろな用ができるようになったら、私の心の中には「立っているものは親でも使え」が登場します。

オマケです。厳密には廃用症候群とは直接の関係はありませんが、長く寝ていると、ずっと圧迫されている部分の皮膚が弱くなって褥瘡《じょくそう》（床ずれ）が生じることがあります。これの一番の予防は「寝返り」です。宇宙飛行士は重力による圧迫がありませんから、おそらく床ずれはできにくいはずです。

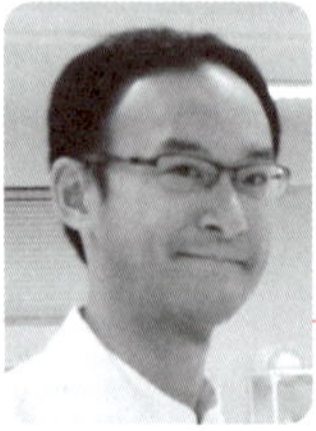

片麻痺（かたまひ、へんまひ）——片方の手足が動かしにくくなる障害

リハビリテーション科（医師） 木下《きのした》 翔司《しょうじ》

●片麻痺とは？

片麻痺《かたまひ》とは、片方（右側や左側）の手足や顔面が動かしにくくなることです。片手がくの字に曲がり、足を振り回すようにして杖《つえ》をついて歩いている方を見かけたことはないでしょうか。そのような方は何らかの理由で片麻痺が生じ、歩くことや日常生活に不自由が起きています。

●どうして片麻痺になるのですか？

手足を動かすためには2つの神経が関わっています。1つは大脳から出発して脊髄《せきずい》に至る神経（上位運動ニューロン）、もう1つは脊髄から出発し筋肉にいたる神経（下位運動ニューロン）です（図）。片麻痺になるのは、脳が損傷を負う病気（脳卒中、脳外傷、脳腫瘍《のうしゅよう》など）で、上位運動ニューロンが傷むのが原因です。

上位運動ニューロンは延髄で左右に交差しているので、脳卒中が起きた側と反対の手足が動かなくなります。右側の脳が損傷を受けた場合、左側の手足が動かしづらくなるのはそのためです。

脊髄損傷でも麻痺は生じますが、脊髄は細いため上位運動ニューロンが両側とも損傷を受け、両足の麻痺（対《つい》麻痺）、あるいは両手足の麻痺（四肢《しし》麻痺）となります。

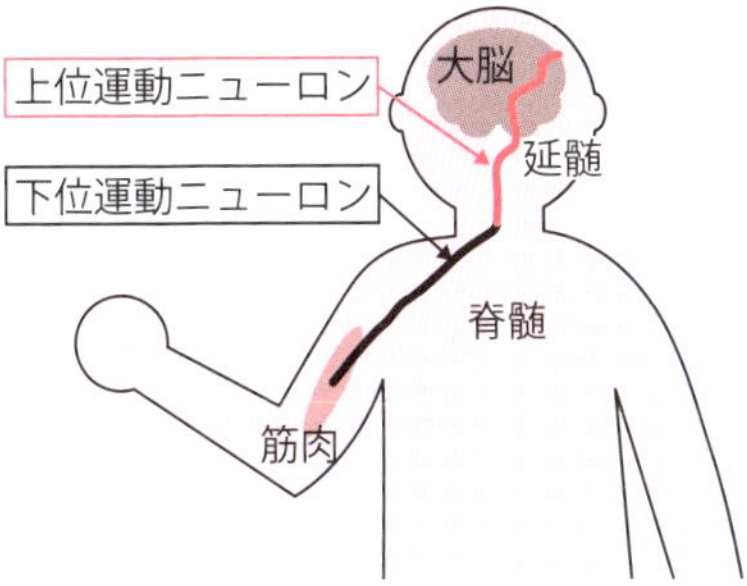

［図］2つの神経のしくみ

もし片麻痺になったら？

ある日突然、片方の手足が動かしづらくなった、言葉が出づらくなった。そんなときは脳卒中の可能性があるため、**できるだけ早く医療機関にかかり診断と治療を受けることが大切です。**症状から、脳卒中のうち脳梗塞《のうこうそく》か脳出血かを判断することは難しく、画像検査が必要です。

脳梗塞に対して効果のある血栓溶解治療（tPA治療）（→P94）は、発症から4時間半以内と時間が限られているため、一刻も早く病院を受診する必要があります。そのため、片麻痺が起きた場合は本人と家族が脳卒中を疑い、病院に問い合わせる、救急車を呼ぶなど、早めに対応することをお勧めします。

どういうリハビリをするのですか？

片麻痺になる頻度《ひんど》が一番多い脳卒中を念頭に説明します。脳卒中の治療には薬や手術がありますが、その中でも重要な治療の1つがリハビリです。

一昔前は安静にすることが急性期における脳卒中の治療と考えられていました。しかし、これでは麻痺は良くならないばかりか、全身の筋力が弱り、寝たきりになってしまいます。今はできるだけ早く、多く、頻回にリハビリを行うことが良いことだと考えられています。

●起きる、座る、立つリハビリ（↓P35）

まず、寝返る、ベッドから起きる、ベッドやいすに座る、立ち上がる、ベッドから車いすへ移るなどの基本動作の訓練を行います。片手と片足が動かしづらくても座ることはできるだろうと思われるかもしれませんが、左手足の代わりに同じ重量の重りが付いていると想像すると、バランスを取って座ることの大変さが理解しやすいかと思います。

この基本動作が安定することで、座って食事をする、立って歩く、トイレで用をたすなど、より複雑な動作へつながっていきます。合併症や意識状態が悪いために、起き上がることができない場合もあり、その場合は主治医に確認してください。

●歩くリハビリ（↓P38）

起きる、座る、立つといった基本動作の次は、歩くリハビリです。しかし、麻痺している足には力が入らず、体重を支えることができません。そのため、歩くリハビリでは金属やプラスチックでできた「下肢装具《かしそうぐ》」（↓P292）を使って、麻痺している足を固定し、体重を支えられるようにします。

これは一見、麻痺している足をサボらせているようにも見えますが、歩くのに必要な能力を段階に合わせて最大限引き出すために使います。足に力がほとんど入らない方では太ももまである長下肢装具《ちょうかしそうぐ》、膝《ひざ》の曲げ伸ばしはできるがつま先が突っ張る方にはふくらはぎまでの金属製の短下肢装具《たんかしそうぐ》、歩く際

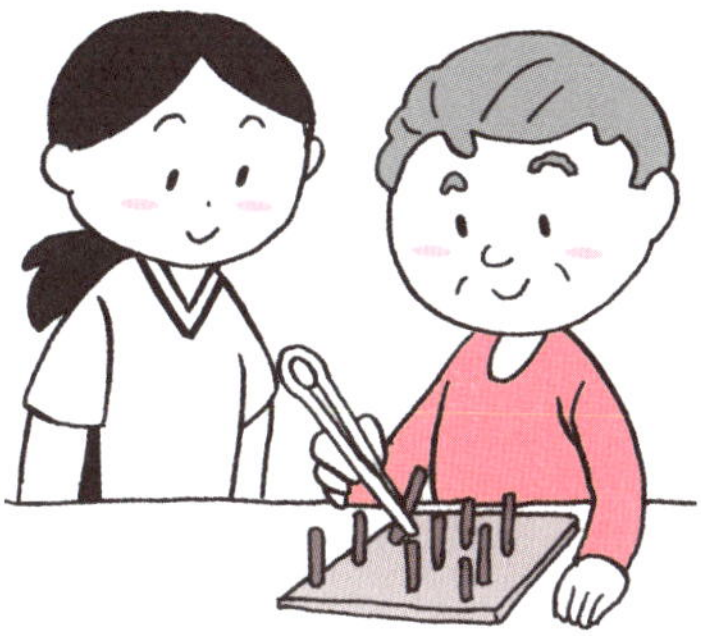

につま先がひっかかる方にはもう少し短いプラスチック製の短下肢装具、というふうに、麻痺の改善に合った下肢装具を利用してリハビリを進めていきます。

また、この下肢装具は退院後も必要になることがあります。装具で不具合(ギシギシ音がなる、皮膚が赤くなってきた、当たっている場所が痛いなど)が生じた場合は、装具を作ってもらった病院などへ問い合わせ、調整してもらうことをお勧めします。

●日常生活動作のリハビリ (→P46)

歩くリハビリと平行して、日常生活に必要な動きの訓練も行っていきます。トイレで用をたす、着替える、風呂に入る、顔を洗う、食事をする。こうした日々私たちが何気なく行っていることを、片麻痺を持ちながらも安全に行えるようリハビリで訓練していきます。

例えば、着替えるときに麻痺している手足を服に入れる、トイレでズボンを下ろす、麻痺している手や利き手でない方の手で箸《はし》を使うなど、その方の麻痺の重さや特徴に合わせた最適な方法を身につけられるようにしていきます。

●片麻痺は治るのですか?

一度損傷を受けた脳神経は再生しないと考えられています。ではなぜ麻痺が改善するのかというと、損傷を受けた細胞の周りの細胞がその役割を補っていくからです。このように脳の構造と機能が変化することを、可塑性《かそせい》と言います（→P65）。脳の可塑性を最大限引き出すためには、正しい動きを何度も行い、脳に動きを覚えさせる必要があります。そのためには、**その方にとって少し難しい課題を提供し、達成できたら少しずつ難易度を上げていきます**。

この「少し」がポイントで、あまり難しい課題ではやる気が出ませんし、簡単すぎる課題では脳は鍛えられません。装具や自助具を使って脳の可塑性を引き出し、少し難しい課題を提供することがリハビリの醍醐味となります。

しかし、このような変化が起こるのは通常は発症して数か月で、回復には限界があると今までは考えられていました。

●片麻痺が残ったら？

片麻痺が残った場合、大切なことは手や足が変形しないようにすることです。日々のストレッチで関節や筋肉が硬くなるのを防いでください。また膝や足への負担がかかるのを防ぐため、適切な下肢装具を利用することが重要です。

特に、手に関しては生活場面でたくさん使うことが大切です。もちろん、麻痺した手は生活では使いにくいと思います。その際は作業療法士に相談して動作の仕方を教えてもらい、場合によっては手の装具を利用することで、負担なく麻痺した手を利用できる工夫をしていくことが大事です。麻痺した手で箸を使う、コップを持つ、新聞をめくるなどの動作を毎日繰り返すことで、麻痺そのものの改善も図られると思います。

これまで、発症後ある程度の時間が経過すると麻痺は改善しない、といわれてきました。しかし、この考え方は新たな治療法の開発によって古いものとなってきています。残った麻痺を改善させる新しい治療法には、大きく2通りがあります。直接手足を刺激する方法（CI療法・ロボット療法など）と、直接脳を刺激する方法（反復性経頭蓋磁気刺激《はんぷくせいけいとうがいじきしげき》／rTMSなど）があります。

当院は慈恵会医科大学と協力し、rTMSと集中的な作業療法を併用したNEURO（ニューロ）という15日間の入院治療を行い効果をあげています（↓P168）。

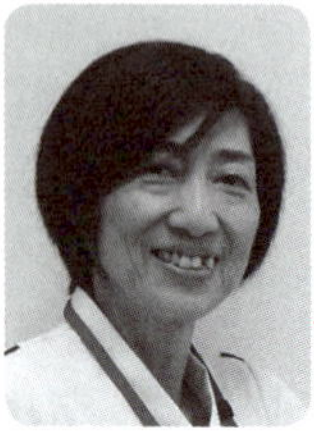

失語症――話す・聞く・読む・書くことの障害

リハビリテーション部 顧問（言語聴覚士） 沖田《おきた》 啓子《けいこ》

●失語症とは？

「そうそう、そうなんだよね。分かる分かる」と、相手が言ったとき、自分の思いが伝わった感じがします。私たちは誰かに分かってほしくて話しかけることがあります。このように人との気持ちをつなぐ手段として重要なのが言葉です。誰かと気持ちがつながっていると感じると、私たちは安定して生活することができます。

ところで、失語症は「日本語が外国語のようになった状態」といわれます。それはどういうことでしょうか。

例えば、あなたがフランスに行ったとします。フランス語がよく分からないので、次のようなことが起こります。

のどが渇いたので、どこかで水を買いたいと思い、通りがかったフランス人に尋ねたいのですが、フランス語が話せないので聞くことができません（話す障害）。

勇気を振り絞って、フランス人にのどが渇いて水が欲しいことを身振り手振りで伝えました。フランス人は指さしながら道順を教えてくれますが、フランス語を全く聞き取れないあなたは理解ができません（聞いて理解することの障害）。不安そうなあなたの顔を見て、フランス人の声はだんだん大きくなりました。そうすると、ますますあなたは不安になってきました。

あなたが理解できていないと分かったフランス人は、フランス語で紙に目

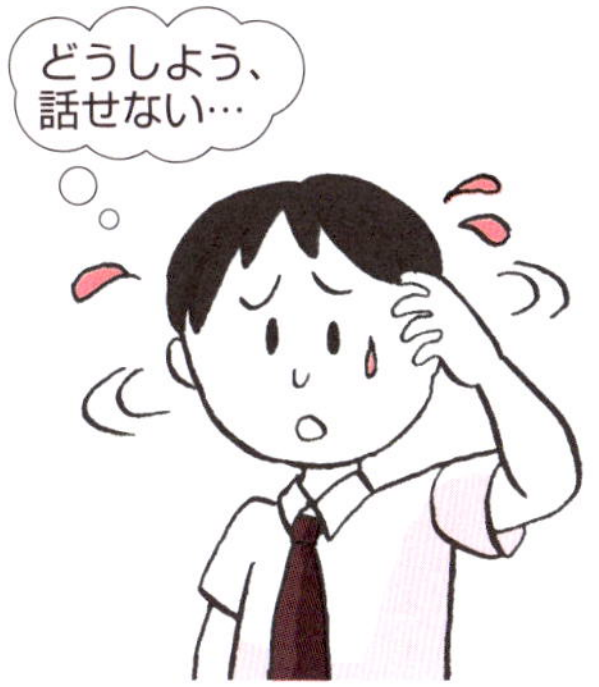

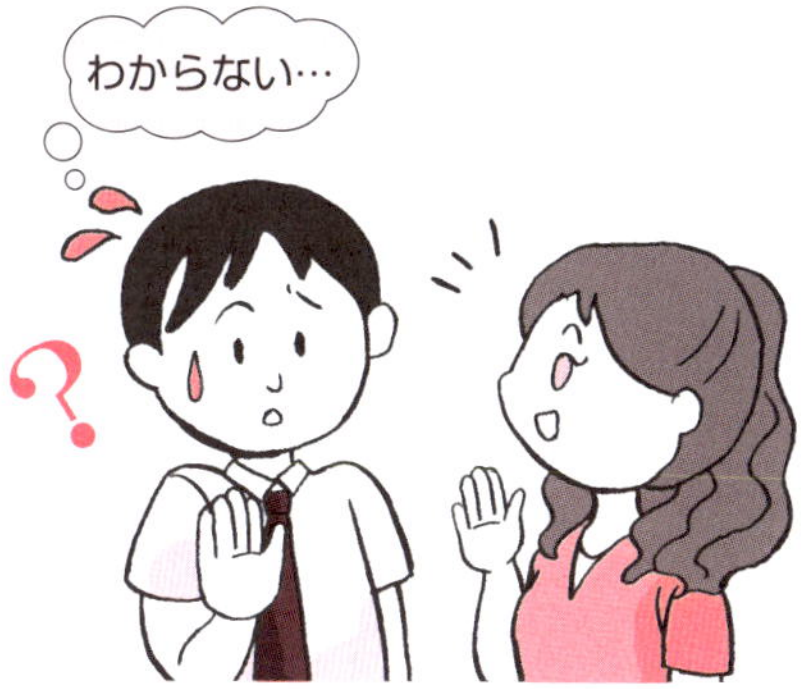

的地までの道順を書き、さらに目印の建物名やメモのような文字を書いてくれました。

道順は何とか分かりましたが、フランス語の文字は分かりません（文字の理解の障害）。何とか道順をたどると行けそうなので、キョロキョロしながら目的地まで行くと、そこは雑貨店でした。せっかく店に来たので、水だけでなくハガキも買おうと思い、店員にハガキの絵を描いて尋ねましたが伝わりません。店員から、話せないなら文字で書くように言われましたが、フランス語を書くことができません（文字を書くことの障害）。

ざっと、このような具合になります。これらのことは、外国にいるのですから当然でしょう。あなたは日本にいるときと全く変わらないのに、外国に行くとこんなふうに困ることやイライラすることが多くなります。ところが、日本にいても同じようなことが起こります。それが失語症です。

私たちが外国に行くときには、言葉が通じないことを覚悟しているので、それなりの対処ができます。しかし、突然脳の病気になり、意識が戻ったときに日本語が外国語のようになっていたら、患者さんや家族はとても混乱します。

●失語症の原因は、何ですか？

人の脳には、言葉を司《つかさど》る部分があります。これを言語中枢と言います。右利きの人の多くは左脳に言語中枢があります。この言語中枢が脳卒中や脳の

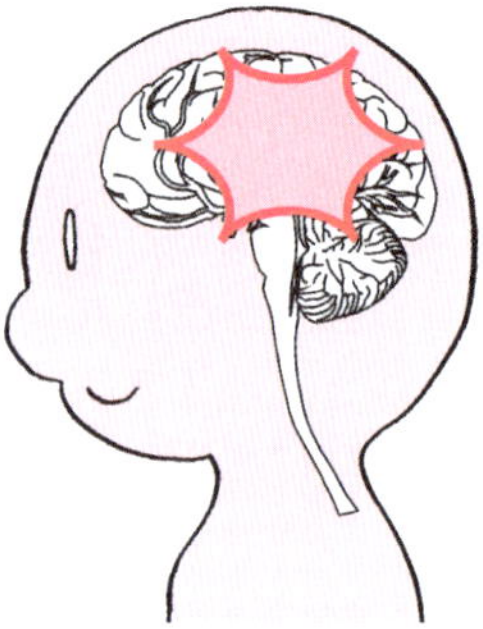

外傷などで障害されると、失語症が起こります。言語中枢の障害の度合により、言葉がとても難しい状態からかなりできる状態まで、症状はさまざまです。

●失語症のリハビリは、どのように行いますか？

リハビリには幾つかの手順があります。最初に失語症の症状を明らかにします。会話の様子を観察したり、失語症の検査を行います。聞く力、話す力、文字を理解する力、文字を書く力の4点から問題を明らかにします。

日本でよく使われている失語症の検査の1つに、標準失語症検査(Standard Language Test of Aphasia) があります（図）。この検査を使って失語症による言葉の難しさの状態を調べ、その後のリハビリにつなげます。また、リハビリ実施後の回復を知るためにも使います。

さて、検査をもとに患者さんの言葉の問題点が分かってくると、患者さんの訓練の目標を決めます。例えば「単語で身の回りのことが伝えられるようになる」とか、「相手の言葉を聞き返さなくても理解できる」とか、「3～4文程度の文章を書くことができる」など、患者さんにより異なります。

そして、いよいよリハビリに入ります。物や動作を表す絵カードや、漢字単語カード、仮名単語カード、短文カード、新聞、雑誌、ノートなどいろいろな題材を使って、聞いて理解する力を高める訓練や、話す訓練、文字を読む訓練、文字を書く訓練、文字の理解を高める訓練や、応用としての会話練習などを行います。

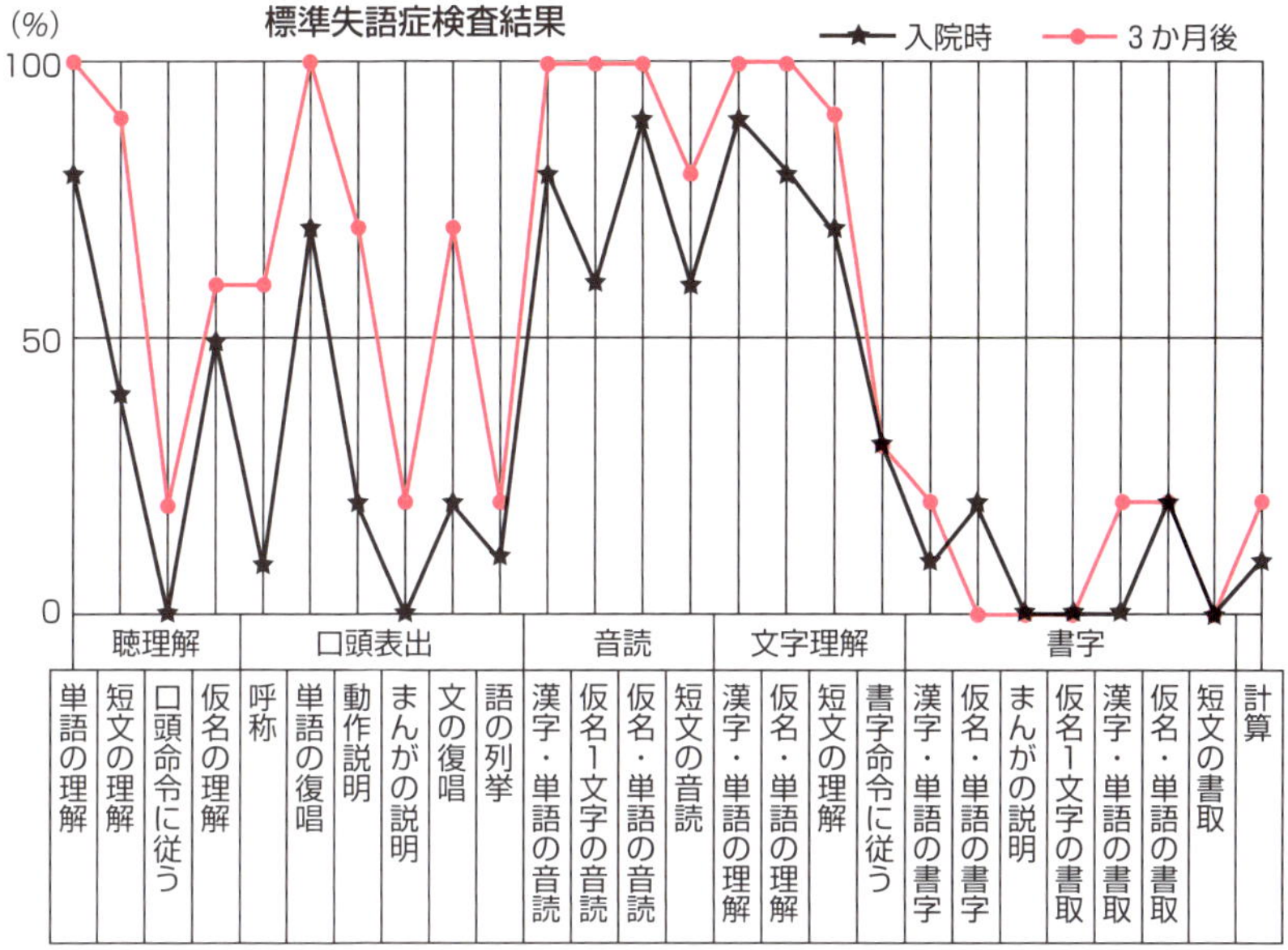

［図］標準失語症検査（例）

しかし、なぜ絵カードを使うのでしょうか。以前、家族の方から「こんな子どもっぽい絵カードを、会社の役員であった主人に使わないでください」と言われたことがあります。絵カードを使わないで実物だけを使って訓練を行うことができれば、それにこしたことはありません。でも、病院や施設の訓練では、生活の中にある実物を全部そろえることができないため、絵カードで代用しています。イラストや写真など、できるだけ実物に近いものを使っています。

●失語症は治りますか？

ごく軽い失語症の場合は、病前とほとんど変わらない程度に回復することがありますが、通常、完全な回復は望みにくい障害です。しかし、失語症は手足の麻痺《まひ》に比べて、3～5年の長い期間にわたって回復が見られるといわれます。また、実生活の中でのコミュニケーション能力も、長い期間にわたって向上が見られます。

●失語症の人は、ほかにもいますか？

自分の周りで失語症の人を見たことがないけれど、ほかにもいるのでしょうか、と尋ねられることがあります。実は、脳卒中の方の2～3割に失語症が起こるといわれています。脳の外傷などでも失語症が起こりますので、実際にはもっと多いと思われます。

ところが、失語症の人は、黙っていると周囲の人に障害のことを分かってもらえません。困っていることも分かってもらえません。加えて、自分たちが困っていることを訴える手段である言葉そのものが障害されているので、訴えがなかなか世間に届かないという現実があります。

最初に述べましたが、言葉は人との気持ちをつなぐ手段です。その手段である言葉が障害されると、人と気持ちがつながりにくくなり孤独に陥りがちです。失語症の人がデイサービスに行くと、誰とも話さない「おとなしい人」にされてしまったり、自分の気持ちと違うように対応されて不愉快だったということがあります。

逆に、ゆっくり聞いてもらえ、思いが伝わりうれしかった、ということもあります。対話者側の対応方法により失語症の人の孤独感は随分変わります。

一方で、失語症の人たちの団体としては、NPO法人日本失語症協議会（旧全国失語症友の会連合会）があります。また、各地域に「言語友の会」があります。広島県内にも6つの友の会が活動をしています。一覧表を載せてい

広島県の主な言語友の会

名称	連絡先	住所	電話
あけぼの会	因島医師会病院 リハビリテーション科　村上 光裕	〒722-2211 尾道市因島中庄町1962	0845-24-1210
こだま	山田 恭子	〒723-0062 三原市本町3-14-16	0848-63-0704
竹の会	佐藤 壽	〒737-2502 呉市安浦町三津口1-21-26	0823-84-3074
ふじの会 （休会中）	下山記念クリニック　檜山 真由美	〒739-0041 東広島市西条町寺家7432-1	082-424-1121
もみじ	西広島リハビリテーション病院 小野 典子	〒731-5143 広島市佐伯区三宅6-265	082-921-3230
やまびこ	公立みつぎ総合病院保健福祉総合施設附属 リハビリテーションセンター　安田 美智子	〒722-0353 尾道市御調町高尾1348-6	0848-76-2418

西広島リハビリテーション病院の活動・サービス

名称	連絡先	住所	電話
言葉のデイケア	介護老人保健施設　花の丘 岡本 佳子	〒731-5143 広島市佐伯区三宅6-265	082-924-1187
介護保険を利用して受けられる通所デイケアです。コミュニケーションに障害がある方に安心して過ごせる場を提供することに特化したサービスです。個別訓練、集団訓練があります。 ●対象者：失語症・構音障害など、言葉に障害をお持ちの方 ●活動内容：毎週火・水曜、1日6〜8時間または2〜3時間。言語聴覚士・音楽療法士が担当します http://www.welnet.jp/hana/daycare/kotobaday.html			
メイプルクラブ （→ P63 参照）	西広島リハビリテーション病院 リハビリテーション部　渡邉 光子	〒731-5143 広島市佐伯区三宅6-265	082-921-3230
●対象者：西広島リハビリテーション病院の入院患者さん、退院患者さん、ご家族の皆さん ●活動内容：2か月に1回、病院デイルームでの交流会（14:00〜15:00）。参加者は約30〜40人程度 http://www.welnet.jp/hospital/nyuin/kyoshitsu/maple_club.html			

※2016年7月1日現在の情報です。詳しくは各連絡先にお問い合わせください。

［表］広島県の主な言語友の会

ますので参考にしてください（表）。

また、数はまだ少ないですが、言語障害に特化したデイケアやデイサービスもできつつあります。

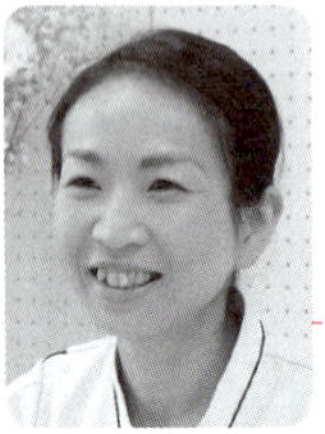

構音障害――発音が難しくなる障害

リハビリテーション部
リハビリマネージャー（言語聴覚士） 渡邉《わたなべ》 光子《みつこ》

●構音障害とは

「タ、チ、ツ、テ、ト」と声に出してみてください。そして、声を出すと同時に、唇や舌がどのように動いているかを考えてみてください。舌はどのように動いているでしょうか？口の形はどうでしょうか？

言葉を話すときの順序を説明しましょう。例えば、「さ」と話すときを考えてみます。まず、空気を肺から送り出すところから始まります。空気はのどを振動させながら通り、声のもととなります。次に、その空気は口の中まで進み、続いて舌と歯の作る狭いすきまを瞬時にくぐり抜け、「さ」という音の特徴を作り出します。それとほとんど同時に、あごが開き、口から音となって「さ」という言葉で、大気中に発せられます。

普段はほとんど意識していませんが、実は舌や唇、のどなどそれぞれの器官の絶妙な動きが言葉を生み出しています。これはまさに人間をして人間たらしめる素晴らしい技と言えるでしょう。

では、今度は舌を全く動かさないで「タ、チ、ツ、テ、ト」と言ってみてください。発音できるでしょうか？

構音《こうおん》障害とは、唇、舌などの言葉を話すための器官（＝発声発語器官）が麻痺《まひ》などのために動きにくくなることや、手術やけがによって切除されたために発音が難しくなる状態を言います（図1）。

構音障害の程度は障害の重さによって異なり、時々話しにくい言葉がある

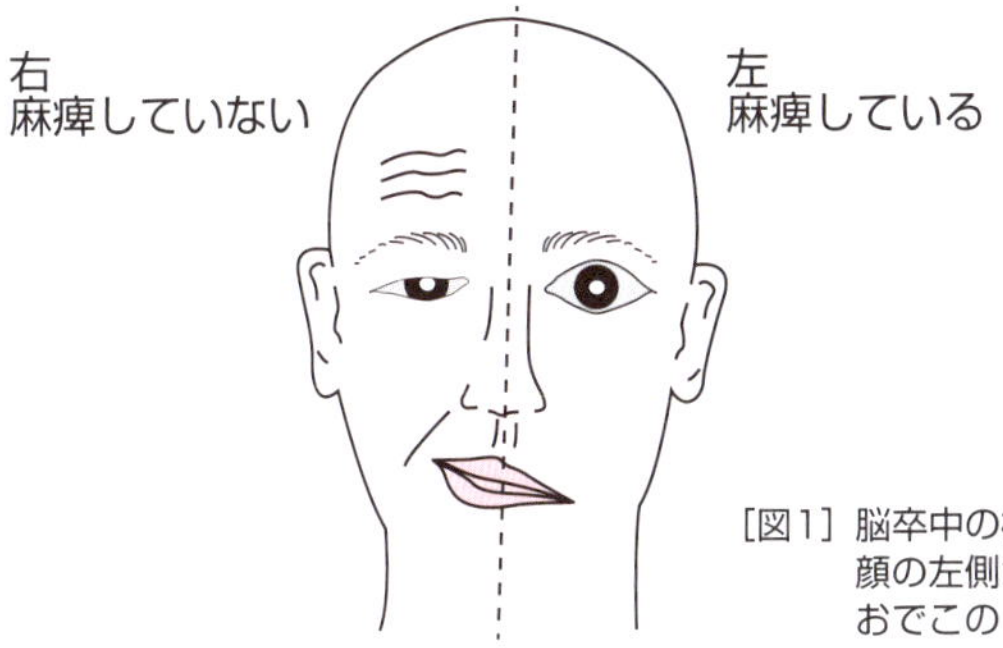

［図1］脳卒中の構音障害の患者さんのイメージ
顔の左側が麻痺しており、唇が下がり、
おでこのしわがなくなっています。

程度の方から、全く何を言っているのか相手には分からない、といったレベルまでさまざまです。

前述の「失語症」（→P142）とは違い、発音しにくいだけで、言葉を理解できないわけではありません。しかし、相手に自分の言いたいことが分かってもらえなくなったら、どんなに悲しく、ストレスがたまることでしょうか。構音障害も失語症と同じく、人とのコミュニケーションを妨げる難しい障害です。

●構音障害の原因は？

脳卒中は舌や唇を麻痺させるため、突然呂律《ろれつ》が回りにくくなり、言葉がうまく話せなくなる症状が現れることがあります。これが脳卒中による構音障害です。また、パーキンソン病は身体の動きを低下させる病気ですが、舌や唇といった発声発語器官の動きも小さくし、動きのスピードもゆっくりとさせるため、発音が難しくなり、これも構音障害の原因となります。がんやけがにより発声発語器官の一部、または全体を摘出した場合も構音障害となることがあります。

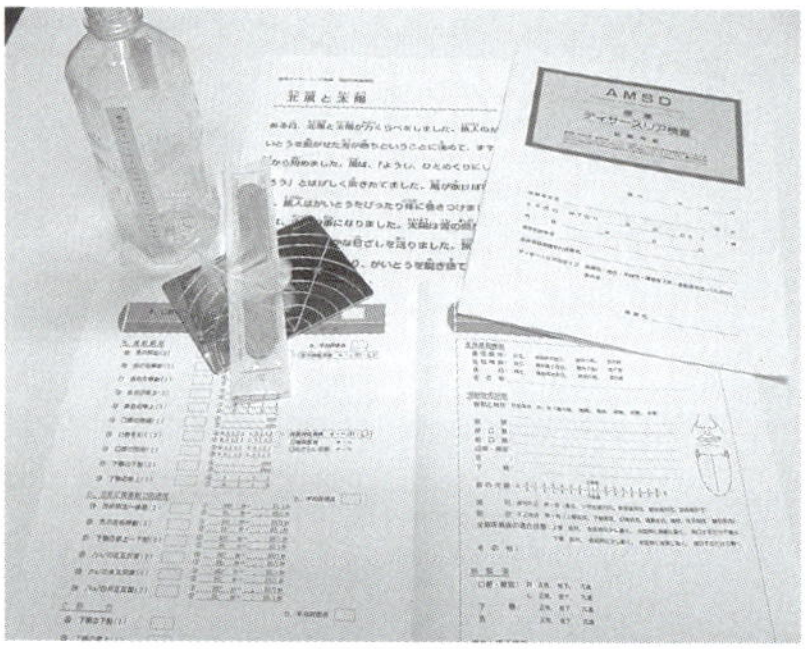

[写真1] AMSD 標準ディサースリア検査(インテルナ出版):発声発語器官の動きの範囲・スピード・力を調べます。

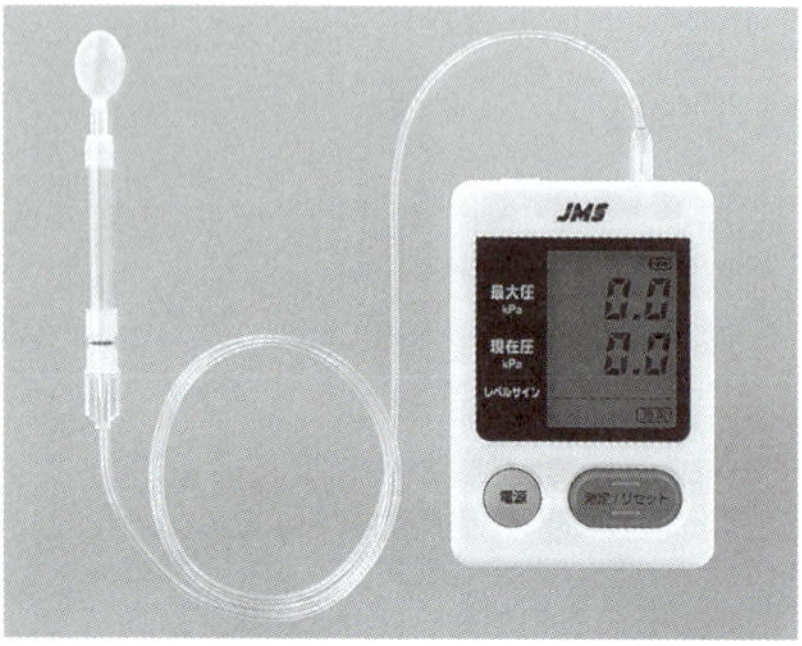

[写真2] 舌圧測定器(JMS 舌圧測定器、㈱ジェイ・エム・エス):口の中にバルーンを入れ、舌の力(＝舌圧)を測定します。

● 構音障害のリハビリは？

● 検査

発声発語器官には唇、舌、あご、のどなどがあります。検査によって、これらの発声発語器官のどこに異常があるかを見つけます。実際に口や舌を動かしてもらい、動きにくいところや力が入りにくい部位を調べます。「写真1」の道具や検査用紙は「AMSD標準ディサースリア検査」のもので、当院でも用いることが多い検査です。また、単語や短い文章を話してもらい、話すことが難しい音はどれかを探すことも行っています。

舌の力を見ることができる、舌圧《ぜつあつ》測定器という機器が近年開発されています。構音障害のある方は、舌の力（＝舌圧）が低い傾向にあります。また飲み込みの問題（摂食《せっしょく》嚥下《えんげ》障害《しょうがい》〈→P153〉）がある方も舌圧が低いことが分かっています。

当院でも舌圧測定器（TPM－01 JMS社広島）で患者さんの舌圧をチェックし、リハビリの手掛かりとしています（写真2）。

● リハビリ

①さまざまな発声発語器官の機能を高める訓練

呼吸やのどを鍛える訓練、舌や唇の運動訓練や筋力アップ訓練を

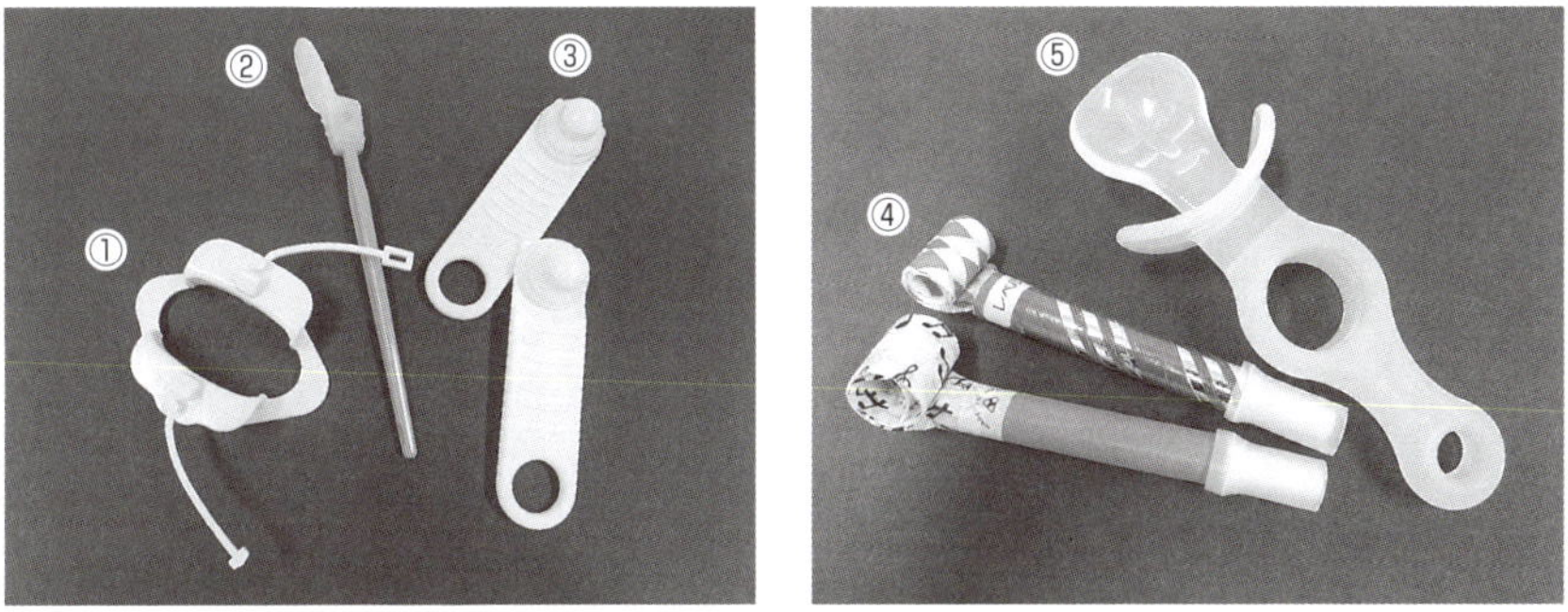

［写真3］ 唇や舌を鍛える器具：口の中に入れたり吹いたりして使います。
①パタカラ（(株)パタカラ） ②舌好調（(株)マイク・コーポレーション）
③舌トレーニング用具ペコぱんだ（(株)ジェイ・エム・エス） ④吹き戻し（(株)ルピナス）
⑤ラビリントレーナー（(株)コナミスポーツクラブ）

行います。舌や唇を鍛えるために、いろいろな器具を使用します（写真3）。

②発音訓練（＝構音訓練）

発音の練習です。まずは発音するときの口の形や舌の位置が正しくなるように練習します。その後は1音ずつ発音し、2音、3音と長くしていきます。試しに「ぱぱぱぱ……」「たたたた……」「かかかか……」「らららら……」と発音してみてください。きれいに発音できているでしょうか。スピードを速くしても、もつれたりしないでしょうか。そのほか、単語や文章の音読を練習します。

発音のための専用テキストは最近多く出版されていますが、詩や著名人の格言、早口言葉などを利用して音読の教材にすることもあります。

③会話や長い文を話す応用訓練

普段は言語訓練室でリハビリを行いますが、より実際的な場面で話す訓練をすることが大切です。人が多く集まるところや騒音が大きい場所も、構音障害のリハビリの場となります。また、電話の声は聞き取りにくさが増すため、あえて練習を行います。

会議でスピーチを行ったり、親戚の集まりで挨拶を行う必要があるなど、患者さんの必要性に合わせて発音の練習を行っています。

●構音障害の代償手段

●パソコン・50音表・携帯用会話補助装置

構音障害が重い場合、話し言葉だけでは伝えたい内容が相手に分かってもらえない状態になることがあります。そのため、パソコンで文字を入力して伝える方法、50音表を指さして伝える方法、文字盤を押すと音声が出る機器（＝携帯用会話補助装置）を使用するといった代償手段を検討し練習することも構音障害のリハビリです（写真4）。

●口の装具

舌がうまく動かない場合や、息が鼻から漏れて聞き取りにくい音になる場合は、口の中に補助的な役割を行う装具を作製します。軟口蓋挙上《なんこうがいきょじょう》装置（図2）、舌《ぜつ》接触《せっしょく》補助床《ほじょしょう》（図3）と呼ばれるもので、歯科で作製しています。

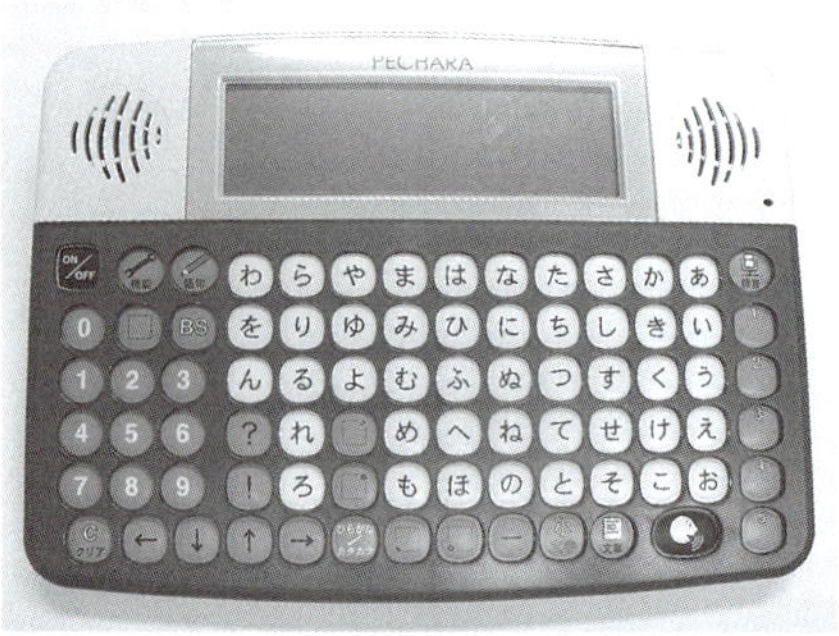

［写真4］携帯用会話補助装置（ボイスキャリーペチャラ、Pacific Supply）：文字を押すと画面に文字が表示され、音声も同時に出ます。

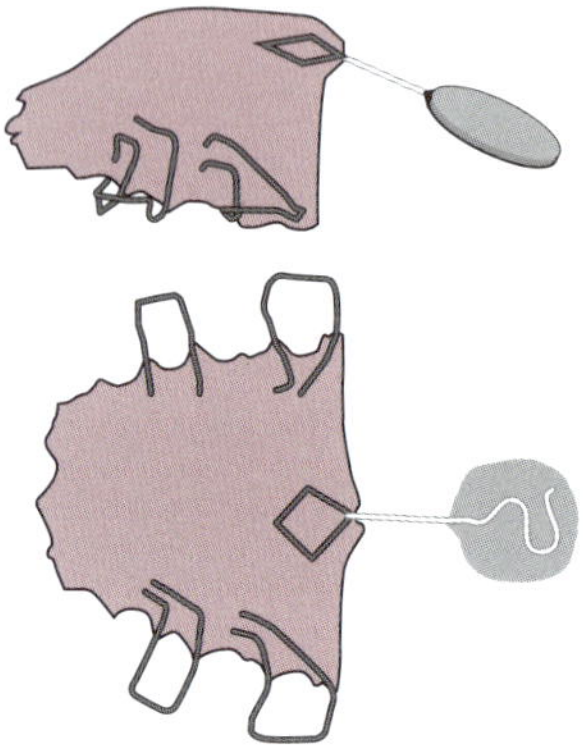
［図2］軟口蓋挙上装置
口の中の奥の天井部分（軟口蓋）を持ち上げ、息が鼻から漏れにくくなるようにします。

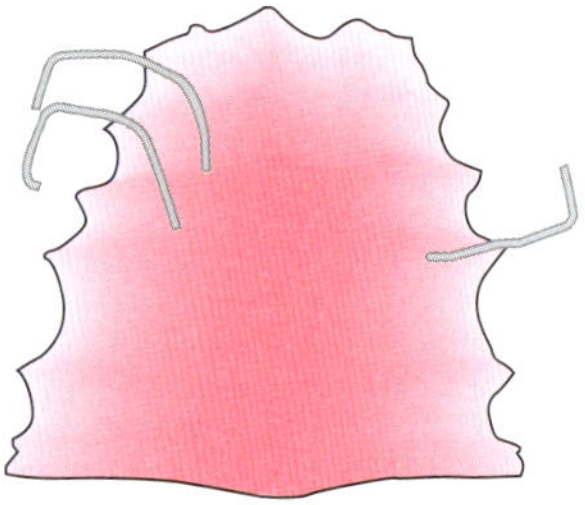
［図3］舌接触補助床
口の中の天井部分に装着して厚みを持たせ、舌先が天井部分に届きやすくなるようにします。

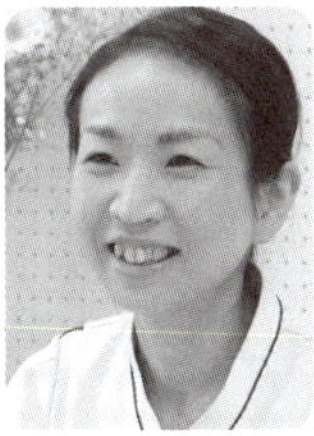

摂食嚥下障害——食べる・飲み込むことの障害

リハビリテーション部
リハビリマネージャー（言語聴覚士） 渡邉《わたなべ》 光子《みつこ》

●摂食嚥下障害とは

摂食嚥下《せっしょくえんげ》障害《しょうがい》とは、食物を口の中に入れ、よく噛《か》み砕いて、飲み込み、胃へ運ぶ一連の流れのどこかが障害され、食べ物を上手に食べられなくなった状態を言います。摂食嚥下障害になると、物を食べても、うまく噛むことができない、口の中に食べ物が残る、のどの奥に食べ物が引っかかる、といった症状が現れます。

通常、食べ物は、口→食道→胃へと運ばれます。のどの奥から食道までの通過は0・5秒という瞬間的で複雑な反射運動で行われています。ところが摂食嚥下障害になると、食べ物が口から食道へ運ばれずに、誤って気管へ入ってしまうことがあります（図1）。これは「誤嚥《ごえん》」と呼ばれています。誤嚥が起き、気管に食べ物が入ると、口の中の細菌も一緒に気管から肺へと入り込みます。

肺に細菌が入ると、炎症を起こして肺炎になる危険性があります。このような肺炎を特に「誤嚥性肺炎《ごえんせいはいえん》」と言います。

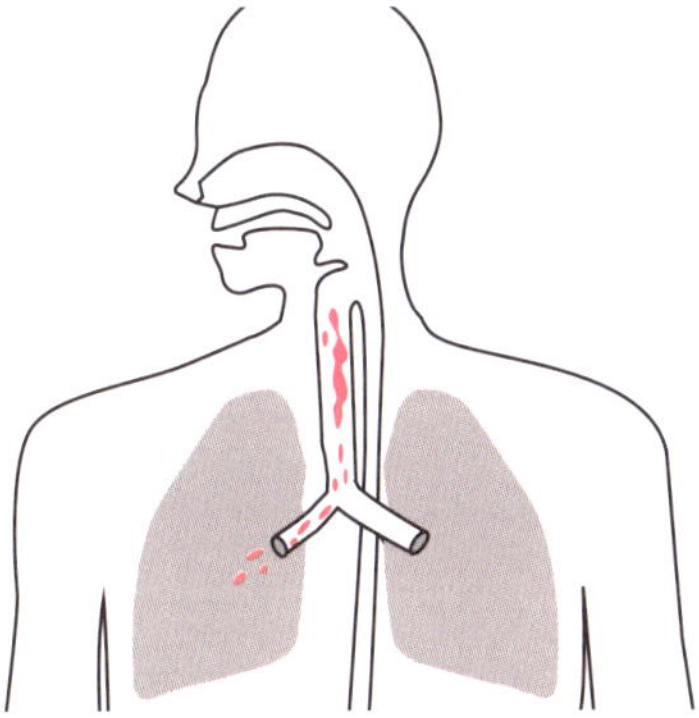

［図1］誤嚥の様子

また、食べ物がうまく噛み砕かれない状態で気管に誤って運ばれた場合、その食べ物が気管を塞ぎ（窒息）、呼吸ができなくなるという、命に関わる危険な状態となることもあります。

現在、日本人の死亡原因の第3位は肺炎です。その多くは高齢者による誤嚥性肺炎と考えられています。摂食嚥下障害は私たち日本人の死亡原因に関わるほど、大きな影響を与えているのです。

●摂食嚥下障害の原因は？

脳卒中は身体に麻痺《まひ》を生じさせることが多い病気です。従って、脳卒中になると、口やのどの動きが悪くなることがあり、摂食嚥下障害を引き起こす原因になります。そのほかに、口や舌、のどの病気＝舌炎《ぜつえん》、咽頭炎《いんとうえん》、口腔《こうくう》・咽頭腫瘍《いんとうしゅよう》なども摂食嚥下障害の原因になります。

また、人は加齢により、口、のどの動きが少しずつ低下していきます。このため、大きな病気をしていなくても、摂食嚥下障害になる方も多くみられます。このように、摂食嚥下障害は、高齢化が進むわが国の避けられない問題ともいえます。

●摂食嚥下障害のリハビリ

摂食嚥下障害を診断するためには、のどの動きを撮影し観察する嚥下造影《えんげぞうえい》検査（VF）や嚥下内視鏡《えんげないしきょう》検査（VE）などで検査を行います（↓P158）。リハビリには、食べ物を使わない基礎訓練と、食べ物を使って行う摂食訓練があります。

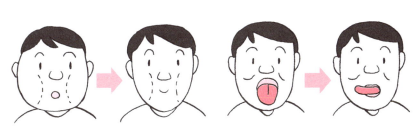

［図2］基礎訓練の一例：このように口や舌を動かし鍛えます。

●基礎訓練

まだ普通に口から食事ができない方でもできる安全な訓練です。基礎訓練は食べ物を使わない訓練で、摂食嚥下に関わる諸器官のトレーニングが主体です。呼吸訓練や、首、肩、舌、唇などの運動（図2）、発音訓練、その他特別な器具を用いて、のどの奥の筋肉をストレッチするバルーン訓練などがあります。

●摂食訓練

実際に食べ物を使って行う訓練です。ただし、誤嚥を引き起こす可能性があり、十分に注意しながら行います。患者さんの状態に合った安全な食べ物を選び、食べ方を検討しながら、慎重に進めていきます。

●ここが知りたい――摂食嚥下障害Q&A

Q 摂食嚥下障害を疑う症状は？

A 水を飲んだり、食べ物を食べたりしているときに「むせ」が起こる場合は要チェックです。むせは気管に水や食べ物が入ったり、入りかける際に起こります。また、高齢者や摂食嚥下障害の患者さんは「むせる」こと自体ができない場合があり、むせがないから安心とはいえません。むせのほかに、痰《たん》が増えたり、熱が出たり、あるいは体重の減少といった症状が摂食嚥下障害を疑うサインです。

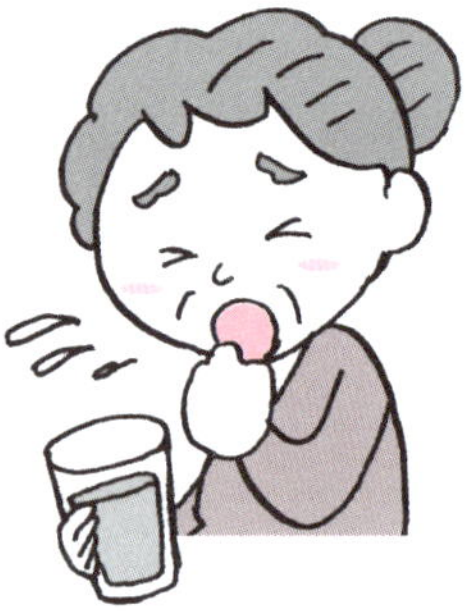

Q 口からうまく食べられないときは、どうなるのでしょうか？

A 摂食嚥下障害があるのに、無理して食べていると、栄養が不足して筋力や持久力の低下を招き体調を崩すおそれがあります。また、誤嚥性肺炎になる危険性があり、摂食嚥下障害を悪化させることにつながりかねません。口から食べる訓練を効果的に行うためには、口から食べることだけにこだわらず、鼻や口からチューブで直接胃に栄養を送り込む栄養方法である経腸栄養《けいちょうえいよう》で栄養をしっかり送り込み、栄養状態を良くすることが必要な場合もあります。

Q 摂食嚥下障害は良くなりますか？

A 摂食嚥下障害の程度や患者さんの年齢によってリハビリの結果はさまざまです。当院で２０１５年に入院した患者さんのうち、入院時に3食とも口から食べられずに管から栄養を摂取する経管栄養だった方は54人でしたが、そのうち22人（約41％）が退院時に3食、口から食べられるようになりました。

口から食べられる方の中にも、通常の食べ物を食べられるまでに回復される方もいれば、安全に食べられるように工夫をした食べ物（嚥下《えんげ》調整食《ちょうせいしょく》〈→P２３８〉）を食べる必要のある方もおられます。

Q 摂食嚥下障害にならないためには？

A もちろん、原因となる病気の予防が第一です。そのほかには、普段から口やのどを多く使う生活をしましょう。歌を歌ったり会話をしたりすることが、口やのどの筋肉を使う訓練になります。口の中の細菌を増やさないため、歯磨きを欠かさず行ってください（➡P202）。また、水分や栄養をしっかり摂り、筋力が落ちない身体づくりをすることも大切です。

知っ得コラム 7

嚥下造影検査(VF)、嚥下内視鏡検査(VE)

食べ物を飲み込むときの咽頭《いんとう》(のど)の状態を外から見ることはできません。そこで、特殊なカメラを使って飲み込みの様子を撮影します。それが、嚥下造影検査(VF: Videofluoroscopic examination of swallowing)や、嚥下内視鏡検査(VE: Videoendoscopic examination of swallowing)です。

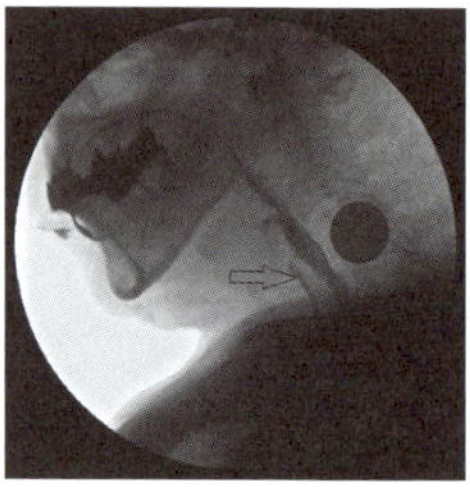

[写真1] VFの画像
矢印のところで食品が誤嚥しています。

嚥下造影検査(VF)は、胃のバリウム検査で用いるX線TV装置を使用して、バリウムの入った食べ物を食べてもらい、その状態を観察します。黒く映った部分がバリウムの入った模擬食品で、その動きを観察することで誤嚥、つまり食べ物が気管に入っていかないか、のどにとどまり食道に流れにくくなっていないか(残留の有無)などを判断します(写真1)。

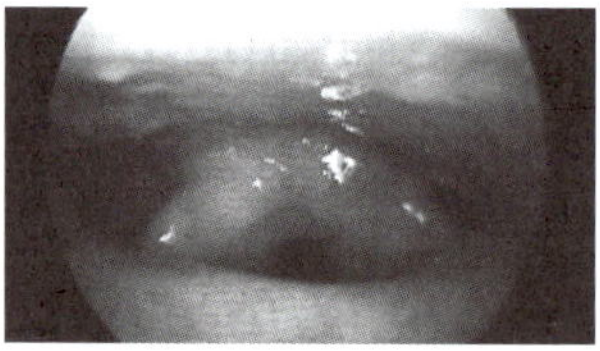

[写真2] VEの画像

嚥下内視鏡検査(VE)は、鼻から直径約3㎜の鼻咽腔喉頭《びいんくうこうとう》ファイバースコープを入れてのどの状態を観察する検査です。唾液《だえき》や痰《たん》がたまっていないか、食べ物を食べたときの飲み込みの様子や誤嚥の有無、食べ物がのどに残っていないかなどを観察します(写真2)。

水、とろみのついた水、ヨーグルト、ゼリーなど食形態の違うものを使用し、食べるときの姿勢を変えて検査を行い、どんな食べ物をどのような姿勢で食べればいいかの判断を行い、実際の食事内容やリハビリ訓練などに役立てています。

ＶＦは、Ｘ線ＴＶ装置を使用するため放射線被ばくがあることで場所、時間の制約がありますが、ＶＥはＸ線を使わないので放射線被ばくの心配もなく、持ち運ぶことができるので診察室や病室のベッドの上でいつでも検査を行うことができます。バリウムの入った食べ物を用意する必要もありません。のどの粘膜を直視することができるので、のどの形態に異常がないか判断ができます。食べる前からのどが汚れて唾液や痰がたまっている場合は、嚥下機能の低下が考えられます。

しかし、ＶＥではファイバースコープの先端がのどにあるため、噛み砕き(咀嚼《そしゃく》)の様子や舌の動き、食道を通過する様子は観察することができません。こちらはＶＦで確認することになります。

(臨床部放射線科　主任(放射線技師)　村上《むらかみ》 弘典《ひろのり》)

排泄障害——デリケートな障害

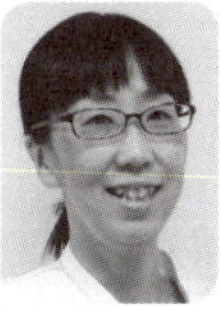
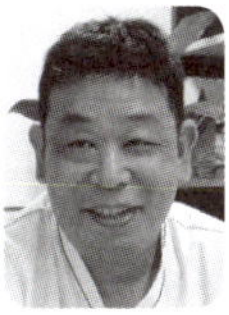
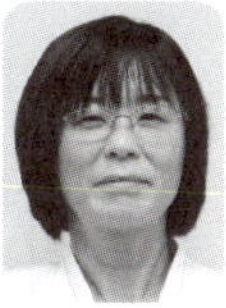

看護介護部（看護師）山﨑《やまさき》 奈津子《なつこ》（左）
看護介護部（脳卒中リハビリテーション看護認定看護師）渡邉《わたなべ》 賢一《けんいち》（中）
看護介護部 部長（看護師）杉本《すぎもと》 真理子《まりこ》（右）

●排泄障害を諦めない！

排泄《はいせつ》（排尿・排便）は、生まれてから死ぬまで続く生命の営みで、日常生活の中で誰もが毎日、複数回、必ず繰り返し行います。ひとたび排泄に問題が起こると、命に別状はなくとも、生活していくうえでは大きな支障をきたします。しかも、他人には相談しにくいものです。

しかし、ちょっとした工夫や体操で改善することもあります。「年だから……」「今さら……」と諦《あきら》めずに、少しでも楽に生活できるよう、改善を目指しましょう。

●排尿障害とその対策

排尿障害には、ためることが難しい「蓄尿障害」と、出すことが難しい「排出障害」があります。

●蓄尿障害

ためることが難しい障害です。トイレに行く回数が多い「頻尿《ひんにょう》」、急に強い尿意が出現し、尿が漏れそうになる「尿意切迫感」、尿意切迫感を伴い、トイレまで我慢できずに尿が漏れる「切迫性尿失禁」、咳《せき》やくしゃみ、重いものを持つなど腹圧《ふくあつ》がかかったときに尿が漏れる「腹圧性尿失禁」などがあります。

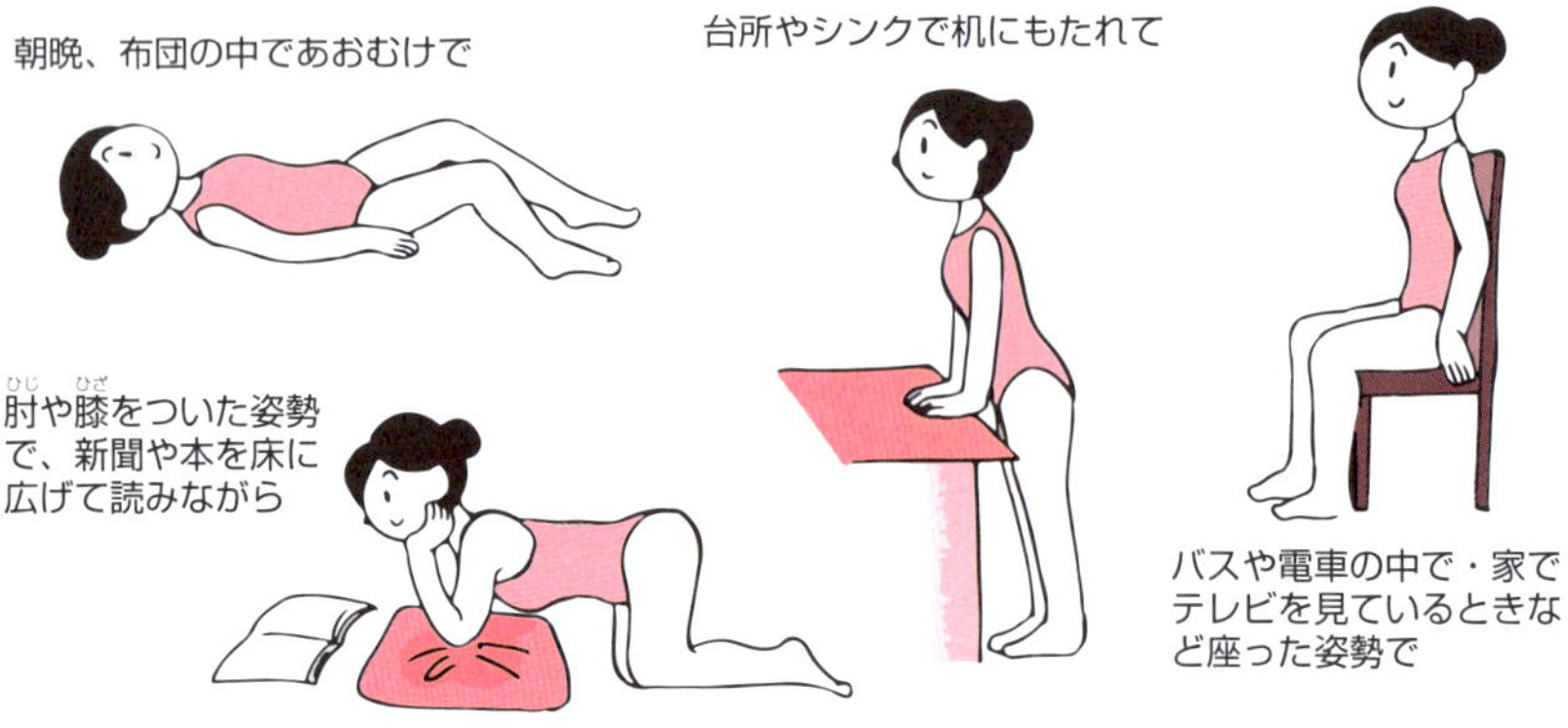

［図1］このようなときに骨盤底筋体操はできます。

●蓄尿障害への対応

切迫性尿失禁や腹圧性尿失禁には骨盤底筋《こつばんていきん》体操が有効です。骨盤底筋とは骨盤の底にある筋肉で、排尿排便に大きく関わります。骨盤底筋が弱まると尿道を締める力が弱まり、尿漏れが起こります。骨盤底筋体操で緩んだ骨盤底筋を鍛えて、尿漏れを改善することができます。効果が現れるまで少なくとも1か月～3か月はかかりますが、家庭でも外出先でもできる体操です（図1）。

1. 身体の力を抜いてリラックスします
2. 背筋を伸ばし、足を肩幅くらいに開きます
3. 肛門や膣《ちつ》を締めます
4. 5つ数える間、肛門や膣を締めたままにします
5. 5つ数えたら、ゆっくり力を抜きます

回数は筋力の状態によって異なるため、医師や看護師と相談して自分に適した回数を決めましょう。改善が見られない場合も相談が必要です。

●排出障害

出すことが難しい障害です。尿が出るまでに時間がかかる、残尿

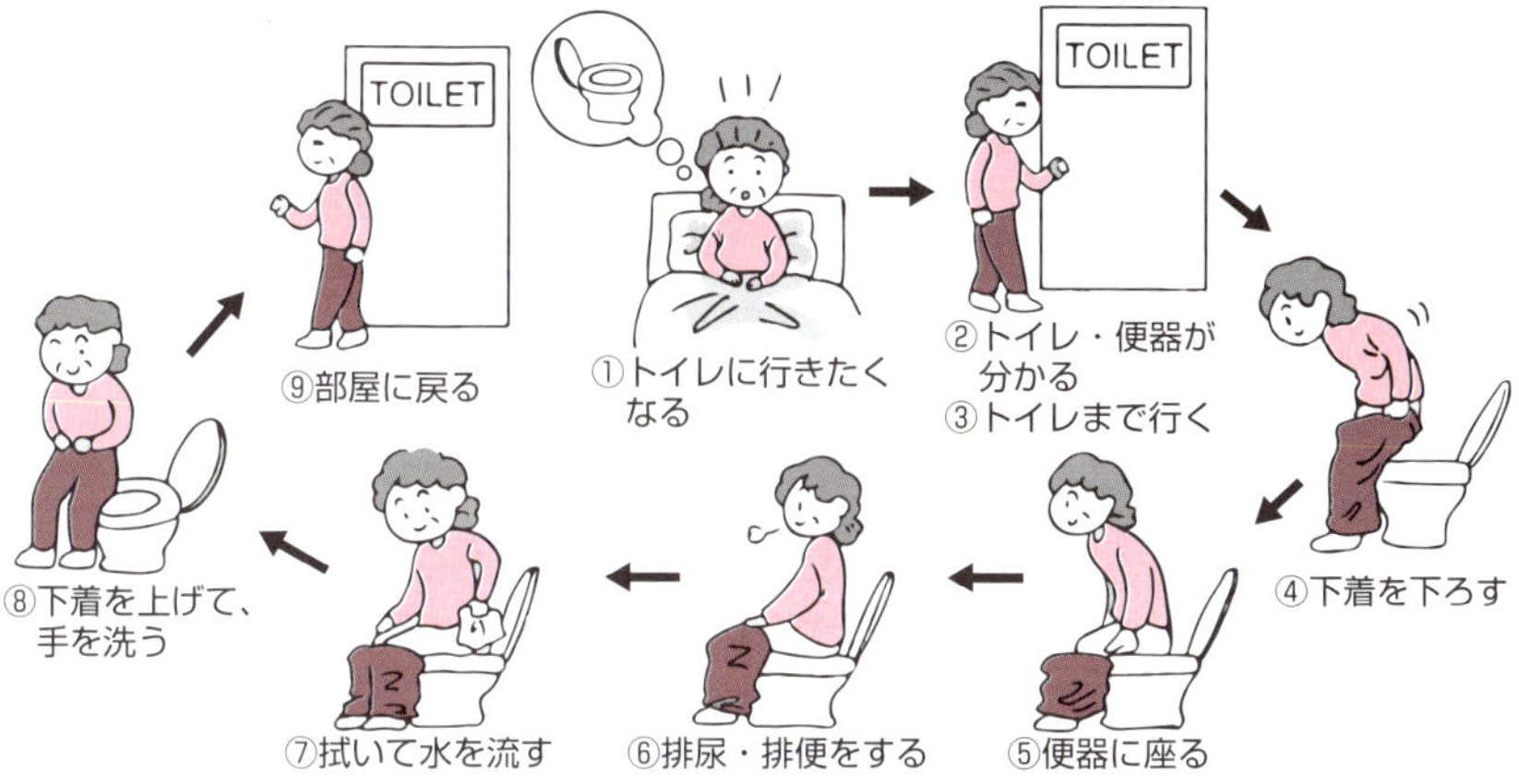

［図2］ 排泄動作のどこが難しいのかをよく見極めて対応しましょう。

感がある、尿が出始めてから終わるまでに時間がかかる、尿の勢いがない、尿が途中で途切れる、尿が近い、などの症状があります。前立腺肥大《ぜんりつせんひだい》などが原因で起こることがあり、尿意切迫感や切迫性尿失禁を伴うこともあります。

尿が出にくく、膀胱《ぼうこう》の中にいつも尿がたまった状態は膀胱炎の原因になります。また、1日中トイレのことが気になり、生活もままなりません。

●排出障害への対応

排出障害の原因には、前立腺肥大や尿路結石、神経因性膀胱（脊《せき》髄《ずい》・脳神経が損傷し、排尿機能が障害された状態）などがあります。症状があるときは早めにかかりつけ医や泌尿器科を受診しましょう。

●認知症や脳卒中の方に多い機能性尿失禁

認知症や高次脳機能障害の影響により排泄動作ができない、身体の麻痺《まひ》によってトイレまで間に合わないときに起こる失禁を、機能性尿失禁と言います。排泄は膀胱や尿道、直腸や肛門の働きだけで成り立っているわけではありません。

①トイレに行きたくなる②トイレ、便器が分かる③トイレまで行く④下着を下ろす⑤便器に座る⑥排尿・排便をする⑦拭いて水を流

食物繊維の多い野菜や果物を食べる

	おすすめの商品
便を軟らかくする	海藻類、こんにゃく、オクラ、果物（バナナやリンゴ）など
便の量を増やし形を作る	たけのこ、ごぼう、豆類、芋類、きのこ類などの野菜
腸内の善玉菌を増やす	ヨーグルト、納豆、キムチ、チーズなど
腸の動きを高める	ガーリック、オリーブオイル、タマネギ、サツマイモなど
便を出しやすくする	油類

食事量が不足しても便秘になるので、食事を抜かずに規則正しく食事を摂るよう心掛けてください。1日1.5〜2Lくらいの水分も摂るようにしましょう。

［表］食事による便秘対策

す⑧下着を上げて、手を洗う⑨部屋に戻るという一連の流れによって成り立ちます。機能性尿失禁の場合は、膀胱や尿道の障害はありません。排泄動作のどこが難しいのかをよく見極めて対応します（図2）。

下着を下げたり上げたりすることが難しい場合は、動作の練習をしたり、脱ぎはきしやすいズボンやスカート、下着を選ぶなどしてできるだけ自分でできるように工夫します。また、オムツやポータブルトイレをうまく使うといいでしょう。

●排便障害とその対策

旅行や出張中に便秘をした経験はありませんか。トイレがいつもと違う、友人や上司と一緒の部屋で行きづらい、そういえば水分をあまり摂っていなかった、など。便は食事や水分摂取とも密接に関わり、環境やストレスなどにも大きく影響されます。

便の回数は1日に1〜3回、3日に1回程度の頻度《ひんど》でもよいといわれています。理想的な便は、適度な軟らかさがあり、黄色から茶褐色で少し酸っぱい匂いがします。

排便障害には便秘、下痢、便失禁などがあります。排便障害が起こると本人だけでなく、介護する方の負担も大きくなります。食事、運動、ストレス、環境などを見直し、良い排便習慣をつくっていきたいですね（表）。運動は高齢者や寝たきりの人には難しいかもしれませんが、背筋を伸ばして早歩きだ

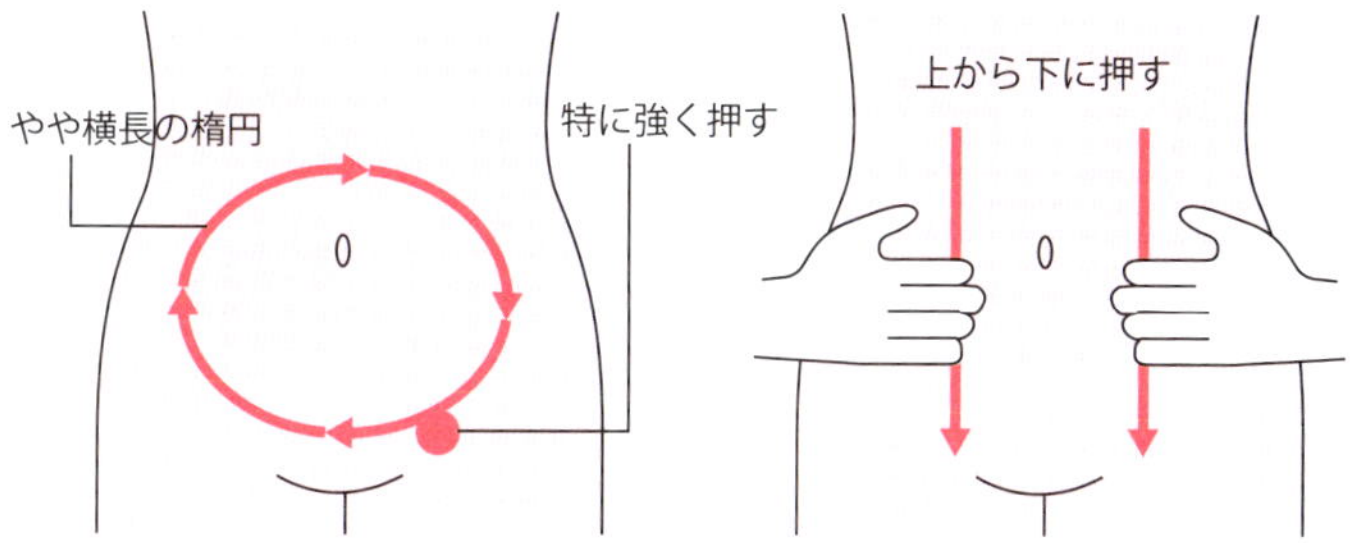

［図3］腹部マッサージ

けでも効果がありますし、寝ている時間が長い方は身体を起こして座るだけでも効果があります。

また、お腹《なか》のマッサージも有効です（図3）。大腸は右側から左側に走行しているので、「の」の字を描くように右回りにマッサージしましょう。おへその両脇を上から下に、腹式呼吸をしながら押すことも腸の刺激になります。

便秘のときは、排便前に洗浄便座を使ってみましょう。洗浄の水の刺激で肛門が開き、排便しやすくなります。

服用している薬に排便障害を引き起こす作用を持つものがあるかもしれません。かかりつけ医に相談することも忘れずに。

●排泄と姿勢の関係

身体の構造上、尿や便は座った方が出やすくなっています。横になったままだとお腹に力が入りませんし、尿や便が上から下に落ちる重力も働きません。できるだけ座ってできるようにしましょう。

便のときの姿勢はロダンの「考える人」くらいの前かがみの姿勢が望ましいのですが、難しい場合はなるべく前にかがんだ姿勢が取れるように工夫してみましょう。福祉用具もありますので、ケアマネジャーに相談してみましょう。

柴本礼（著）　主婦の友社

一家の大黒柱である夫が、ある日突然クモ膜下出血となり、高次脳機能障害を発症してしまった。そんな夫との日常生活を著者がユーモラスにマンガで描いています。もちろん、単なるマンガではなく、見た目には分かりにくい高次脳機能障害が、実際に一緒に暮らす妻の視点で書かれており、障害の理解に役立ちます。1作目では病気になってからリハビリを経《へ》て社会復帰されるまで、2作目ではその後の様子と家族会や社会制度のことも説明されています。

1作目は障害を周囲の人に相談できず、また理解もされず、自分が病気であることを理解できない（病識がない）夫を、1人で支えるという本当に大変な苦労がひしひしと伝わり（でも明るく描かれています）、同じような立場の方には力強い支えになるのではないでしょうか。11歳になる私の娘も「面白い」といって2冊とも読んでいましたので、そういった立場にない方も、本当に分かりやすく高次脳機能障害を知ることができます。

●『腕と指のリハビリ・ハンドブック』

安保雅博（監修）　講談社

東京慈恵会《じけいかい》医科大学で実践している上肢《じょうし》のリハビリプログラムを、自宅でもできるようにアレンジして紹介したものです。専門家でないと分かりにくい麻痺の段階を、分かりやすいフローチャートで紹介し、患者さんでも判断できるようになっています。

そして、そのステージごとにふさわしいリハビリメニューが紹介されています。豊富な写真と、リハビリのポイントが分かりやすく記載されており、しかも財布を持つ練習や靴ひもを結ぶ練習など、生活上の動作を具体的に取り上げています。当院でも行っている磁気刺激と集中的作業療法を組み合わせた訓練（NEURO－15）や、ボツリヌス療法の説明もあります。

●『失語症のすべてがわかる本』

加藤正弘　小嶋知幸（監修）　講談社

失語症は見た目には分からない障害であり、医療の提供側からの説明も必ずしも十分ではなく、患者さんや家族にとって精神的な負担が大きいことがあるかもしれません。この本は、そのような患者さんや家族に「すぐに役立つ」ことを目的に書かれています。脳卒中という病気の説明から始まり、失語症説明に加え、特に家族が知っておくと有用な、患者さんとのコミュニケーションのコツが書かれています。少し古い本ですが、失語症のポイントは変わりません。イラストも豊富で100ページほどの分量ながら大切な事柄に絞った内容になっています。

●『家族のための介護入門』

岡田慎一郎（著）　PHP新書

⬅166ページへ

知っ得コラム 8

お薦めリハビリ書籍

当院の推薦図書を中心にリハビリ関連の書籍を紹介します。自分で選ぶときの参考にしてください。

●『1人でもできるリハビリテーション―脳卒中・脳損傷・高次脳機能障害からの回復』

橋本圭司（著）　法研

脳卒中や高次脳機能障害のリハビリについて、分かりやすく、基本的で最も大切な部分が説明されています。「1人でもできる」という題名にあるように、退院後のリハビリについて書かれており、専門家がたとえいなくても、これを読んで実践ができれば充実したリハビリになると思います。

100ページほどの本ですが、杖《つえ》や車いすの選び方から運動麻《ま》痺《ひ》、高次脳機能障害への対応など、脳卒中後のリハビリの全体を網羅しており、読みやすい文とイラストで紹介されています。

●『図解脳卒中のリハビリと生活―より質の高い暮らし（QOL）のために』

木村彰男（監修）　主婦と生活社

脳卒中のリハビリに関することが、非常に詳しく書いてあります。脳の仕組みや脳梗《のうこう》塞《そく》、脳出血の違いなど病気自体の説明に始まり、急性期や再発予防のための治療法、病院でのリハビリの具体例、自宅でのリハビリ、介護保険など、網羅的に書かれています。少し難しいところがあると思いますが、事典のように自分に必要なところを探して読んでもいいでしょう。2008年発行のため保険制度などの最新情報は確認する必要があると思いますが、それを踏まえていただければ問題ありません。

●『新版　家庭でできるリハビリテーション』

隆島研吾（著）　法研

理学療法士である著者が書いた、イラスト満載の、自分でできる運動のリハビリの本です。このページで紹介している橋本先生の本は高次脳機能障害について、木村先生の本は自主トレもありますが脳卒中について網羅的な紹介ですので、とにかく「運動」について自分でできるリハビリが知りたいという方はこの本がお薦め。読む方の状態別にAからDまでタイプ分類してあり、自分に最も当てはまるタイプのページを読めば、ふさわしい運動メニューが分かるようになっています。2013年発行のため、介護保険の自己負担額は最新情報の確認が必要ですが、リハビリの内容は変わりません。患者さん本人だけでなく、家族が患者さんに対してできる運動リハビリも紹介されているので、そのような家族の方にもお薦めです。

●『日々コウジ中―高次脳機能障害の夫と暮らす日常コミック』

柴本礼（著）　主婦の友社

●『続・日々コウジ中―高次脳機能障害の夫と暮らす日常コミック』

知っ得コラム 8

お薦めリハビリ書籍

➡164ページから

いざ病気や介護が必要になったときに役に立つ1冊です。介護保険制度を中心に、情報が分かりやすく書かれています。また、介護保険制度だけでなく、理学療法士であり、ケアマネジャーでもある著者の経験から、家族を介護する立場になった方へのアドバイスが、具体的な事例を通して説明されています。すぐには相談しにくい金銭的な悩みについても説明してあり、介護する立場になった方にはぜひ、お薦めの1冊です。

ただし、2010年出版の後、介護保険制度が改定されていますので、金銭負担など正確な情報を確認したい場合には、この本を参考に相談員に確認してください。

●『在宅生活を支える！　これからの新しい嚥下食レシピ』

江頭文江（著）　三輪書店

いわゆる訓練内容などを書いた書籍ではありませんが、リハビリには正しい食事で栄養を摂ることは非常に大切です。在宅で訪問栄養指導や相談などをされている栄養士の著者が、30種類の嚥下食《えんげしょく》レシピを紹介しています。飲み込みの障害である嚥下障害や、嚥下障害への対応が分かりやすく書かれています。

パサパサで食べにくい食パンをプリン液を使っておいしく食べるレシピや、パラパラの冷凍チャーハンにあんかけをすることで食べやすくする方法など、具体的でかつ、おいしそうなメニューが並んでいます。料理の仕上がりだけでなく、途中のポイントとなる調理過程も写真で説明があり、説明も簡潔で、日々の調理を少し助けてくれるのではないでしょうか。

●『「動かない」と人は病む　生活不活発病とは何か』

大川弥生（著）　講談社

最近、「生活《せいかつ》不《ふ》活発病《かっぱつびょう》」という耳慣れない言葉を聞くことが増えてきました。著者はその言葉の提唱者で、生活不活発病とその治療の考え方を述べた本です。生活不活発病は、「廃用症候群」ともいわれ、リハビリでは治療対象となる症状の最も重要なものの1つです。

実際の治療については、同じ著者が書いた、『新しいリハビリテーション』に詳しく載っていますが、一般の方にはこちらをお薦めします。介護をする立場であればもちろん、病気になった方や、健康な方も一読していただけると、リハビリの理解だけでなく、自身の健康寿命の延長に役立つかもしれません。

（リハビリテーション部　統括リハビリマネージャー（理学療法士）田中《たなか》 直次郎《なおじろう》）

第3章

新しい治療・技術のお話

近年、効果的にリハビリを行うためのさまざまな方法が報告されています。これらの中から、当院が導入しているものについてご紹介します。病気になったとき、治療の選択肢を広げるうえで、参考になればと思います。

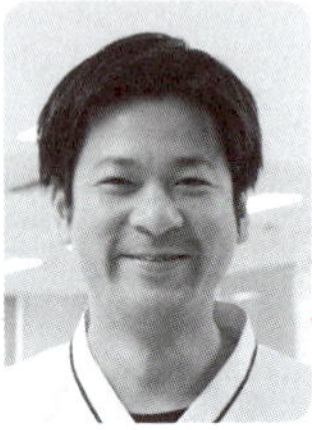

NEURO－15——磁気刺激と集中訓練で手の麻痺を改善

リハビリテーション部 主任（作業療法士） 漆谷《うるしだに》 直樹《なおき》

NEURO（ニューロ）は、東京慈恵会《じけいかい》医科大学附属病院リハビリテーション科の安保雅博教授グループが世界に先駆けて考案した、手指の麻痺《まひ》を改善するための新しい治療法です。反復性経頭蓋《はんぷくせいけいとうがい》磁気《じき》刺激《しげき》（rTMS）と15日間の短期集中作業療法を組み合わせて行います。

当院は2010年9月から、発症後1年以上が経過している片麻痺《かたまひ》患者さんを対象に、この治療プログラムを導入しています。15日間の入院治療のため、「NEURO－15（ニューロフィフティーン）」と呼んでいます。これまでに200人近い患者さんに実施してきており、副作用は一切見られず安全に治療を行っています。

● 磁気刺激が麻痺に効くメカニズム

磁気刺激装置を使って、大脳の手指を動かす運動領域に刺激を与えます。磁気刺激の役目は、それによって損傷した脳細胞を復活させるということではなく、左右不均等となった脳のバランスを整え、リハビリが行いやすい脳の状態にするということです。

従って、磁気刺激だけを行っても効果はありません。磁気刺激を行って良い状態にしたところで作業療法と自主トレーニングを行うことで、脳の代償能力が最大限に発揮され、麻痺の改善が期待できる、という原理です（図1）。

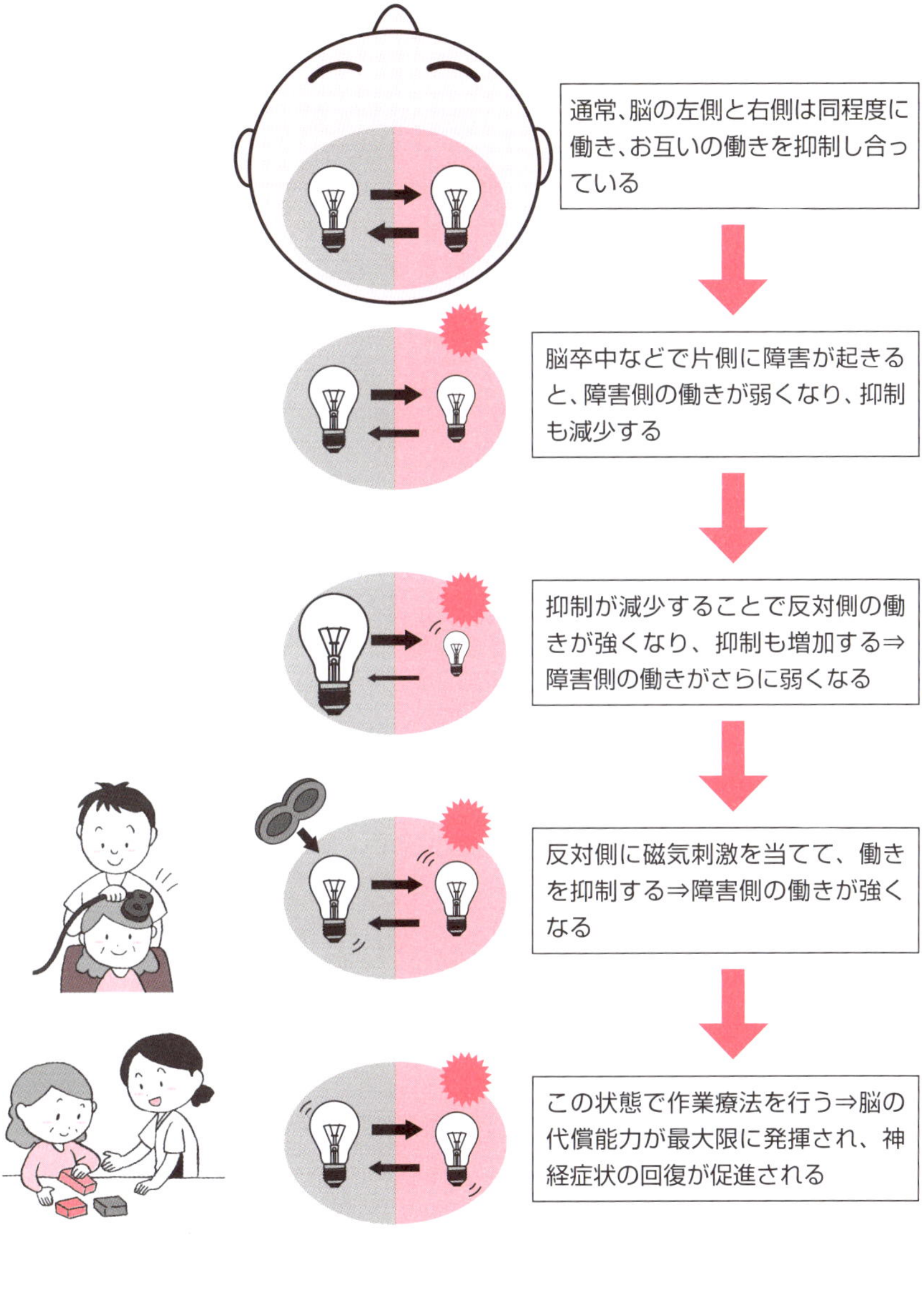

[図1] NEUROのしくみ

①脳卒中による腕と指の片麻痺を認める ※手指の握り離しができる（グーパーのグーは十分に行え、パーはわずかでも指間が離せること）
②治療時の年齢が16歳以上である
③認知機能がほぼ正常である（認知症ではなく、十分な記憶力と集中力が保たれている）
④うつ病でない
⑤透析をしていない
⑥頭蓋内に金属（クリップ、コイル、ステント）が入っていない。心臓ペースメーカーが入っていない
⑦少なくとも過去1年においてけいれんの既往がない（脳波検査で異常がない）
⑧全身状態が良好である（発熱、栄養障害、重度心疾患、体力的低下などがない）
⑨日常生活が自立している（自ら移動できるなど生活上では介助がいらない）
⑩現在の症状（上肢麻痺）の原因が、脳卒中（脳梗塞、脳出血、くも膜下出血）である

［表］rTMS適応基準

●治療を受けるまでの手続きは？

適応基準を全て満たしている患者さんだけが対象となります（表）。お申し込みされた方には、まずリハビリ科医師が診察を行い、治療の適応があるかどうかを判断します。

ＮＥＵＲＯ－15の治療を希望される患者さんは、かかりつけ医の紹介状を持参のうえ、当院の外来診察を受けていただきます。診察は毎週土曜の午前中に行っています。完全予約制ですので、当院の地域連携室へ問い合わせてください。また、ＮＥＵＲＯ－15を行っている施設は当院以外にもあります（図2）。

●スケジュールはどうなっているの？

15日間の入院治療となります。初日は診察や検査を行い、入院2日目から磁気治療を開始します。磁気治療とは、強い磁力を発生させる刺激装置を頭の近くに置き、瞬間的に頭に向け磁力を発生させることで、頭蓋《とうがい》内の脳自体を直接、刺激する治療です。脳を刺激するというと、少し怖い気がするかもしれませんが、副作用はほとんどなく、痛みは全くありません。

磁気刺激を約20分間行い、その後、作業療法士との個別リハビリを1時間行います。さらに、自主トレーニングを1時間行います。この

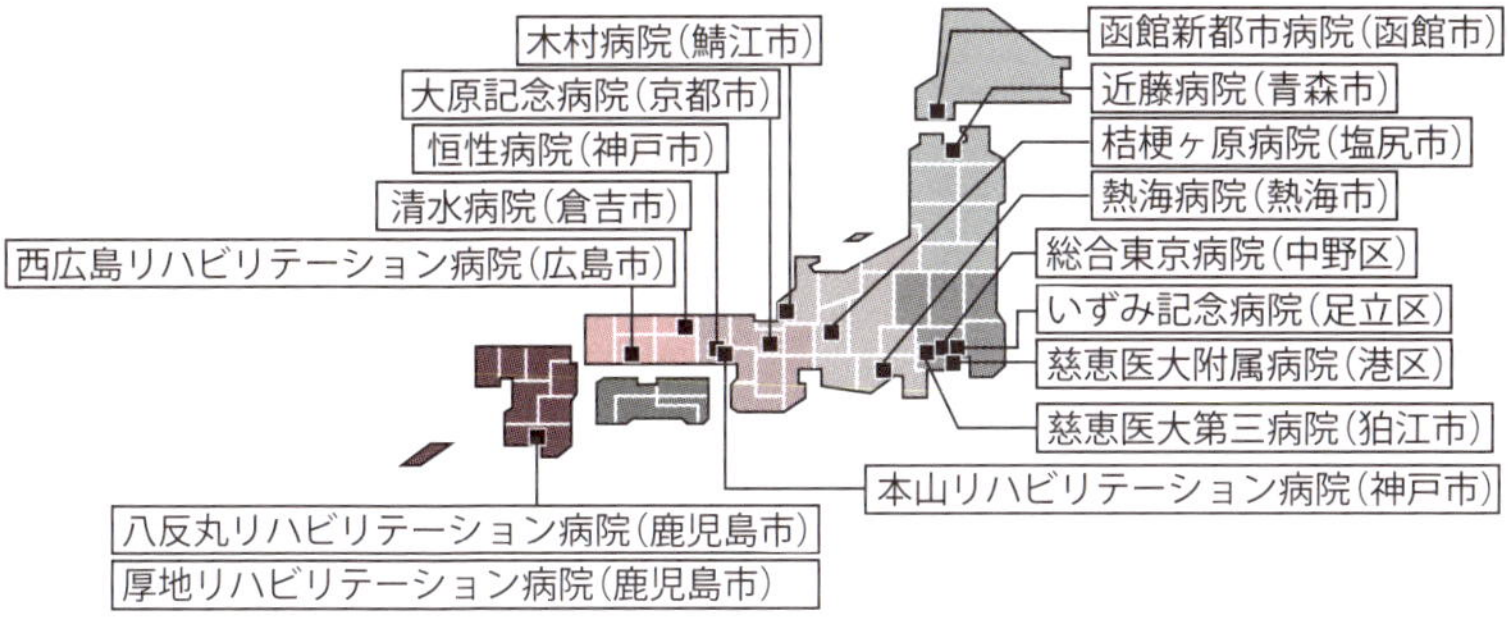

(参考:東京慈恵会医科大学リハビリテーション医学講座ホームページ)

[図2] NEURO-15 施行施設(2016年7月1日現在)

磁気刺激、作業療法、自主トレーニングの組み合わせを原則1日2回、午前と午後に行います。退院前日には入院時に行った検査を再度実施し、入院時との比較を行います。検査結果と治療効果は退院日に主治医が動画を用いて説明します。

●これまでの治療成績

当院でNEURO-15を行った患者さんは約200人、関連施設と合わせると2000人以上にのぼります。全ての患者さんに副作用などは見られず、安全に実施できています。手の機能も個人差は見られるものの、治療前に比べておおむね改善しています。

当院は退院の約4週間後に外来で手の機能の再検査を行っています。その結果、手の改善は退院後も持続していることを確認しています。

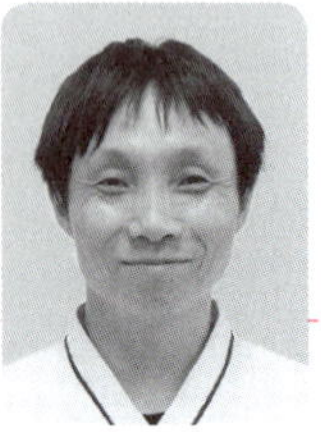

歩行アシスト ——より良い歩行のために

リハビリテーション部（理学療法士） 園田《そのだ》 泰《やすし》

日本は、もともと産業用ロボットが普及していたこともあり、高いロボット技術を持っています。リハビリや介護の分野でも実際に使用可能なロボットが増えてきました。例えば、食事や乗り移りの介助をするもの、手足の動きを助けるもの、動物型のもので、癒しや認知症の治療として効果が期待されるものもあります。ここでは特に当院でも導入している歩行支援ロボットについて説明します。

●歩行支援ロボットとは

最も有名なものは、日本製のものではＨＡＬ（ハル／Hybrid Assistive Limb）でしょう。これは足全体（付け根から足裏まで）に装着して、生体信号などをもとに筋肉の動きを察知し、装着した人の身体機能を増幅、拡張するものです。

当院は、本田技術研究所が開発し当院とも共同研究を行ってきた「Ｈｏｎｄａ歩行アシスト（以下、歩行アシスト）」を２００９年から導入しています（写真１）。歩行アシストは、センサーが股関節《こかんせつ》の動きを感知して、曲げ伸ばしをモーターでアシストします。こうすることで、足の振り出しを大きくし、歩きやすくすることを狙っています。総重量は２・８kgと軽く、装着時間は数分で、介助者１人で歩行練習ができます。

歩行の練習場所に制約を受けず、臨床的に使いやすいのが特徴です。現在はリハビリ訓練の際に使用する「治療用」ロボットですが、機能は歩行補助

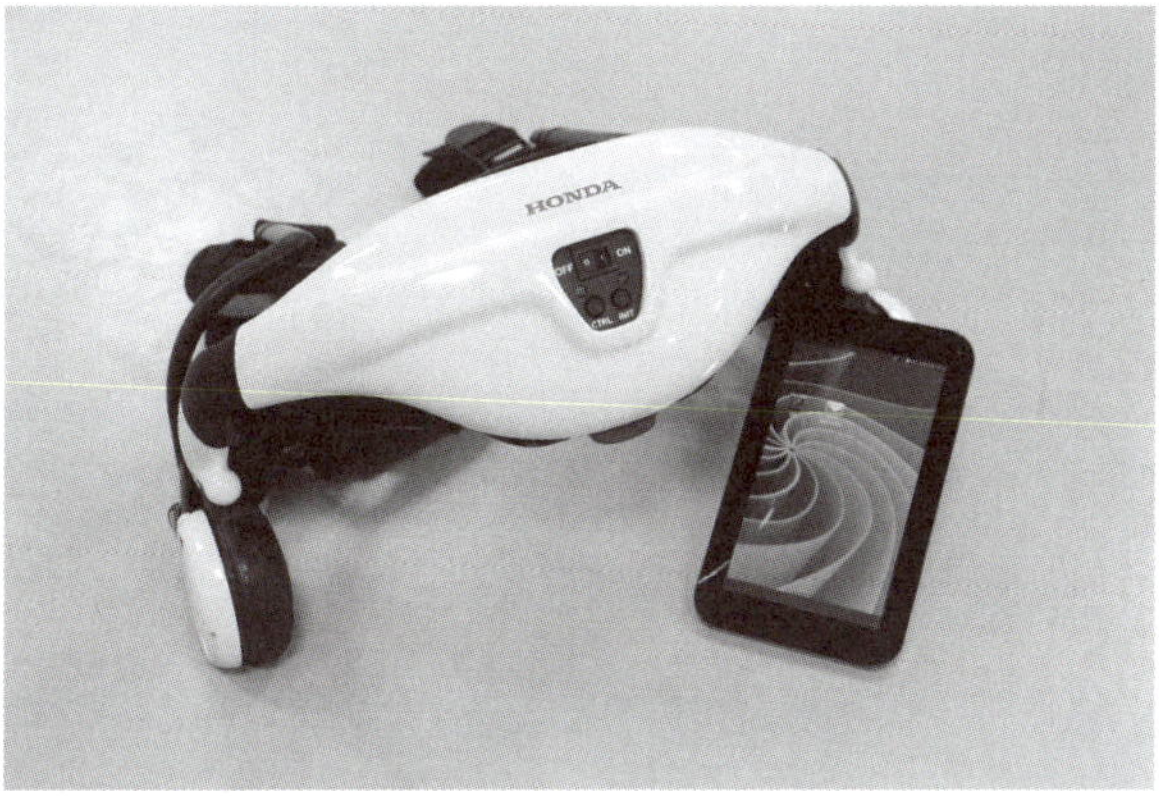

［写真1］Honda歩行アシスト

具に近く、将来的には日常の歩行をアシストするロボットとしての可能性を兼ね備えている機器といえます。

●歩行アシストの適応、効果と限界

歩行アシストは、歩行に伴う股関節の運動だけを補助し、歩行中の関節運動を全て制御するわけではありません。従って、歩けない対象者を歩けるようにするのではなく、歩ける対象者をよりよく歩けるようにすることを目的としています。

この点が前に述べたＨＡＬなどと異なる点です。股関節のアシストによって得られる効果に、①疲れにくくする②歩行リズムが改善する③歩行のフォームがよくなる——の3点が挙げられます。

健常者に歩行アシストを装着して歩行中の酸素消費量を算出したところ、普通の歩きでは7・1%、早歩きでは10・5%減少できる報告があります。また、脳卒中後の片麻痺《かたまひ》患者さんで、足の振り出しリズム、歩行姿勢の改善効果が認められました。

●当院での効果の検証結果

当院は導入当初より、理学療法士による歩行アシストの効果の検証を行ってきました。装着してすぐに健常者も患者さんも装着前より楽に歩けるようになり、特に患者さんの方が大きな効果が現れま

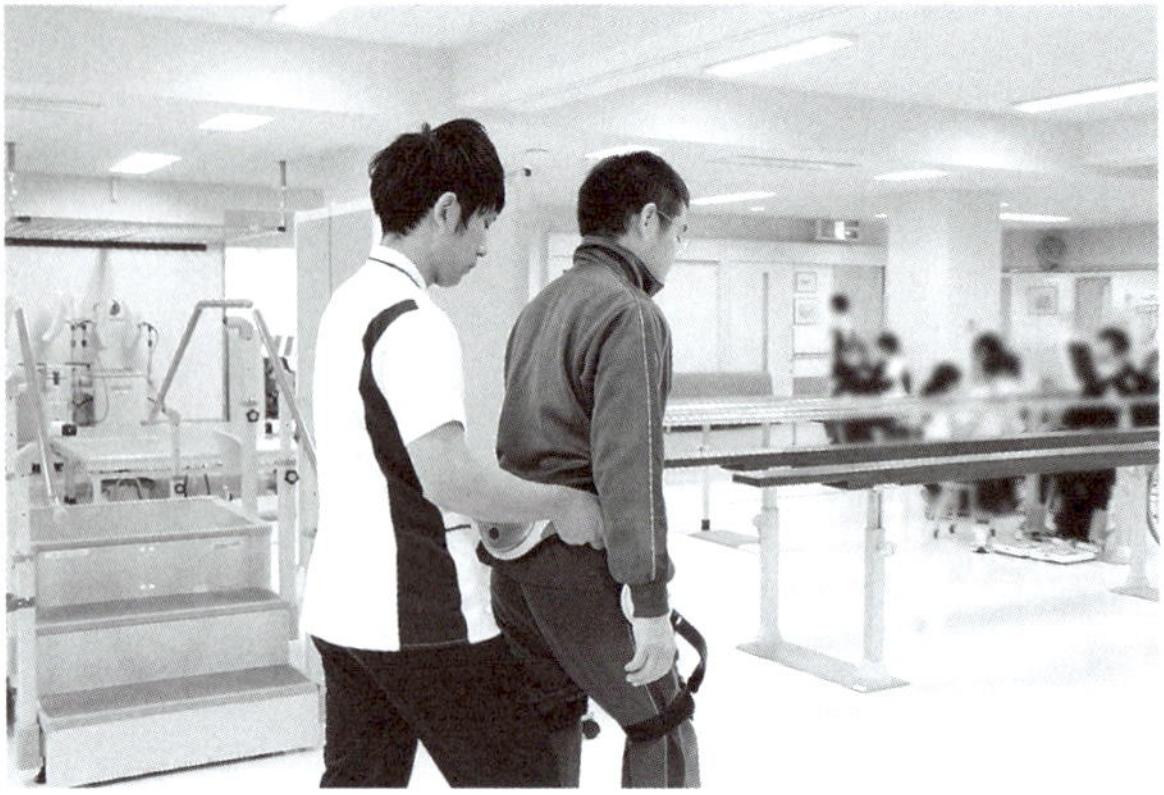
［写真2］ 歩行アシスト訓練風景

す。

片麻痺患者さんに2週間の歩行アシスト訓練（写真2）を実施したところ、比較的歩行速度の遅い患者さんに改善効果が見られました。また、失調症（脳卒中などにより運動時に手足の震えやバランスが障害される症状）の患者さんでも歩行速度が速くなる効果を認めています。

歩けない患者さんが歩けるようになる、というわけではありませんが、アシストを使って効率的に、たくさんの、質の良い歩行訓練を行うことで、より速く、より遠くへ歩けるようになるものと考えています。

●当院での実績と患者さんの声

これまでに当院で歩行アシストを用いてリハビリを行った患者さんは、約80人になります。使用した感想には、「歩きやすかった」「機械の重さは気にならなかった」「装着しているときはリズムがあり歩きやすかった」といったプラスの意見がありました。一方で、「機械がもう少し軽くなったらいい」「歩行アシストを外した後は足が重く感じた」といった意見も聞かれました（図）。

私たちはこれらの患者さんの声にこそ、真実があると考えています。メーカー側に患者さんの意見を届けるとともに、私たち自身も

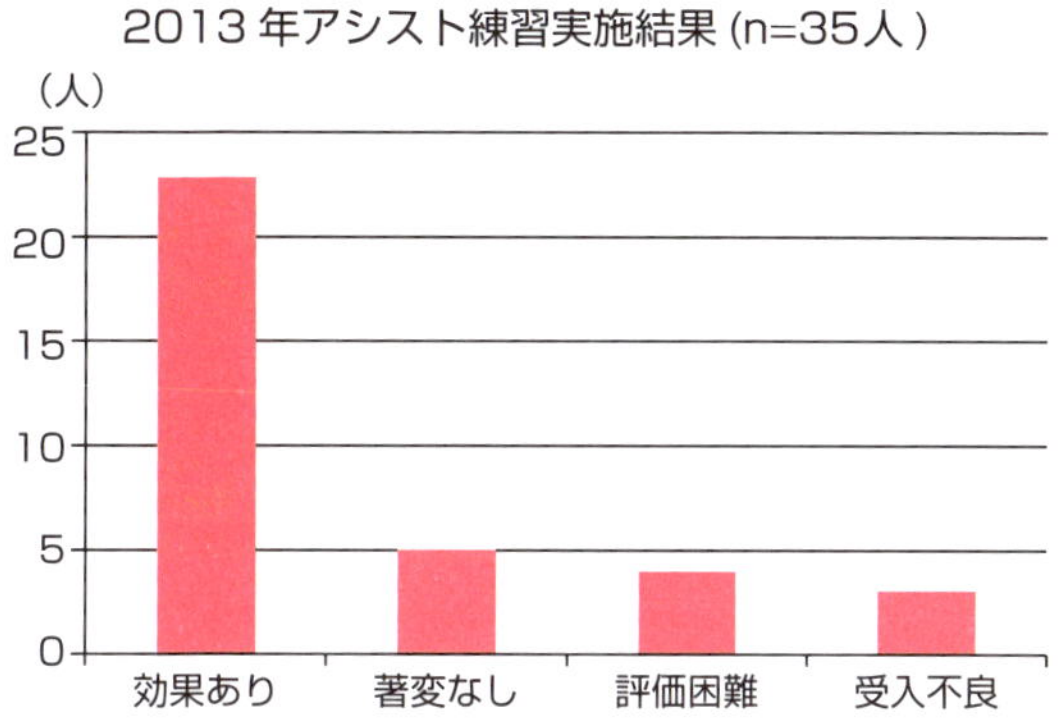

[図] 2013年に歩行アシストを使用した患者さんのデータです。歩行速度が改善するなど、一定の効果を認めたケースを「効果あり」としています。

そういった意見を大切にし、日々改善に取り組んでいきたいと感じています。

ロボットを含め、新しい技術はすぐにリハビリに役立つというわけではありません。特にリハビリや介護の分野では、本当に患者さんに役立つロボットになるには、まだまだ時間が必要なことは事実です。しかし、新しい技術の有効性や安全性を見極め、使い、さらに改善していくというサイクルは絶対に必要です。

当院は患者さんのリハビリ治療の効果をあげ、より良い生活を送っていただくためにも、こういった新しい技術にも積極的に取り組みたいと考えています。

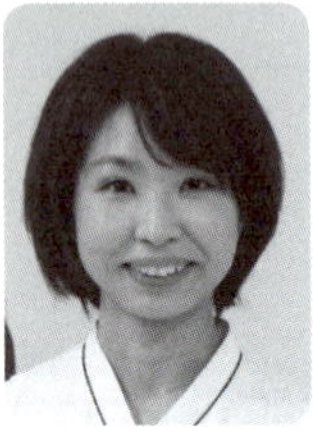

神経学的音楽療法——心と身体に効く音楽

リハビリテーション部（音楽療法士） 小池《こいけ》 みなみ

皆さんは好きな音楽を聴くと、ウキウキしたり、感動したり、歌いたくなったり、身体を動かしたくなったりしませんか。最近は音楽を病気の治療に生かす取り組みが始まっています。病気の治療に音楽を用いることを音楽療法と言い、特に脳や脊髄《せきずい》などの中枢神経が侵される病気の治療に音楽を使う場合には、神経学的音楽療法と言います。音楽を好まれない方でも、治療効果を実感され、機能回復につながっていることがあります。

当院は、２０１１年に神経学的音楽療法を導入し、現在、音楽療法士３人体制で、さまざまなジャンルの音楽をいろいろな方法で取り入れています。

●神経学的音楽療法とは？

音楽の持つ神経学的、生理的、心理的、社会的な働きを利用して、心身の障害の回復、機能の維持改善、生活の質の向上、行動の変容に向け、音楽を意図的、計画的に使用する療法です。脳血管疾患による意識障害、失語症（↓Ｐ１４２）、半側空間無視（↓Ｐ１７８）、注意障害（↓Ｐ１２７）、失行・歩行障害などがある方を対象に行います。

疾患に関わらず、病前に音楽を趣味活動や職業としていた方に対しても行うことがあります。患者さんの好きなものの中から治療目的にあった音楽を選び、治療に適する楽器を使用します。例えば運動機能の訓練の場合、運動合図として適切な合図を奏でられるオートハープ（図１）を使用します。

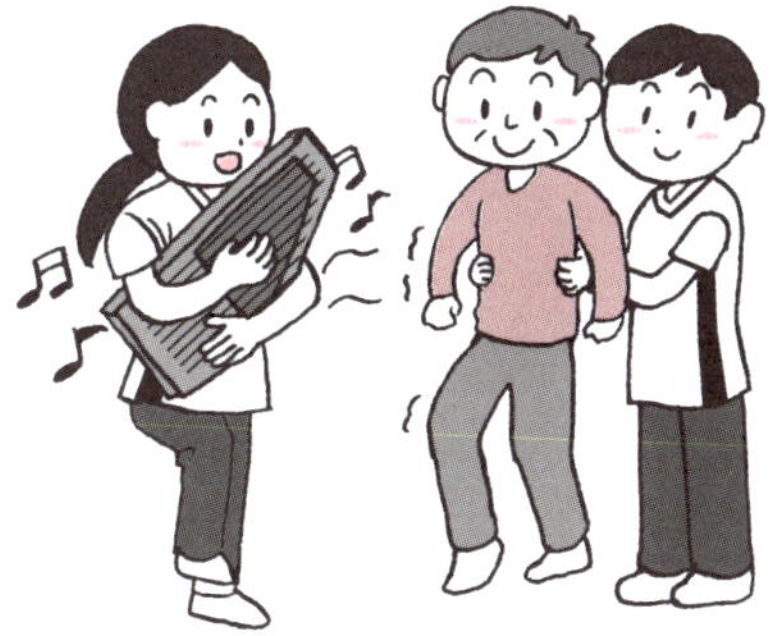

［図1］オートハープを使用したリズム歩行訓練

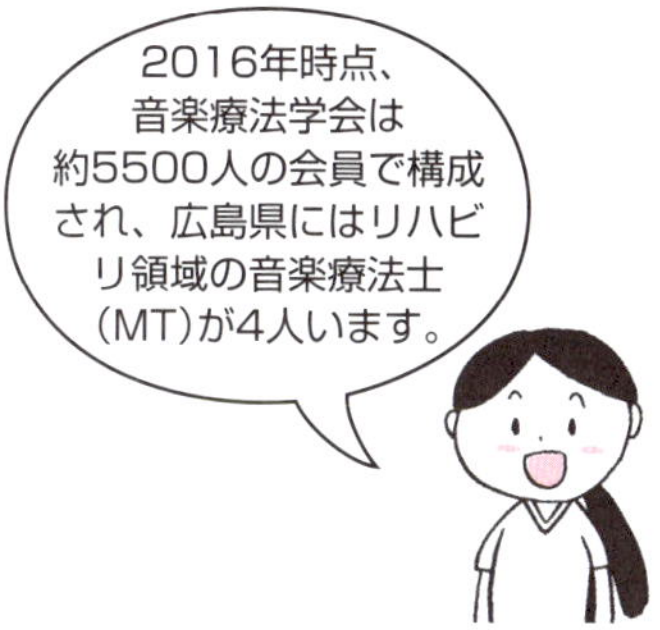
2016年時点、音楽療法学会は約5500人の会員で構成され、広島県にはリハビリ領域の音楽療法士（MT）が4人います。

●回復期での音楽療法は、どんなことをするのですか？

主に個別療法（20～40分間）で運動機能・認知機能・言語機能の訓練を、多職種の協同か音楽療法士の単独で行います。その後、向上した機能を利用して、集団活動の中で能力訓練、社会参加の援助をします。当院は、朝のラジオ体操、カラオケ、夕べの歌会などの活動を提供しており、希望される患者さんに参加していただいています。

神経学的音楽療法には、運動、認知、言語発話領域に関わるものなど、合わせて約20種の治療方法が存在します。その中でも、当院でよく利用するテクニックを紹介します。

●片麻痺患者さんの歩行障害に対する、リズム歩行訓練（図1）

音楽に合わせて歩行練習などを行い、動作パターンを安定させる訓練です。具体的には、患者さんが理学療法士と歩行訓練を行う際に、音楽療法士がメトロノームや患者さんの好きな音楽のリズムを用います。リズムや音楽が運動合図となり、患者さんの歩行リズムを調整し、動作パターンを安定させることを目指します。

好きな音楽を用いるため、リハビリへのモチベーションを引き出す効果も期待できます。最終的には、音楽のない場面でもよりスムーズに歩行できるようになることが目的です。

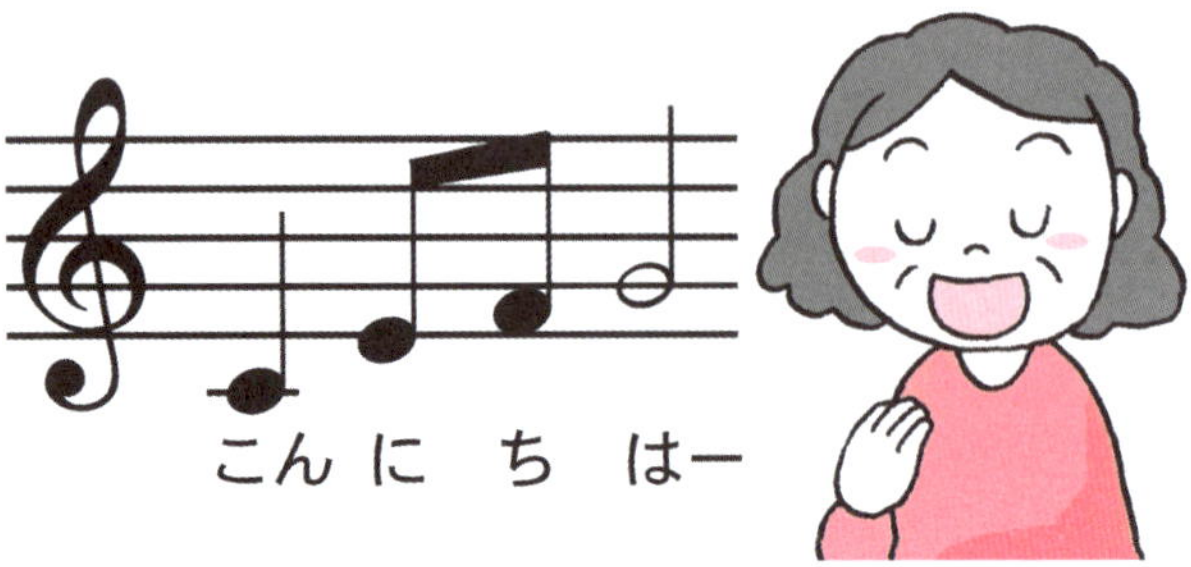

［図2］メロディックイントネーションセラピー

●運動性失語症に対する、メロディックイントネーションセラピー（図2）

運動性失語症の方に対して、日常で用いる単語にメロディとリズムをつけ、言葉を発することを促す訓練です。一般的に言語機能を司《つかさど》るのは左脳、歌唱機能を司るのは右脳だといわれています。正常な右脳の歌唱機能を用いることで、左脳の言語機能の働きを助け、発話を促します。

●半側空間無視患者さんに対する、音楽を用いた半側空間無視訓練（図3）

脳の障害により左側に注意を向けることが困難な患者さんに対して行います。患者さんの目の前の空間に楽器を配置し、次の音階やパターンを患者さんが予測することで、左側の空間に気づき、注意が向くように促します。

●生活期での音楽療法は、どんなことをするのですか？

当院では、回復期を退院された患者さんに継続して個別訓練を行ったり、生活期リハビリテーションサービスの中に音楽療法を取り入れたりしています。

●ミュートレ（ミュージック&トレーニング）

短時間通所リハビリテーションの中で行っている、ストレッチ体操に音楽療法を取り入れた運動です。音楽に合わせて運動を行うことで、スムーズに身体を動かすことができます。

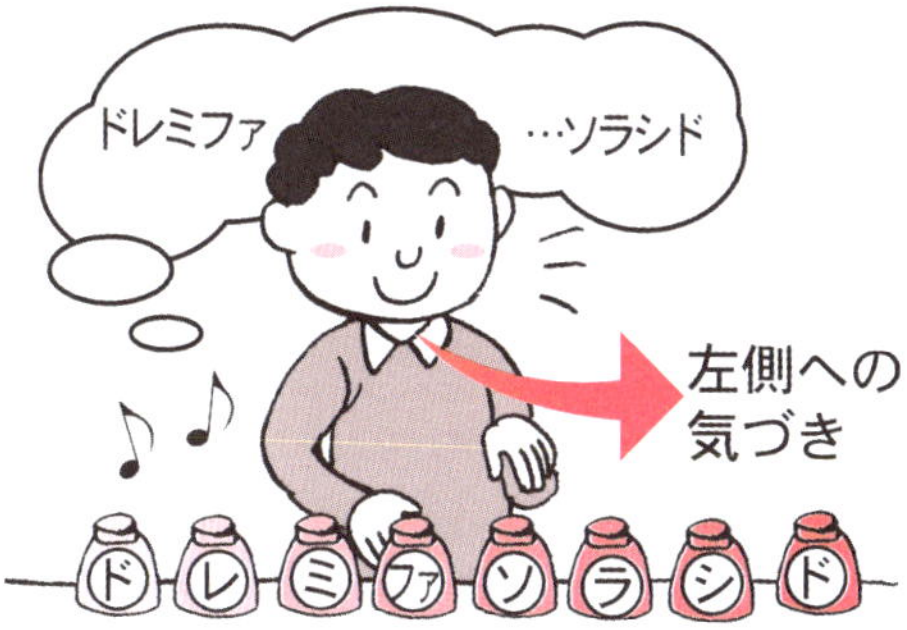

［図3］半側空間無視訓練

●ミュートレダンス（ダンスセラピー）

健康開発センター「ウィル」のフィットネスジムで行っている、神経学的音楽療法とダンスセラピーの要素を取り入れた新しいトレーニングです。生演奏の音楽に合わせて、ダンスを実施しています。

●歌声喫茶、歌会、言葉のデイケア

介護老人保健施設「花の丘」の入所リハビリの一環として歌声喫茶と歌会、通所リハビリの一環として言葉のデイケアを実施しています。集団での歌唱活動や、タイミングを合わせて楽器を演奏すること、グループで息を合わせることで、集中力を高めて活動に取り組むことができます。さらに、みんなで一つの音楽を作り出す作業は達成感も生み出します。

音楽療法について、さらに詳しく知りたい場合は、「日本音楽療法士学会／公式サイト」「音楽とリハビリテーション研究会ホームページ」などを参照してください。

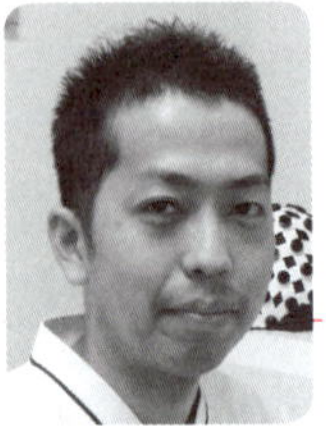

SMART NIRS――脳の働きを画像化する装置

リハビリテーション部 副主任（作業療法士） 玉代《たましろ》 浩章《ひろあき》

「NIRS（ニルス／near-infrared spectroscopy）」とは、近赤外光を用いて頭皮の上から脳の活動を計測する装置のことです。近赤外線を脳内に照射し、吸収された度合いの変化によって成分を算出します（写真1）。現在では、生体を傷つけずに測定が可能なこと、化学分析に比べ迅速に測定結果が求められること、比較的装置が安価なことから、幅広い分野で用いられ、さまざまな応用がなされています。

当院でも2014年に「近赤外光イメージング装置 SMART NIRS（スマートニルス）」（島津製作所、写真2）を導入し、臨床応用しています。

●当院での活用事例は？

●NEURO−15（磁気刺激治療）への応用

当院では、2010年9月から、「NEURO−15」と呼ばれる磁気刺激を用いた治療を行っています（→P168）。当院で行っている磁気刺激治療は、「良い方の大脳の抑制を図ることで、間接的に障害がある方の大脳の働きを促す」という概念です。

そこでNEURO−15の15日間のうち、初日と最終日にNIRS測定を行い、脳の活動がどのように変化したかを確認し、患者さんと家族に説明するツールとして使用しています。

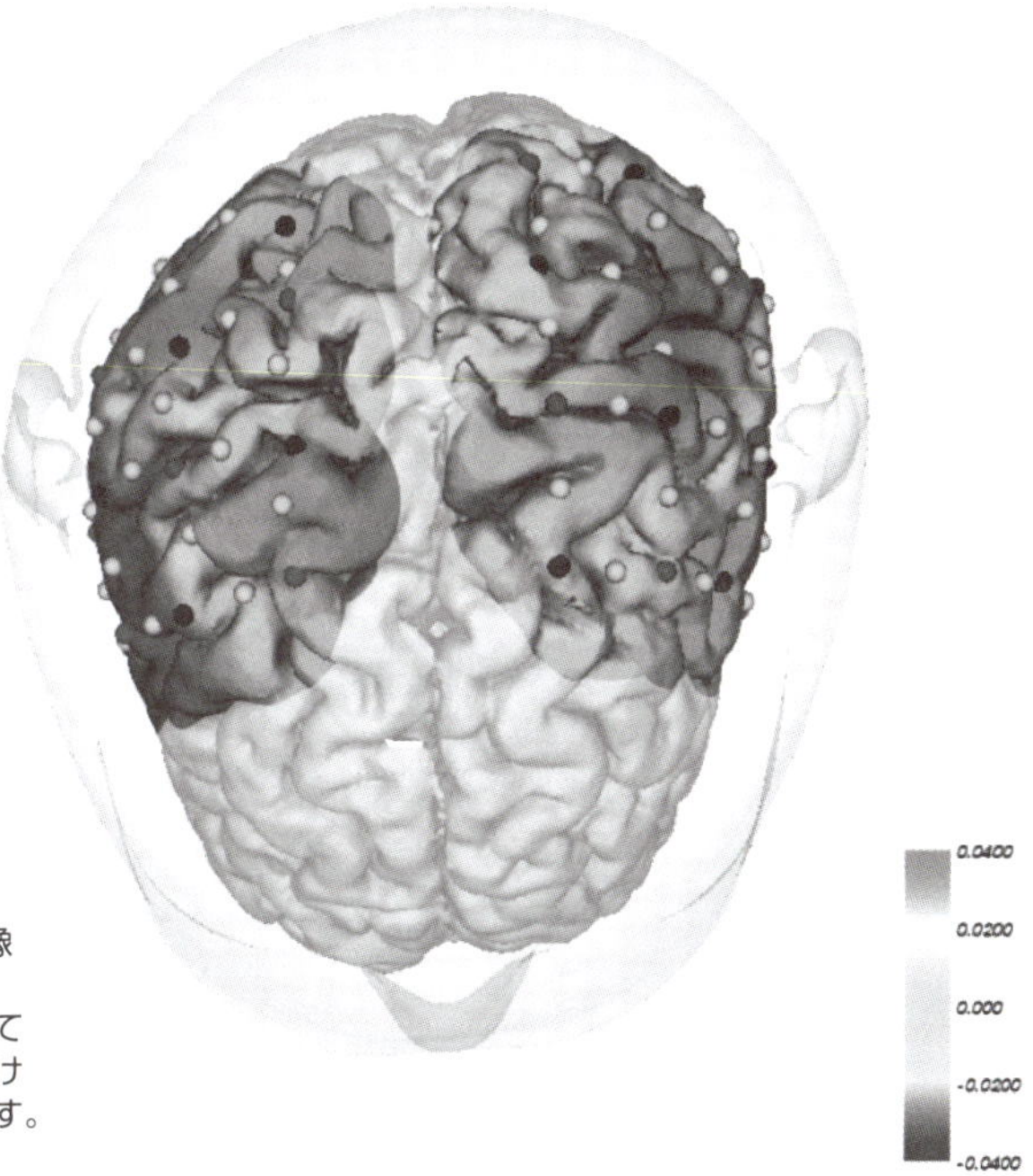

［写真1］NIRSの作成する画像（イメージの例）どれだけ活発に働いているかによって色分け（濃淡の部分）されます。

●失語症への応用

失語症は脳の言語中枢が損傷されて起こる言葉の障害です。回復には損傷された部位だけでなく、その周辺や反対側の脳半球も関わるといわれています。運動麻痺《まひ》にも同じことがいえますが、失語の場合は運動麻痺以上に個人差があり、回復の過程によっても差があるなど、不明な点も少なくありません。

そこでNIRSを用いて脳活動を測定することで、どの時期にどの部位が回復に関与しているかを探り、より効果的なリハビリプログラムを立てることが可能になると考えています。また、当院はまだ実施段階に至ってはいませんが、失語症患者さんに対する磁気刺激治療の効果も報告されつつあります。

現在は、どの場所に磁気を当てるべきかを検討する段階で、NIRSの応用が期待されています。当院はこのNIRSを用いて、失語症患者さんの回復に必要な脳部位を探すために、現在さまざまな知見を収集し、調査を実施している段階です。

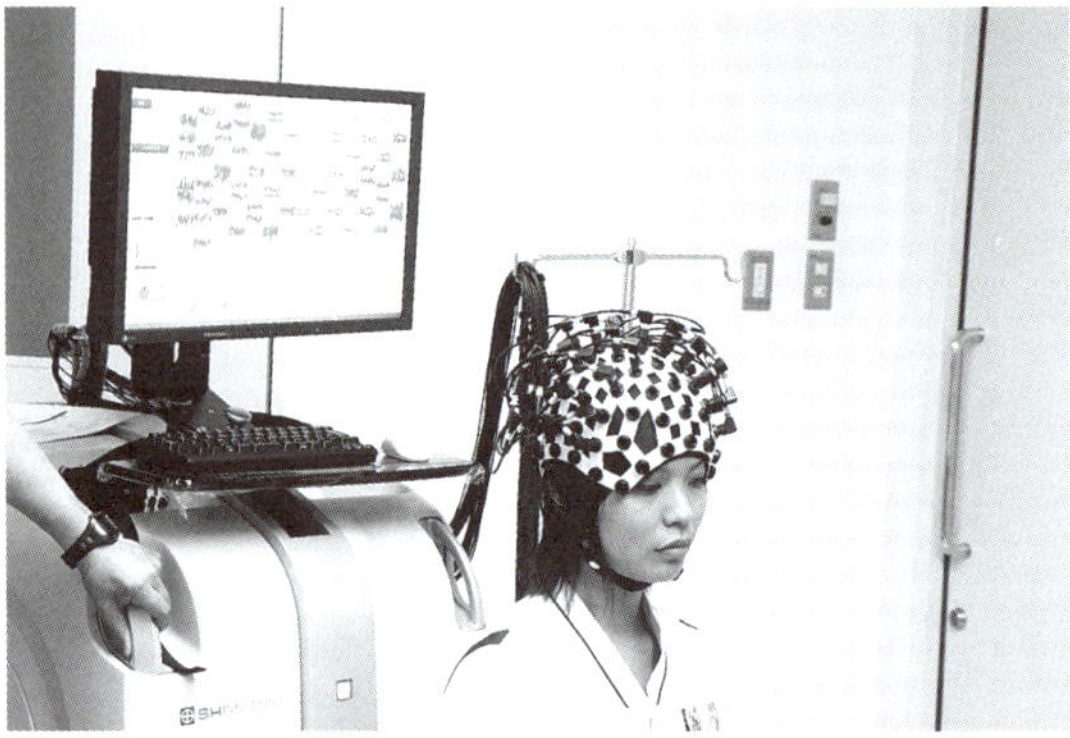

［写真2］ 近赤外光イメージング装置 SMART NIRS

●NMT（神経学的音楽療法）への応用

当院は神経学的音楽療法（↓P176）も、日々臨床で実施しています。患者さんや当院のスタッフも、効果は実感しているものの、脳機能の変化まではつかめていません。そこでNIRSによる測定を進めています。神経学的音楽療法の訓練の1つに、MIT（メロディックイントネーションセラピー）があります。運動性失語症という、言葉を発することが難しい症状に対して、単語にメロディとリズムをつけることで発語を促す訓練です。

一般的に言語機能は左脳、歌唱機能は右脳が司《つかさど》っているといわれています。左脳の言語機能に障害があっても、右脳の歌唱機能に働きかけることで言語機能が助けられ、発語しやすくなるという仕組みです。数例ですが、MITを行ったときの脳活動をNIRSで評価してみました。すると、まず右脳が活性化し、その後左脳へ活性が移行する様子が確認できました。また、異なる音楽構造による脳活動の変化も現在調べています。

これらの取り組みはまだまだ研究段階ですが、今後治療への応用に発展させ、最終的には患者さんへ、脳機能の観点から治療効果の説明ができればと考えています。

●理学療法への応用

ＮＩＲＳにも弱点があります。評価ができる部位は基本的に大脳の表面なので、内側部分の測定は現状では困難なのです。足の動きを司る脳の部位は、手などに比べ内側にあるため、センサーの位置をそれに適合した配置にする必要があります。

まだ当院には患者さんのデータはありませんが、今後、歩行アシストや免荷式トレッドミル、随意筋電誘発型電気刺激など、脳の可塑性《かそせい》（障害された部分を補うために新しい神経回路ができたり、別の部位が役割を肩代わりしたりするようになること）を促す目的の治療について、ＮＩＲＳによる効果検討を行う予定です。

●ＮＩＲＳに期待することは？

ＮＩＲＳはこれまで簡単には見ることができなかった脳の活動を、リアルタイムに測定できる機械です。脳卒中など脳損傷後のリハビリでは、脳活動を評価することで、リハビリの効果をさらに上げることができる可能性があります。

例えば、麻痺がひどくて手足を動かそうと思っても、全く動かない場合、これまでは、リハビリプログラムでは療法士が介助して手足を動かすなど、限られたものしかありませんでした。しかし、患者さんの自発的行為ではなくても、患者さんの脳内では活動が起こっていると考えられます。それをリアルタイムに計測し、それに合わせて療法士が手足を動かしたり、脳活動がより活発になりやすいように刺激を選択したりすることで、これまで以上に効果的なプログラムを開発することも考えられています。最近はブレインマシンインターフェイスという技術も進歩しています。これは脳の活動をNIRSや脳波などで捉え、その信号で、直接ロボットや機械を動かすことで、人間の機能を拡張させるものです。こうした技術が発展すると、何らかの原因で手足が動かない状態であっても、脳でイメージすることで家電や機械を動かせるようになるでしょう。

私たちは1人でも多くの人に効果のあるリハビリを提供できるよう、取り組みを進めています。これからもNIRSなどの計測機器を活用しながら、効果的なリハビリを追及していきます。

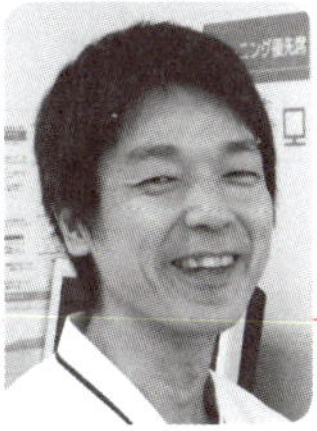

KINECTを使った測定装置 ——人の動きを手軽に測定

リハビリテーション部 副主任（理学療法士） 山岡《やまおか》 まこと

●KINECTとは？

Microsoft KINECT（キネクト）は、人の動きを認識し、データとして取り込むシステムです。センサーの前で動作を行うと画面の中のキャラクターが同じ動きをする、体感型のゲームなどに使われています。このシステムをリハビリ医療に取り入れるために当院は、地元五日市のIT企業（システムフレンド）と共同開発を進めています。

●リハビリの分野でKINECTを利用

人の動きをデータ化するシステムは従来からありましたが、高性能な半面、高価で分析に時間がかかる、器材の場所を必要とする、などの問題点がありました。キネクトを使えば、より手軽に測定ができます。

例えば、患者さんが関節をどのくらい動かせるかという測定は、これまでは療法士が手で行っていました。キネクトを使うと、患者さんに動いてもらうだけですので短時間で済み、画面に表示して見せることで患者さんにも分かりやすく説明できます（写真1、2）。このシステムは、関節可動域測定装置「MMV鑑－AKIRA（Mobile Motion Visualizer AKIRA）」として商品化されました。

今後もリハビリの現場から意見を提案し、リハビリに役立つシステムの開発に貢献していきたいと思います。

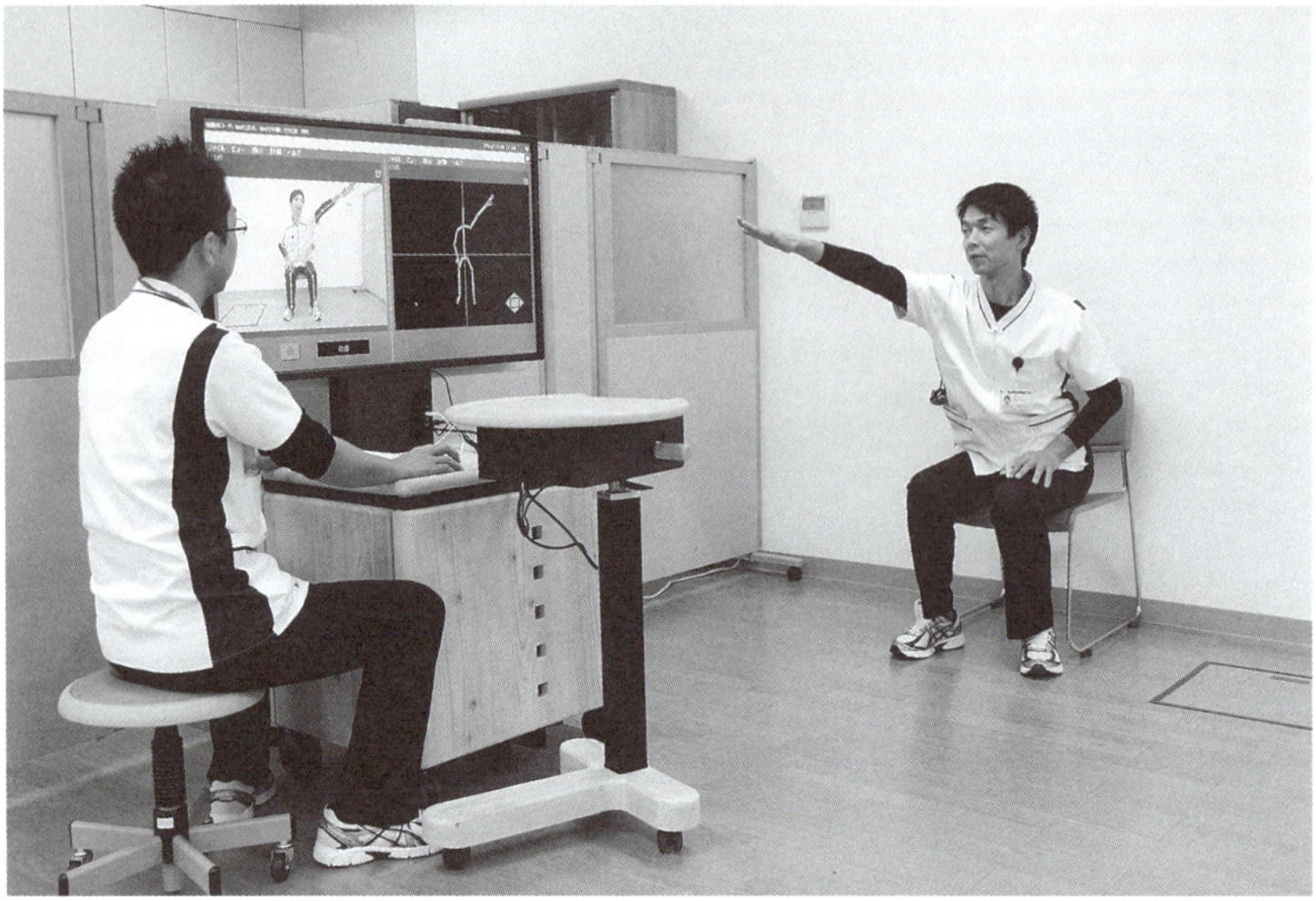

［写真1］ KINECTを使ったシステムでの測定風景

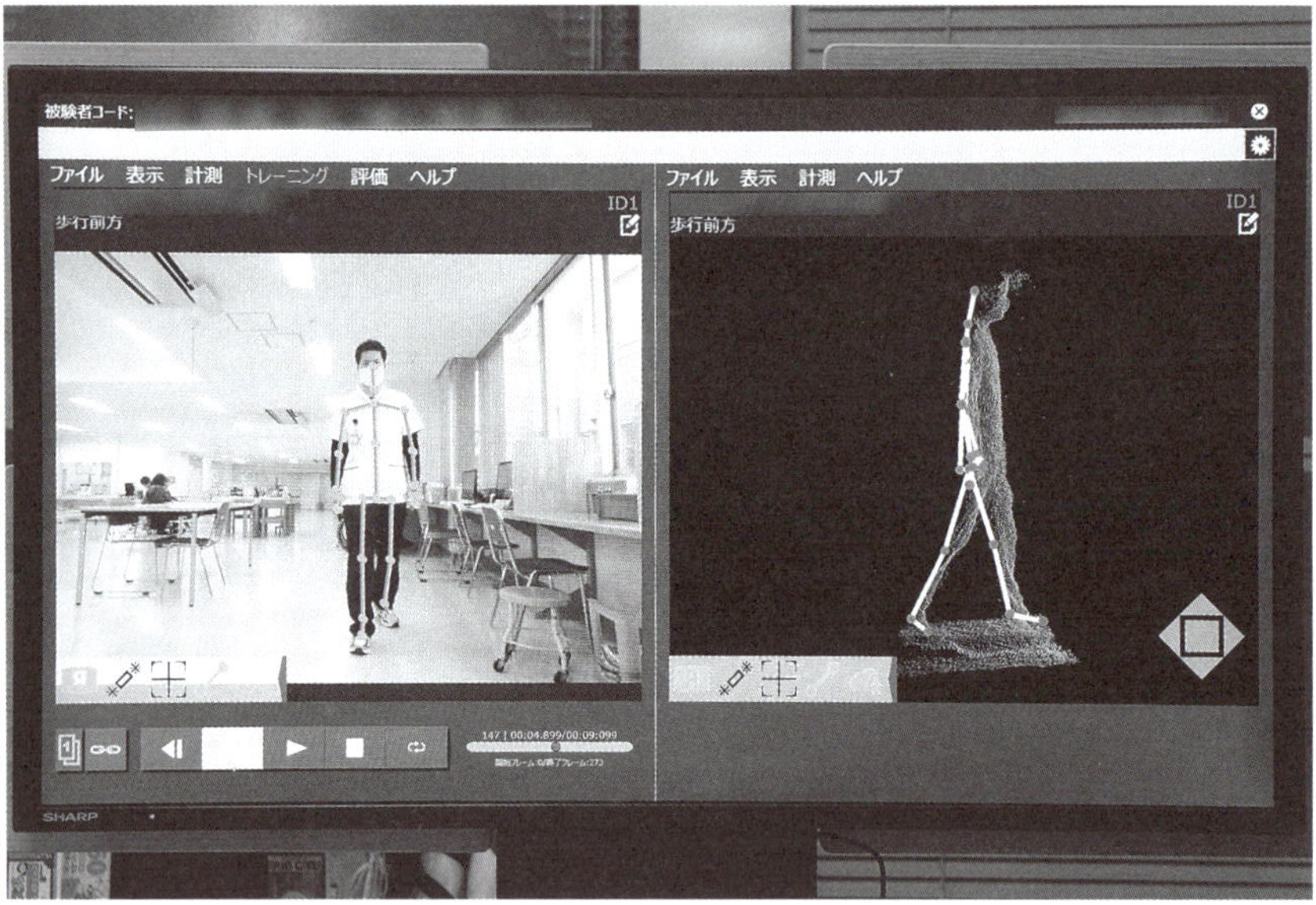

［写真2］ KINECTを使ったシステムでの測定画面

※「写真1、2」はKINECTを用いた関節可動域測定装置：MMV艦-AKIRA-（第二種医療機器製造販売業許可商品）

第4章

自宅でのリハビリのお話①

――生活習慣と環境編

回復期リハビリ病院には多くの専門職が配置され、チームを編成して、「患者さんが自宅に戻られてからも生き生きと暮らすためには、どんなことが必要だろうか」ということを常に考えています。そんな専門職のスタッフがそれぞれの分野で考える「知っておくと役立つこと」をまとめました。まずは「生活習慣と環境編」です。

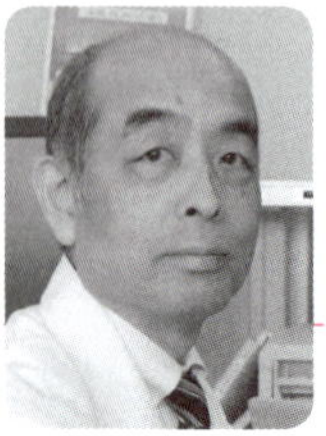

脳卒中の再発を防止するには

リハビリテーション科・内科
総合診療部長（医師） 重信《しげのぶ》 順也《まさや》

● 脳卒中の再発予防

脳卒中は脳血管障害ともいわれる血管の病気ですので、**再発を防ぐためには血管の状態を良くする、または悪くしないことが重要です。**

脳卒中の危険因子は高血圧、糖尿病、脂質異常症、喫煙、大量の飲酒、肥満などといわれています。これらは動脈硬化を進行させるもので、できるだけ少なくすることが大切です。そのためには、毎日の食事を疾患に合った内容にし、高血圧、糖尿病、脂質異常症などでは薬を内服することで良い状態に保っていく必要があります。

● 食事について

入院中は病院食を食べていましたが、退院前には栄養士による栄養指導があります。医食同源。退院後も食事に気をつけましょう。高血圧であれば減塩食（1日の塩分が6g以下）、糖尿病であればそれに加えて、身長、体重に応じた食事量（Ｋｃａｌ）とし、栄養素のバランスをとる必要があります。脂質異常症の場合も、適正なエネルギー量とし、動物性脂肪や糖分は控えめにし、植物油や大豆および魚類などを増やすようにしましょう。

分からないことがあれば、栄養指導の際、栄養士に質問してみてください。退院後はかかりつけ医に相談しましょう。

●薬について

入院中に内服していた薬は退院時に数日分が処方されます。退院時には主治医からかかりつけ医への情報提供書（紹介状）をお渡ししますので、薬がなくなる前にそれを持参してかかりつけ医を受診してください。

●脳卒中の薬

脳卒中の中で、脳梗塞《のうこうそく》の場合は大きく分けて2種類あり、アテローム血栓性梗塞の再発予防には、抗血小板薬であるアスピリン（バファリンA81®、バイアスピリン®など）、クロピドグレル（プラビックス®）、シロスタゾール（プレタール®など）が用いられ、主として心房細動という不整脈が原因となる心源性塞栓症《しんげんせいそくせんしょう》の場合は、抗凝固薬であるワーファリン®、新規経口抗凝固薬（プラザキサ®、イグザレルト®、エリキュース®、リクシアナ®など）が用いられます。

これらの薬は、内服を中断すると再発の危険性が高まるため、続けて服用する必要があります。ただし、抜歯の際や、内視鏡で生検をされる場合には、内服を一時中止しなければならない場合があります。その際には主治医とよく相談して中止するかどうか決めてください。それ以上の出血を伴うような大きな手術のときはもちろん中止されます。

脳出血の場合は高血圧との関係が深いため、再発予防には降圧剤による血

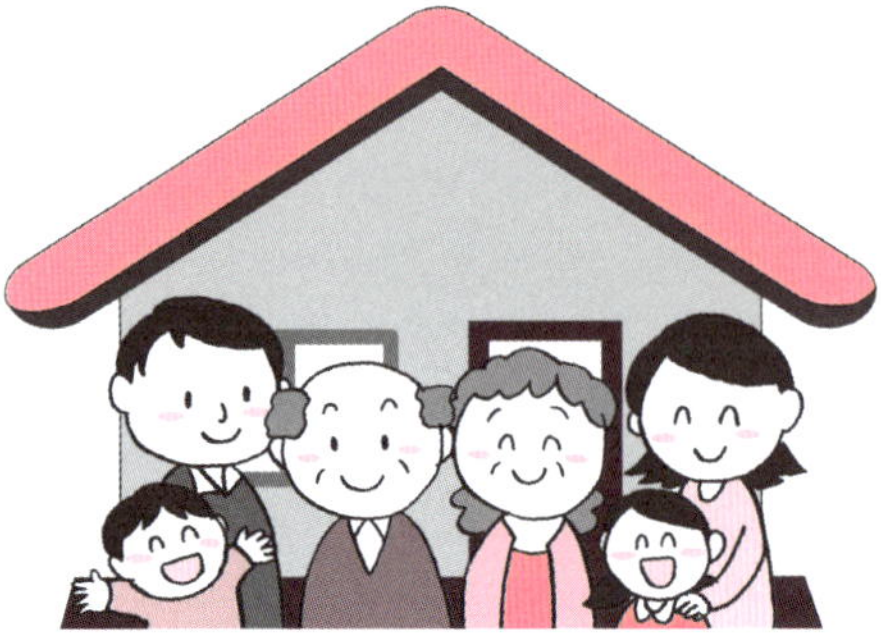

圧のコントロールが主体となります。高血圧は、脳卒中の最大の危険因子といわれ、脳出血以外の方も血圧のコントロールは重要です。

日本高血圧学会による「高血圧治療ガイドライン２０１４」では、脳卒中慢性期（発症後１か月以降）の方の血圧の目標値は１４０／90ｍｍＨｇ未満とされ、両側の頸動脈《けいどうみゃく》の狭窄《きょうさく》が高度の場合や脳の太い血管が閉塞《へいそく》している方は下げすぎに注意が必要ですが、それ以外の方はできれば１３０／80ｍｍＨｇ未満を目指すとされています。

●糖尿病の薬

糖尿病も脳卒中の大きな危険因子といわれていますので、血糖のコントロールが重要となります。現在、糖尿病治療薬は数種類あり、症状に合わせて１種類あるいは数種類を組み合わせて処方されます。また、内服薬だけではコントロールが難しい場合はインスリンの注射による治療も行われます。

それらの治療による血糖コントロールの目標は、「日本糖尿病学会の糖尿病治療ガイド２０１４－２０１５」では、１～２か月の血糖の平均値を反映する指標であるＨｂＡ１ｃ（ヘモグロビン・エーワンシー）を用い、合併症予防のための目標は７・０％未満とされ、血糖正常化を目標とする場合には６・０％未満とされています。

●脂質異常症の薬

脂質異常症の治療薬も数種類あり、最も広く使用されているのはスタチン製剤です。スタチン製剤にはプラバスタチン（メバロチン®）、アトルバスタチン（リピトール®）、ピタバスタチン（リバロ®）、ロスバスタチン（クレストール®）などがあります。そのほかにエゼジチブ（ゼチーア®）、プロブコール（シンレスタール®など）、フィブラート系薬（ベザフィブラート®など）があり、1種類あるいは数種類を組み合わせて処方されます。

治療の指標には、主として悪玉コレステロールといわれているLDLコレステロールが用いられ、正常域は140mg／dl未満ですが、日本動脈硬化学会の脂質異常症治療のエッセンスでは、脳梗塞を発症された方は120mg／dl未満が管理目標となっています。

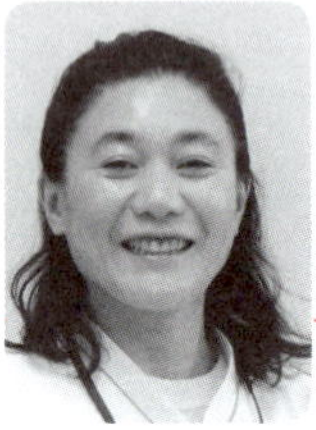

これをプラス！で食事改善

臨床部栄養課 課長（管理栄養士）　影山《かげやま》 典子《のりこ》

　食事は身体を維持するために大きな役割を果たしています。生活習慣病や疾患の再発を防ぐためには、大抵「○○を摂り過ぎてはいけません」と言われます。しかし、「あれもだめ」「これもだめ」と思ってしまうと、食事をすること自体がストレスになります。

　ここではちょっと発想を転換して、「これを減らす」だけでなく「これをプラス」を取り入れてはいかがでしょうか。

● 血圧が高い人にプラス！ ――ミネラル――

　血圧を上げる大きな原因は塩分の摂り過ぎです。対策としては、単に塩分を減らすだけではなく、ミネラルを多く含む食品をしっかり摂るようにしましょう。**ミネラルは塩分の排出を助けて、血圧を下げる効果があります。**

●ミネラルを多く含む食品

・カリウム／野菜類（ほうれんそう、かぼちゃ）、果物類（アボカド、バナナ）、海藻類（ひじき、わかめ）、豆類（大豆、納豆）、きのこ類

・マグネシウム／海藻類（わかめ、ひじき）、種実類（ごま、アーモンド）、豆類（大豆、納豆）

・カルシウム／牛乳、乳製品、魚介類（桜えび・ししゃも）、大豆製品など

血圧が高い人に	ほうれんそう・わかめ アーモンド・牛乳 など	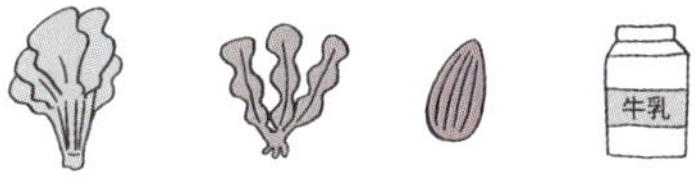
血糖値が高い人に	こんにゃく・ひじき ごぼう など	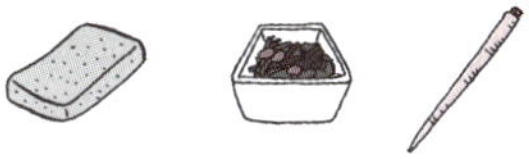
コレステロールが高い人に	まぐろ・さば いわし など	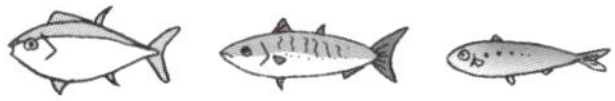

●血糖値が高い人にプラス！——食物繊維

ブドウ糖がうまく代謝できず血液中の濃度（血糖値）が上がり過ぎると、糖尿病につながります。食べ過ぎに注意するとともに、食物繊維をしっかり摂りましょう。特に**水溶性食物繊維は、ブドウ糖の吸収を遅らせ、血糖値の上昇を抑えます。**水に溶け腸内をゆっくりと移動するため、消化が遅く腹持ちもよくなり、過食を防ぐ効果も期待できます。

●水溶性食物繊維を多く含む食品

・こんにゃく、海藻類（寒天、わかめ、こんぶ、ひじきなど）、根菜類（ごぼう、たまねぎ）など

●コレステロールが高い人にプラス！——青魚

減らしていきたいのは悪玉（LDL）コレステロールです。**青魚に多く含まれるEPA（エイコサペンタエン酸）、DHA（ドコサヘキサエン酸）はLDLや中性脂肪の合成を抑制してくれます。**食卓に新鮮な旬の青魚を加えましょう。

●EPA・DHAが多く含まれる魚類

・まぐろ、さば、いわし、ぶり、さんま、あじなど

中性脂肪が高い人に	ヨーグルト
メタボな人に	牡蠣・ホタテ・いか たこ など
痛風の人に	具だくさんみそ汁

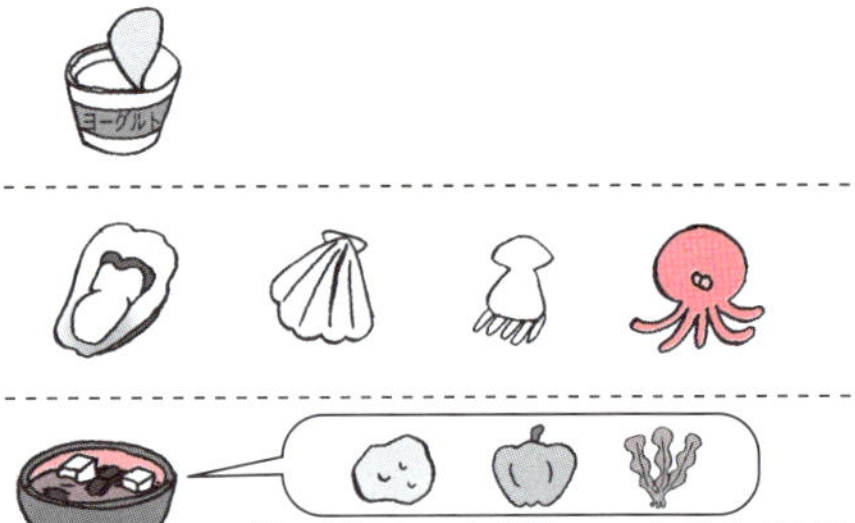

じゃがいも・かぼちゃ・わかめ など

● 中性脂肪が高い人にプラス！ ―― 乳酸菌とオリゴ糖

中性脂肪が高まる主な原因は、糖分、カロリー、アルコールの過剰摂取です。これらの摂り過ぎに注意しながら、上手にコントロールするためには腸内を健康に保つことが大切です。

乳酸菌は腸内環境を整え、無駄な中性脂肪を排出しやすくしてくれます。またオリゴ糖は乳酸菌に元気を与え、腸内を善玉菌優勢の状態にしてくれますので、合わせて摂ると効果的です。できるだけ糖分（オリゴ糖以外）や脂質が控えめな食品を選びましょう。

● 乳酸菌を多く含む食品

・ヨーグルト、チーズ、みそ、キムチなど

● オリゴ糖を多く含む食品

・ごぼう、たまねぎ、バナナ、納豆、はちみつなど

● メタボな人にプラス！ ―― タウリン

メタボ（メタボリックシンドローム）は、内臓脂肪が蓄積し、加えて血圧、血糖、コレステロールや中性脂肪などの数値が適切でない状態です。お勧めは、タウリンという成分。タウリンには、身体や細胞を正常な状態に戻そうとす

る作用があります。肝細胞の再生を促進するなどして肝機能を高め、肝臓にたまった中性脂肪も排出してくれます。

また胆汁酸の分泌を増加させてコレステロール値を下げるため、血液がサラサラになり、血圧を下げる効果も期待できます。栄養剤のCMで「タウリン○㎎配合」などと聞いたことがあるでしょう。栄養剤だと糖分もたくさん摂ってしまいがちなので、次のような食品でプラスするのがお勧めです。

●タウリンを多く含む食品

・貝類（牡蠣《かき》、ホタテ）・魚類（いか、たこ、魚の血合い）など

●痛風の人にプラス！――アルカリ性食品

痛風の原因は尿酸であり、尿酸はプリン体の多い食品を食べ過ぎることで身体の中にたまっていきます。酒のつまみになるアンキモや干物はプリン体を多く含み、アルコールそのものも尿酸濃度を高めますから、酒好きの方にはつらいところです。

これらを控えるとともに、体内の尿酸をどんどん外に出すことも考えましょう。まず、**水やお茶で水分をたっぷり摂って尿量を増やすこと。また、尿がアルカリ性に傾くと尿酸が溶けやすくなり、体外から排出されやすくなります**から、アルカリ性の食品を積極的に摂りましょう。

●アルカリ性の食品

・根菜類（大根、ごぼう）・いも類（じゃがいも、さつまいも）

・緑黄色野菜（かぼちゃ）・海藻類（ひじき、わかめ）など

※ただし、結石の原料となるシュウ酸を多く含むもの（ほうれんそう、青菜など）は量を控えるようにしましょう。

●いろいろなものを少しずつ「プラス！」がポイント

「薬も過ぎれば毒となる」という言葉があります。どんなに良いものも、程度を超えてしまうと悪い結果を引き起こすことがある、ということです。食品も、「これさえ食べておけば大丈夫」というものはありません。やはり、さまざまな栄養素をバランス良く摂ることが理想です。

「これだけ食べよう」ではなく、「これをプラス」と心得て、皆さんの食生活の中に取り入れてみてください。今まで、あまり食卓に上らなかった食材の、意外な効果とおいしさに気付けるかもしれませんよ。

知っ得コラム 9

「塩分を足してくれて、ありがとう」？

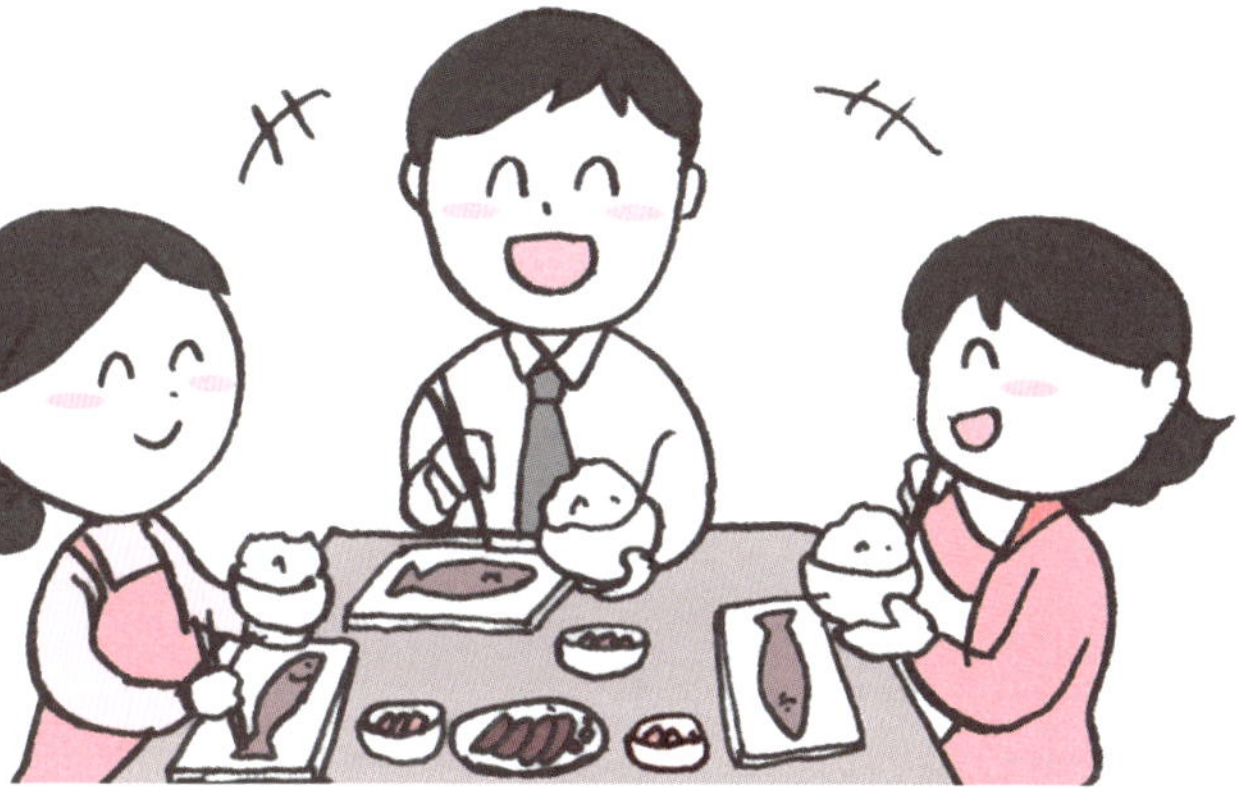

塩分の摂り過ぎは身体に良くない。分かってはいても、制限するのはなかなか難しいものです。当院は、患者さんの全ての食事を厨房で作っています。塩分は1日6ｇ以下（疾患によってはより少ない）に管理しています。初めて食べた方は、味が薄くて物足りないこともあるようです。

ある患者さんの感想です。入院したばかりの頃は「味が薄い」と言っていたのに、入院生活も終わりに近づいてきたある日、管理栄養士に「塩分を足してくれて、ありがとうね」と笑顔で声をかけられました。もちろん、足していません。毎日、塩分を管理した食事をしているうちに、口が慣れて感じ方が変わったということでしょう。

自宅でも、塩分を突然減らすのが難しければ、少しずつ減らして口を慣らしていくのも、良い方法だと思います。

（臨床部栄養課　課長（管理栄養士）　影山《かげやま》 典子《のりこ》）

水分摂取と体温調節

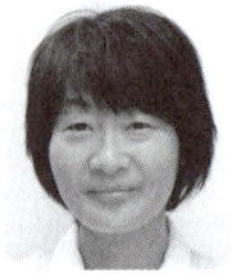
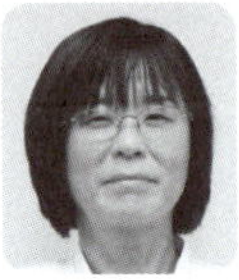

健康開発センターウィル
師長（看護師）　金子《かねこ》 瞳《ひとみ》（左）
看護介護部 部長（看護師）　杉本《すぎもと》 真理子《まりこ》（右）

●水分の上手な摂り方

1日に最低限必要な水分量はどれくらいでしょうか。人は尿や便、汗や呼吸によって、1日に2～2・5ℓの水を排泄《はいせつ》しています。食事の中に含まれている水分を考えると、**単純に飲み物からは約1・5ℓの水分補給が必要になってきます。**水分（基本的には水）をこまめに摂ることをお勧めします。麦茶などカフェインの入っていないお茶はかまいませんが、緑茶やコーヒーなどカフェインが含まれているものには利尿作用があるため、逆に脱水を引き起こしかねません。これらは水分補給には向いていません。

起床時、朝食、昼食、夕食、各食事の間、入浴前、就寝時など、**200㎖（計量カップ1杯）程度の量を、一気飲みではなく噛《か》むようにして飲むといいでしょう**（図）。

●体温調節について

若い人が快適さを感じる温度はほぼ一定ですが、高齢者や麻痺《まひ》のある方は、暑さや寒さを感じる力が低下し、体温を調節する機能も十分ではありません。

夏の適温は28℃前後、室内ではエアコンを上手に活用しましょう。風が直接当たらないようにして、室温を28℃以下に保ってください。高齢者は特に熱中症にかかりやすく、熱中症になりかけていても、それを本人が感じにくいことが一番の問題です。こまめな水分補給を心掛け、汗をかくほど暑いと

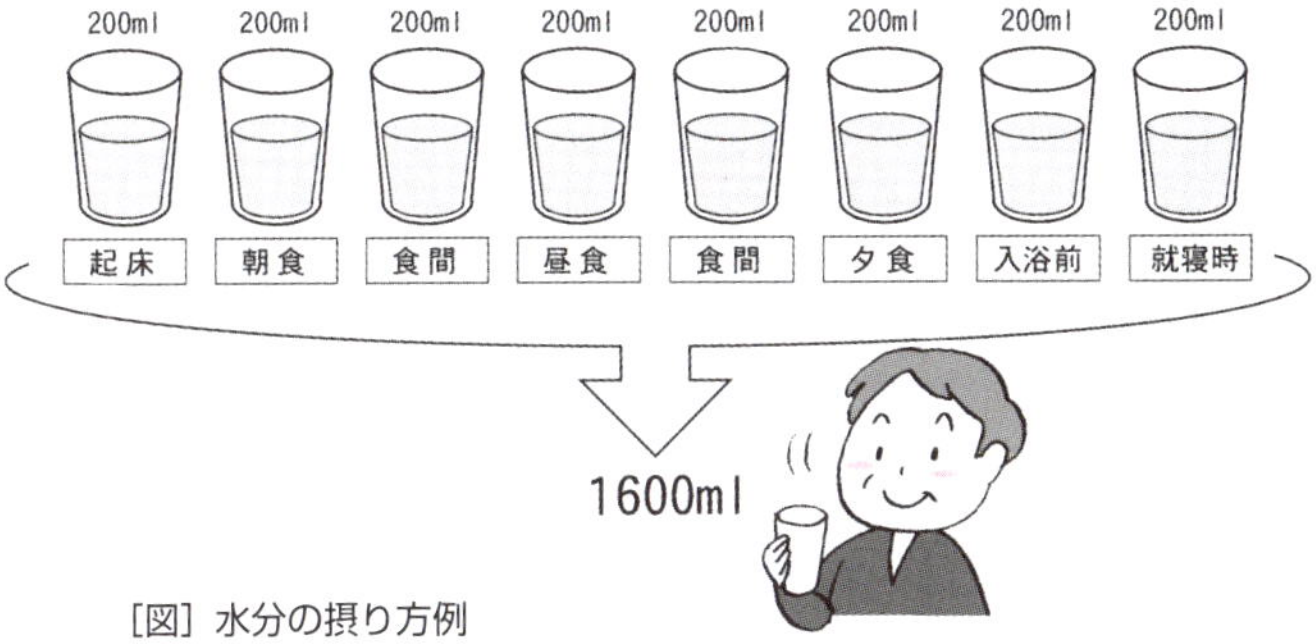

［図］水分の摂り方例

きは、スポーツドリンクのような塩分や糖分を含んだ水分を補給することが大事です。外出する際は日差しが強くない時間帯を選び、日傘や帽子などで直射日光を避け、熱中症を予防しましょう。

冬の適温は18～20℃、夜間にトイレに行くときなどは、上着を1枚羽織り、なるべく温度差が少ないようにしましょう。分厚く重い1枚よりも、薄手の重ね着をお勧めします。暖かい空気の層ができて動きやすさにもつながります。また、沸いたばかりのお風呂にすぐに入るのも要注意で、室内温度とお湯の温度差が身体に悪影響を与えます。一番座敷に二番風呂。できれば、ほかの人が入った後で、風呂場全体が適度に温かくなってから入るのが望ましいでしょう。

薬の管理に役立つ話

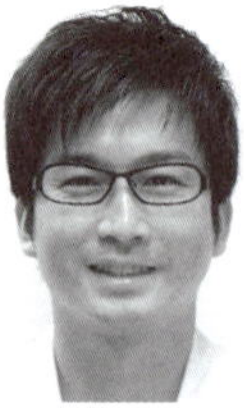

臨床部薬剤科 主任（薬剤師） 小原《こはら》 和久《かずひさ》

●飲み忘れ、飲み間違いを防ぐコツは一包化

病院から出された薬の種類が多くて、飲み忘れや飲み間違いを起こしたことはないでしょうか。このような困り事を解決する手段として、一包化《いっぽうか》というものがあります。**一包化とは、錠剤やカプセル剤をシートから出して、朝食後分、昼食後分、夕食後分など、飲む回ごとに1袋にまとめることです。**多種類の薬の飲み忘れや飲み間違い防止につながるほか、手が不自由で薬を取り出すのが難しい方にも有効です。

デメリットとしては、薬によっては一包化できないものがあること、薬を受け取る際の待ち時間が長くなること、それに一包化の費用が発生することがあります。費用については「表」を参考にしてください。一包化の費用は入院中の患者さんには発生しません。当院は入院中の全患者さんの薬を一包化していますが、これにより入院費が高くなることはありません。

一包化は薬局で行いますが、これには医師の指示が必要です。**希望する場合は、医師に直接、または薬剤師にそのことを伝えてください。**一包化の対応は個々の薬局で異なることもあり、詳しいことは薬を受け取る際に尋ねてください。一包化をうまく利用して、薬の管理に役立てましょう。

●薬は、割ったり、砕いたりしても大丈夫？

錠剤やカプセル剤が飲み込みづらいからといって、割ったり砕いたりして

処方日数	3割負担の場合（円）	1割負担の場合（円）
7日分以下	96	32
14日分	192	64
28日分	384	128
43日分以上	660	220

［表］一包化の費用の目安（2016年7月1日時点）

飲むと、さまざまな問題が起こることがあります。薬によっては特別な加工をしたものがあるためです。幾つか例を挙げてみましょう。

【糖衣錠《とういじょう》】薬の表面を砂糖で包んだ錠剤。割ったり砕いたりすると、強い苦みや異臭を感じたり、口の中がしびれたりします。

【腸溶錠《ちょうようじょう》】胃への刺激が強い薬や、胃酸で分解し効果がなくなる薬を、胃では溶けずに腸で溶けるようにした錠剤。割ったり砕いたりすると、胃を荒らしたり、薬の効果がなくなったりします。

【徐放錠《じょほうじょう》】薬がゆっくり溶け出すようにした錠剤。割ったり砕いたりすると、薬の溶け出しが早くなり、薬が急激に身体に吸収されるため、副作用が起こりやすくなります。

カプセル剤の中身を出して飲んだ場合も、特別な加工をした錠剤と同じ問題が起こることがあります。このため、**自己判断で薬を割ったり、砕いたりすることはやめましょう。**薬が飲み込みづらくなったら、医師や薬剤師に相談してください。

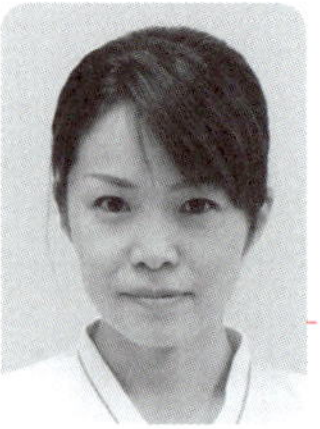

口の健康は、全身の健康につながる！

看護介護部（歯科衛生士） 折出《おりで》 由起《ゆき》

人の口の中には、300種類以上の細菌が数千億個以上存在するともいわれています。清潔に保っていなければ、むし歯や歯周病といった口の中の病気だけでなく、肺炎のように全身に影響を及ぼす疾患を引き起こす場合もあります。口の中を清潔に保つことはとても重要です（図1）。

●口から食べない人も、口の清掃は必要？

管から栄養を摂取する経管栄養《けいかんえいよう》や絶食中の患者さんは、口から食べていないのに、どうして口の中を清潔にしないといけないのか。また、どうして汚れるのか。そんな質問を受けることがあります。

健康な成人の場合、唾液《だえき》が1日に1～1・5ℓ分泌され、口の中をきれいにしたり粘膜を保護したり、殺菌効果や消化を助ける働きをしてくれます。唾液は、口の中に食べ物や飲み物が入ってくることで起こる味刺激や、物を噛《か》むことによって、より分泌を促します。口から食べなければ刺激がなく、物を噛まないため、唾液の分泌量が減り、唾液による殺菌作用（自浄作用）が低下してしまいます。従って、**口から食べていないときこそ、口の清掃が必要なのです。**

口の中にはいろいろな観察ポイントがあります。気になること、問題を発見したときは、早めに歯科を受診されることをお勧めします。

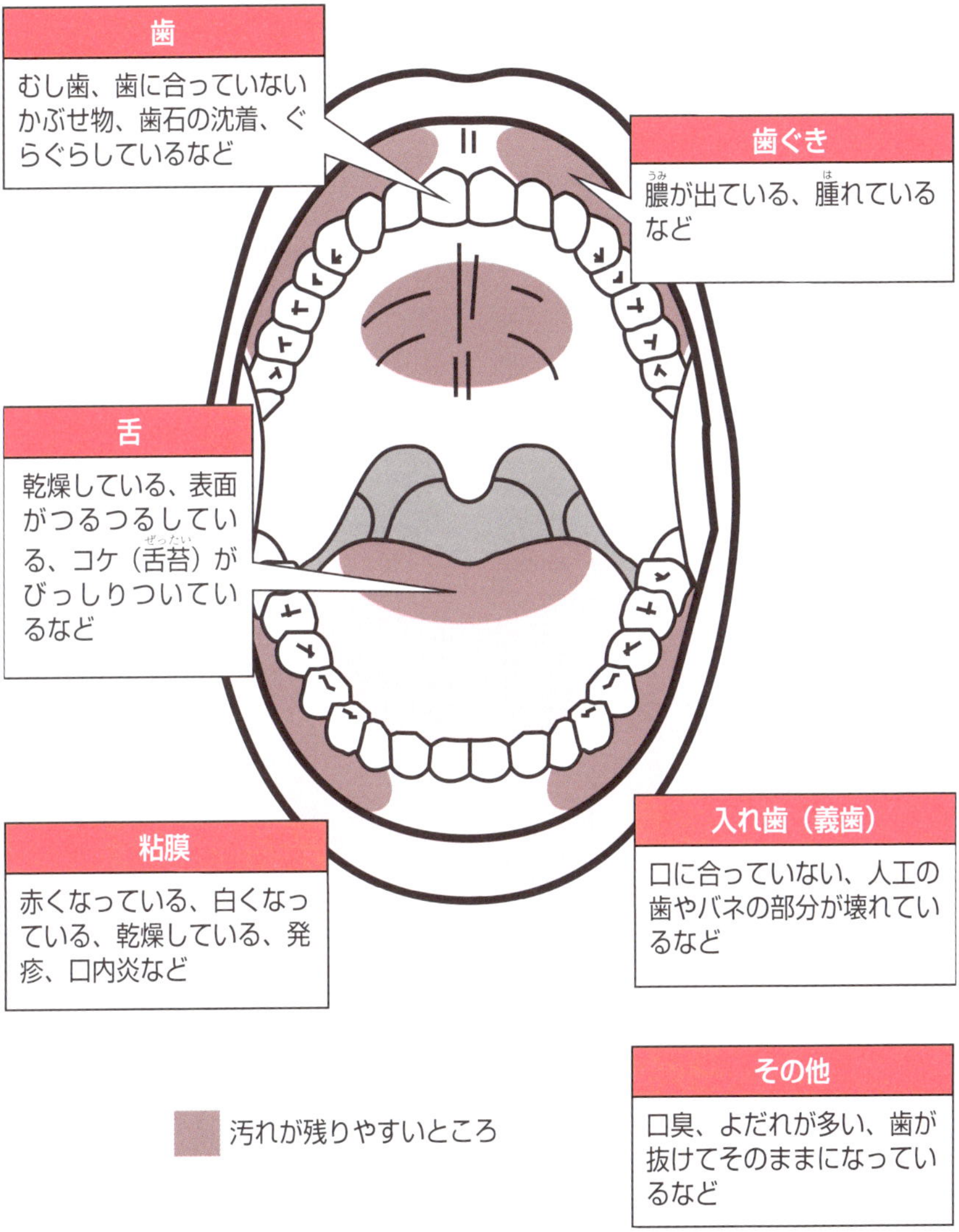

［図1］口の中の観察ポイント

●歯のケア

歯には、プラーク（歯垢《しこう》）という生きた細菌の塊《かたまり》が膜を張るように付着しています。これをバイオフィルムと言います。バイオフィルムは歯ブラシなどでこすらないと除去できません。例えば、お風呂や花瓶に長く水を張っていると内側がヌルヌルしてきますが、それも同じバイオフィルムです。薬用のうがい薬はあくまで補助的なものです。うがいだけでは汚れは取れないので、必ずブラッシングを行いましょう。

●舌や粘膜のケア

口の機能が低下したり唾液の分泌が低下したりすると、歯だけでなく舌や頬の内側、上あごなどにも食べ物の残りや細菌がつきやすくなります。また義歯を入れている場合は、義歯を外した後の粘膜には汚れが残っていることがあります。粘膜はスポンジブラシやガーゼ、口腔《こうくう》清掃用のウェットティッシュなどを用いてやさしく拭《ぬぐ》ってきれいにします。舌の清掃は専用の舌ブラシが多く市販されているので、使ってみてください（図2）。

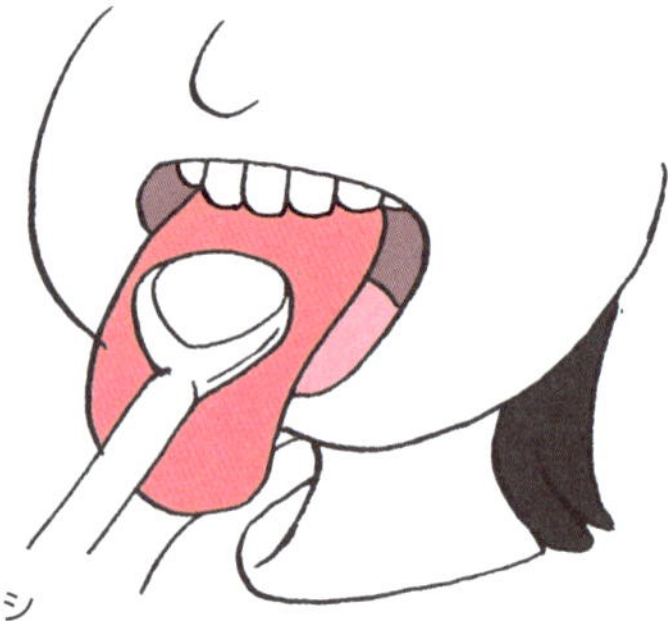

［図2］舌ブラシ

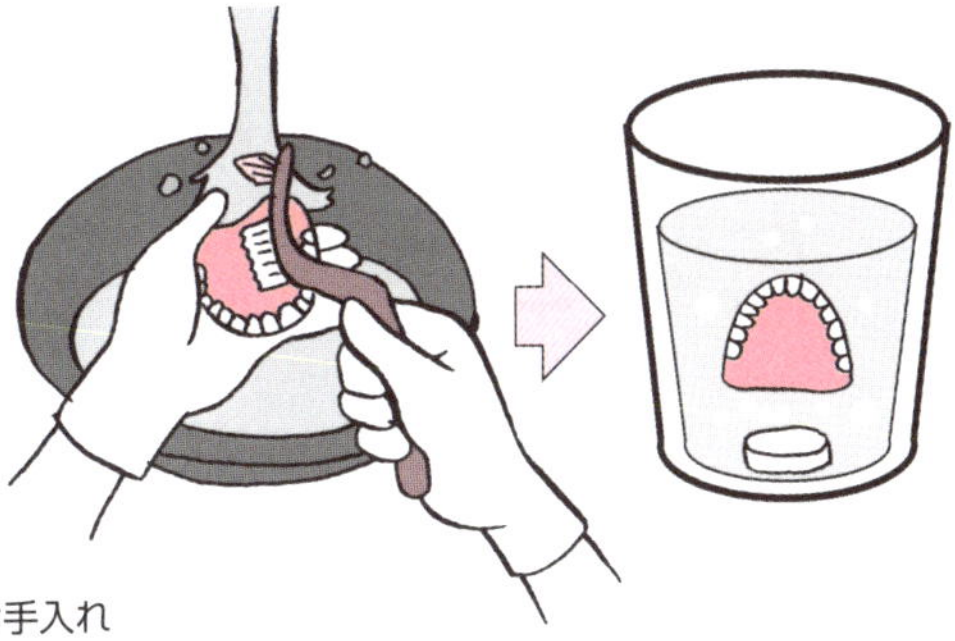

[図3] 義歯のお手入れ

義歯のお手入れ

義歯は毎食後必ず外して洗いましょう。手が滑って義歯を落とすことがあるため、洗面台に洗面器を置いて水を張っておくと安心です。義歯にもプラークが付着しますので、歯と同じようにブラシがけが必要です。入れ歯洗浄剤を併用するとより清潔に保てます。義歯は乾燥すると変形やひびが入る原因になりますので、夜間など外しておくときは水に浸けておきましょう（図3）。

義歯は長期間外しておくと合わなくなってしまいます。合わない義歯をそのまま使用していると、口の中に傷ができたり、会話や食事に支障をきたすこともあります。装着時に違和感や痛みを感じたら、歯科医師に調整してもらうことをお勧めします。

訪問歯科診療の勧め

訪問歯科診療は、歯科治療が必要なのに寝たきりや歩行困難のために歯科医院に通えない方、入院中の方（歯科がある病院は除く）のためのシステムです。訪問可能な範囲は、歯科医院のある場所から半径16㎞です。訪問診療料が別途かかりますが、原則、歯科医院と同じ保険診療を受けられます。

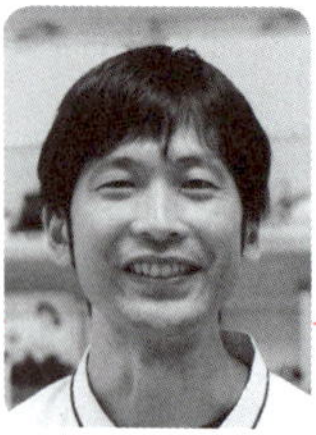

大けがにつながる転倒を防ごう

リハビリテーション部
リハビリマネージャー（理学療法士）　福江《ふくえ》 亮《りょう》

最近、何もないところで転んでしまった、転びそうになることが増えた、ということはありませんか。「ちょっと転ぶくらい、たいしたことじゃない」と思うでしょうか。それは、身体の衰えのサインかもしれません。

また、特に高齢者の場合、実際に転んでしまうことによって身体的、精神的に受けるダメージが重大なものになる可能性もあります。骨がもろくなっている高齢者が、転倒によって足の付け根を骨折し、歩けなくなってそのまま寝たきりに……と、生命の危機に直結していくことさえあります。

生き生き元気に暮らしていくために、転倒防止対策は、とても大切なことなのです。

●転んでしまうと何が起こるの？

年を重ねていくと骨はもろくなり、わずかな衝撃でも骨折したり、治りが遅くなります。高齢者が骨折しやすい場所は足の付け根（大腿骨頸部《だいたいこつけいぶ》）、手首、腰などです。特に大腿骨頸部骨折を起こしてしまうと、多くの方が手術を受けることになります（→P106）。その結果歩く能力が低下して、杖《つえ》や歩行器を使用する必要が出てくる場合があります。また、1回転んでしまうとまた転ぶのではないかと、立ったり歩いたりすることが怖くなってしまい、寝たきりの原因につながる、ともいわれています。

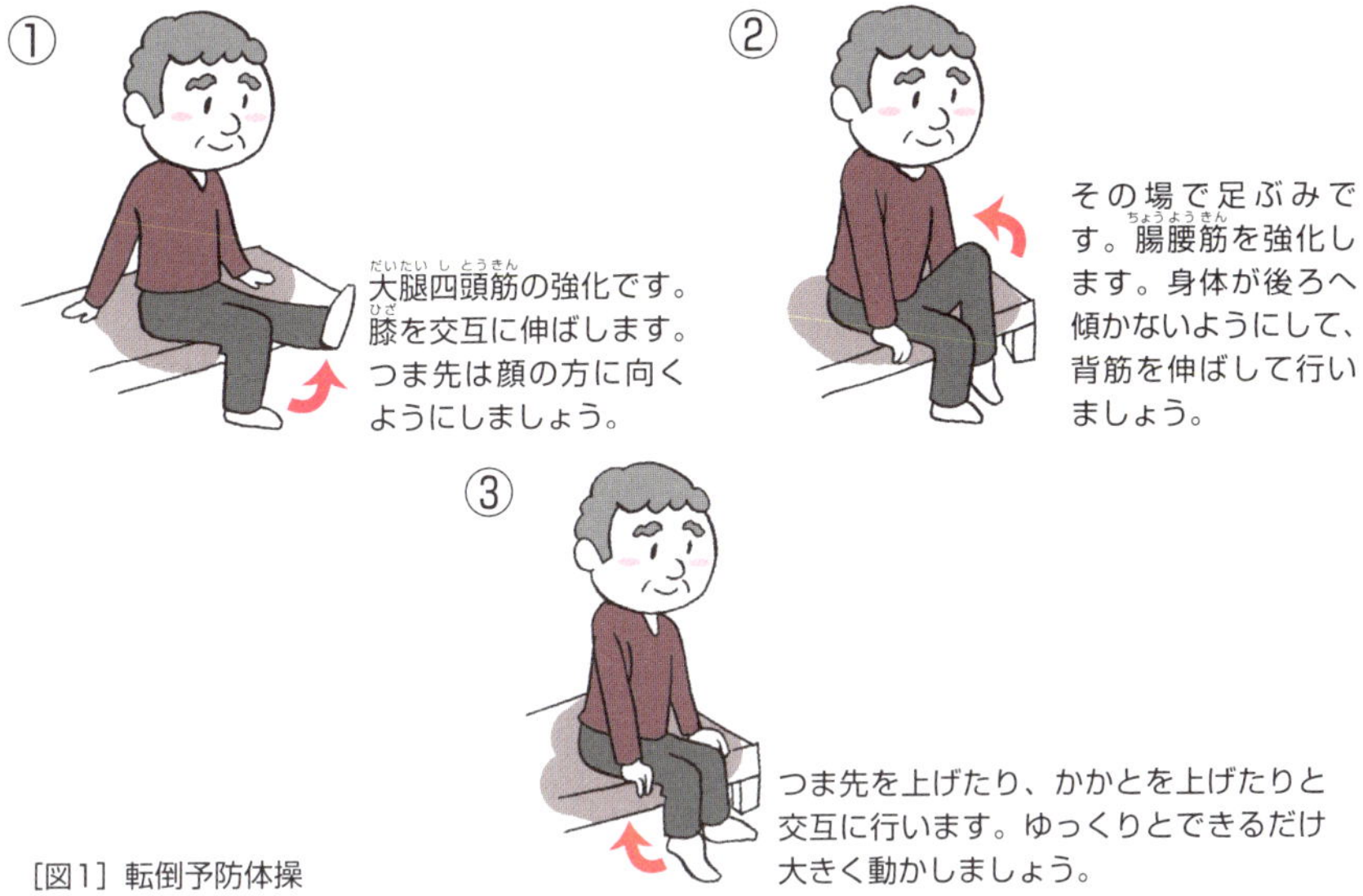
①
大腿四頭筋《だいたいしとうきん》の強化です。膝《ひざ》を交互に伸ばします。つま先は顔の方に向くようにしましょう。
②
その場で足ぶみです。腸腰筋《ちょうようきん》を強化します。身体が後ろへ傾かないようにして、背筋を伸ばして行いましょう。
③
つま先を上げたり、かかとを上げたりと交互に行います。ゆっくりとできるだけ大きく動かしましょう。

［図1］転倒予防体操

●転ばないようにするには、どうしたらいいの？――

●転びにくい身体づくりを

転倒は身体の衰えのサインです。下半身の筋肉が弱くなった、身体が硬くなった、バランスを取るのが難しくなったなどが考えられます。そこで、筋肉をつけたり、柔軟体操をしたりして、転びにくい体づくりをしていきます。

また、歩く能力が低下しないように、日頃から散歩などの運動をすることが大切です。どんなに健康な人でも年を重ねるごとに身体の機能は衰えてきます。健康なうちから運動の習慣をつけ、転びにくい身体を維持していきましょう。

では、簡単にできる転倒予防体操を紹介します。［図1］を参考に行ってみてください。また、本書の「続けるためのリハビリ体操」では、当院の理学療法士が作成した体操を紹介しています。ぜひ、やってみてください（↓P212）。

●環境を整えましょう

家の中が散らかっていたり、絨毯《じゅうたん》がめくれていたりする

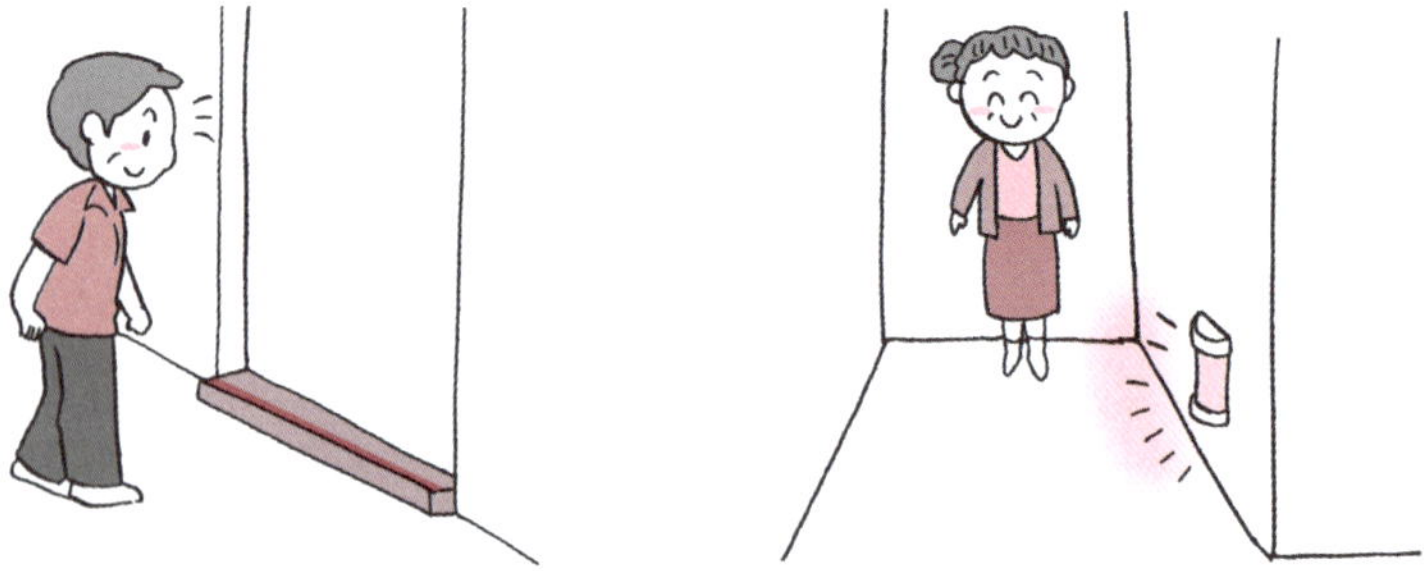

［図2］環境調整の工夫：敷居に色を付けて注意を引く・常夜灯を設置するなど

と、つまずいて転ぶことがあります。案外、階段や上《あ》がり框《かまち》などは注意することができますが、絨毯のめくれや敷居などは気付きにくいため、不要な絨毯を敷いてはいないか、めくれていないか確認が必要です。

敷居は取り除いたり、小さなスロープを付けたり、敷居の部分に色を付けて注意を引いたりするなど工夫するのも効果的でしょう。暗い中を歩くと転びやすいので、常夜灯《じょうやとう》を設置するのもいいでしょう（図2）。

●転倒予防教室の活用を

転倒予防は高齢化とともに関心が高まっており、市区町村、各種自治体、病院、介護施設などさまざまな場所で転倒予防教室などの取り組みが行われています。

転倒予防教室の内容はさまざまで、転倒予防体操をはじめ、自分でできるトレーニングの紹介から、参加者と交流を図りながら楽しく行う内容まであります。興味のある方は、居住地域の地域包括支援センターなどに問い合わせてください（→P266）。

●実際に転倒したら、どうしたらいいの？

まず意識があるかどうかを確認します。意識があれば痛みがあるか、痛みがあればどこにあるのかを確認します。無理に動かすと状態が悪化することもあります。動かすと痛みがあって動けない場合や、意識がない、あるいは

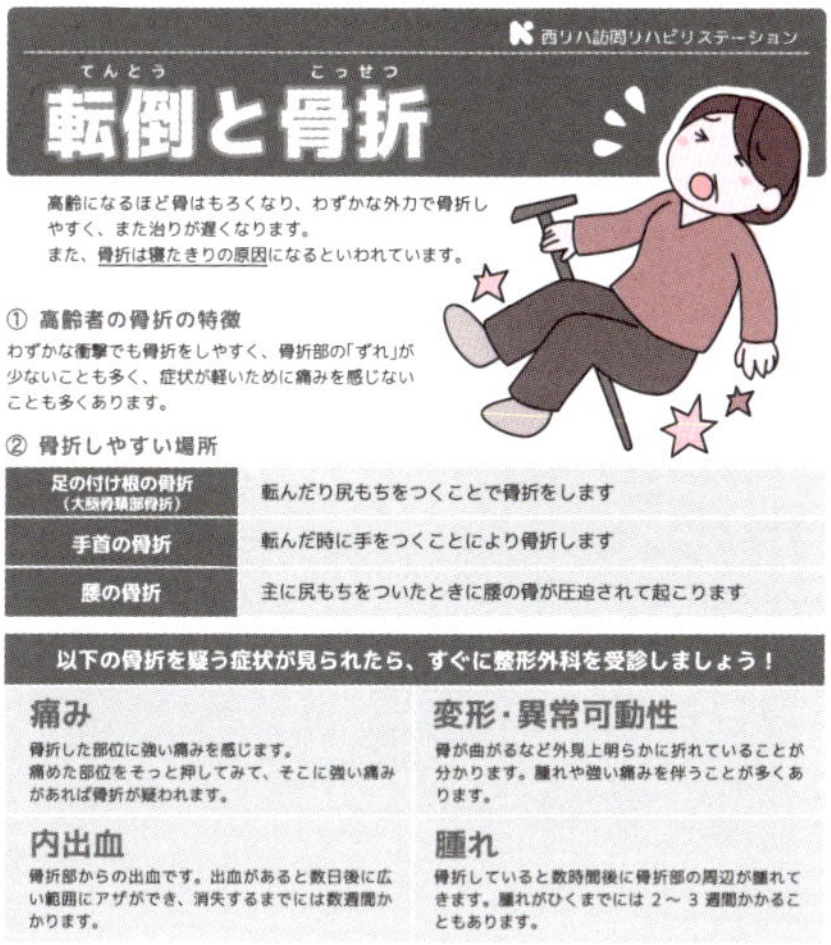
西リハ訪問リハビリステーション

転倒《てんとう》と骨折《こっせつ》

高齢になるほど骨はもろくなり、わずかな外力で骨折しやすく、また治りが遅くなります。
また、骨折は寝たきりの原因になるといわれています。

① 高齢者の骨折の特徴

わずかな衝撃でも骨折をしやすく、骨折部の「ずれ」が少ないことも多く、症状が軽いために痛みを感じないことも多くあります。

② 骨折しやすい場所

足の付け根の骨折（大腿骨頸部骨折）	転んだり尻もちをつくことで骨折をします
手首の骨折	転んだ時に手をつくことにより骨折します
腰の骨折	主に尻もちをついたときに腰の骨が圧迫されて起こります

以下の骨折を疑う症状が見られたら、すぐに整形外科を受診しましょう！

痛み
骨折した部位に強い痛みを感じます。
痛めた部位をそっと押してみて、そこに強い痛みがあれば骨折が疑われます。

変形・異常可動性
骨が曲がるなど外見上明らかに折れていることが分かります。腫れや強い痛みを伴うことが多くあります。

内出血
骨折部からの出血です。出血があると数日後に広い範囲にアザができ、消失するまでには数週間かかります。

腫れ
骨折していると数時間後に骨折部の周辺が腫れてきます。腫れがひくまでには 2～3 週間かかることもあります。

［図3］西広島リハビリテーション病院で作成している、転倒した際に注意すべきことをまとめたチラシからの抜粋です。

意識がもうろうとしている場合には無理に動かさず、救急車を呼びましょう。

特に頭を打ってしまった場合、頭蓋内《とうがいない》や首のけががあると、生命の危険にさらされることもあります。意識に障害がある場合や言動がおかしいと感じたら、近所迷惑や世間体などは考えず救急車を呼び、また必要に応じて一時救命処置（AEDを用いての胸骨圧迫や人工呼吸など）を行ってください。

しばらく経《た》ってからでも、「何かおかしいな」と思う場合、CTやMRI（身体の断面を撮影して調べる機器）のある脳外科を受診しましょう。打撲後、数日～数週間が経過してから症状が現れることもあります。

退院後6か月間の転倒

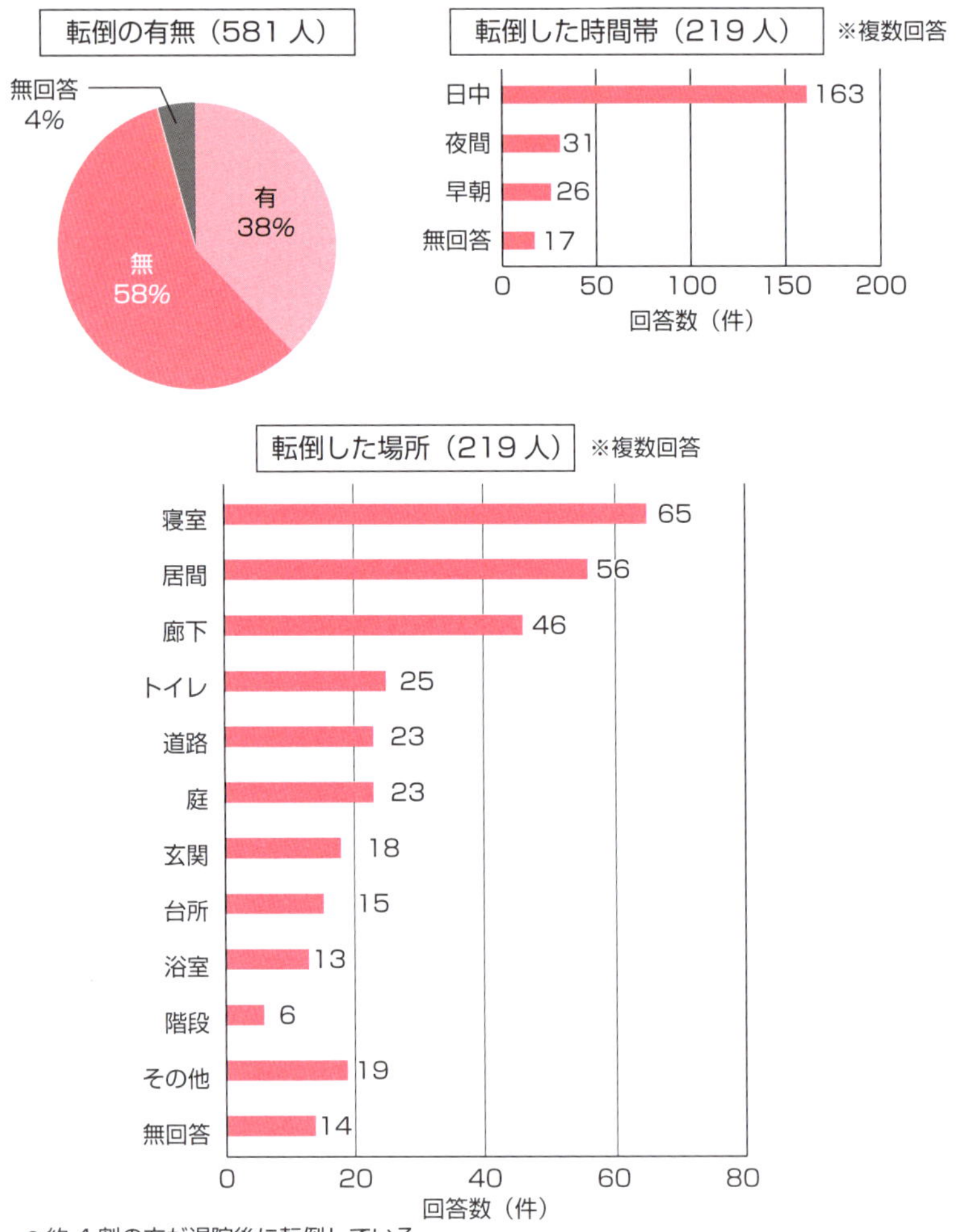

- 約 4 割の方が退院後に転倒している
- 転倒した時間帯は、日中が最も多い
- 転倒場所は、寝室・居間・廊下など屋内で主に過ごす場所が多い

［図］当院を退院された患者さんの退院後の転倒状況
（2010年7月～2012年12月に自宅退院された患者さんの退院後アンケートより）

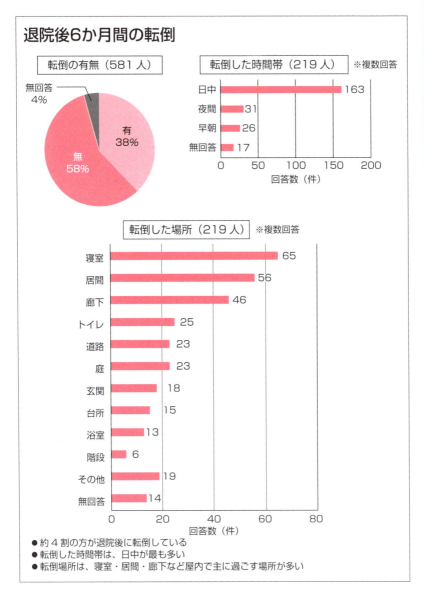

知っ得コラム 10

当院が行っている、転んでしまう患者さんへの対応

私たちの病院は、回復期リハビリ病院であり、患者さんが自宅で自立した生活が送れるように支援をしています。脳卒中や骨折などで身体の不自由な患者さんが多く、残念ながら転倒事故は少なくありません。

このため、入院したその日から、転ばないようにするにはどうしたらいいかを考えています。転ぶことへの対策には大きく分けて、転ばないようにすること（転倒発生予防）と、転んでも大けがにならないようにすること（転倒傷害予防）があります。

● 転倒発生予防

ベッドからの転落が予想される場合にはベッド柵を設置します。また、車いすへ乗り移る際には立ち上がりやすい補助手すりを使ったりします。こういった対策は、転倒の可能性は低下するけれども患者さんの意に沿わないという場合があるため、その都度、患者さんや家族と医療者側でよく話し合って行います。

大切なことは、転ぶ恐れのある患者さんに対して、その方の身体能力や行動パターンなどを把握して、適切な対応を慎重に考えていくことだと思います。

● 転倒傷害予防

100％転倒を防ぐのは困難ですが、もし転んだとしても、その被害を最小限に抑えようといった考えが転倒傷害予防です。例えば、ベッドのそばに緩衝マットを敷いたり、ヒッププロテクターという、お尻の外側にクッション性のあるパットの入った下着を使用したりします（写真）。

こちらも、マットを敷かないでほしいとか、ヒッププロテクターを着けたくないという患者さんの場合は、別の対応を考えていく必要があります。やはり一人ひとりに合わせた対応が大切になってきます。

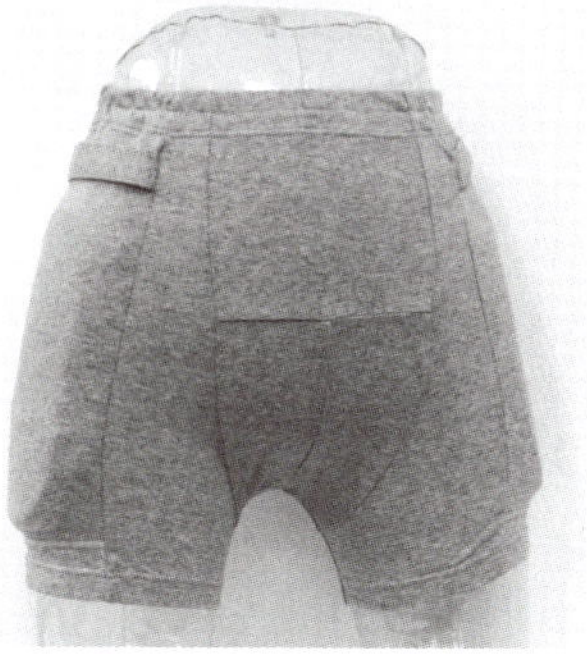

［写真］ヒッププロテクター

（リハビリテーション部　リハビリマネージャー（理学療法士）　福江《ふくえ》 亮《りょう》）

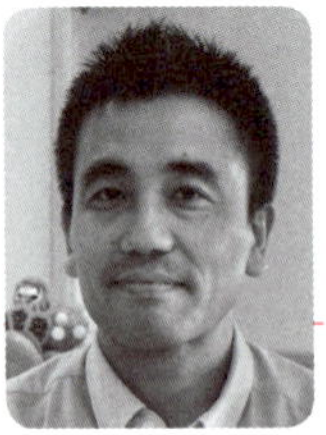

続けるためのリハビリ体操

リハビリテーション部 主任（理学療法士） 松田《まつだ》 秀之《ひでゆき》

●運動を継続する秘訣は？

1日中、座ったままテレビを見て過ごすことはありませんか。病院やデイケアなどで体操を指導されても、自宅では継続できない方も少なくないようです。しかし、ちりも積もれば山となる。ゆっくりとできる範囲で体操を継続していくことが大切です。

では、継続する秘訣《ひけつ》は何でしょう。「簡単にできること」「一緒にする人がいること」などが挙げられます。これに最適なのは、日本で一番知られているラジオ体操です。軽快な音楽と元気な声、簡単な全身運動。音楽を聴くだけで身体が自然と動き出します。身体も軽くなります。国民の誰もが小さい頃から親しんでおり、効果も感じられることが継続される理由でしょう。ただ、ラジオ体操はとてもいい運動ですが、車いすに座った状態ではできない内容もあります。

そこで、車いすに座ったままでできる体操を紹介します。単純な運動ですが、**人が動くために必要な関節や筋肉の柔らかさを保つための大切な運動要素を取り入れています。**好きな音楽を聴きながら、好きな番組の合間に、家族と一緒にになど、1日の中で一番やりやすい自分流のやり方で、少しずつ取り組んでみてください。

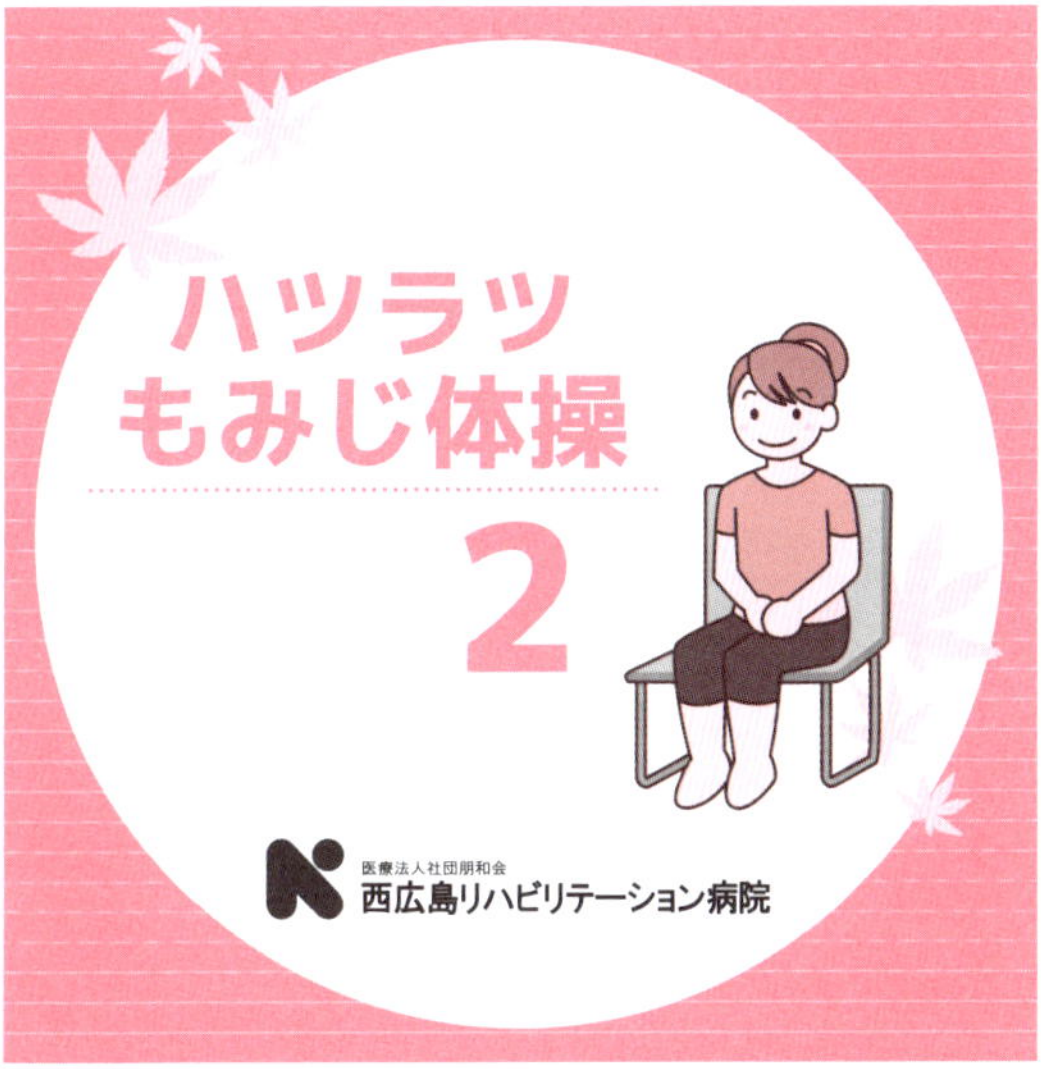

ここでご紹介する「ハツラツもみじ体操」は、DVDとして西広島リハビリテーション病院で販売しているもの（ハツラツもみじ体操 2）から抜粋したものです。

ハツラツもみじ体操

西広島リハビリテーション病院の理学療法士が考案した体操です。脳卒中後のリハビリを行っている方、車いすでの生活を主体とされている方などを対象としています。

1 体操の準備

姿勢を正し、深呼吸をします。麻《ま》痺《ひ》のある側の手足や身体をさすり、体操の準備をします。

2 上半身の運動

①首を動かす（3回）

両手を胸にあてた状態で、首を前後に倒します。

首の動きに合わせて身体が一緒に動かないようにしましょう。

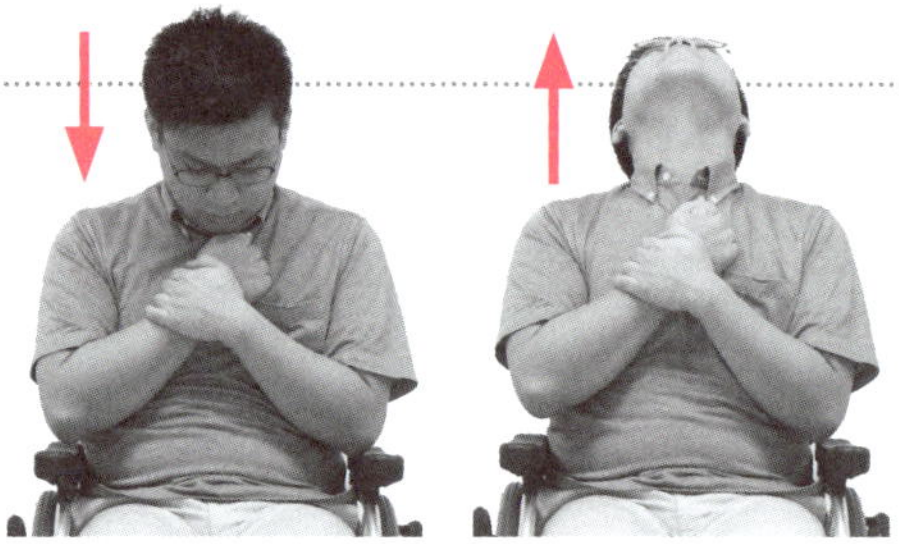

同様に、左右を見るように首を回す動き、前を見た状態で首を左右に傾ける動きをします（3回ずつ）。

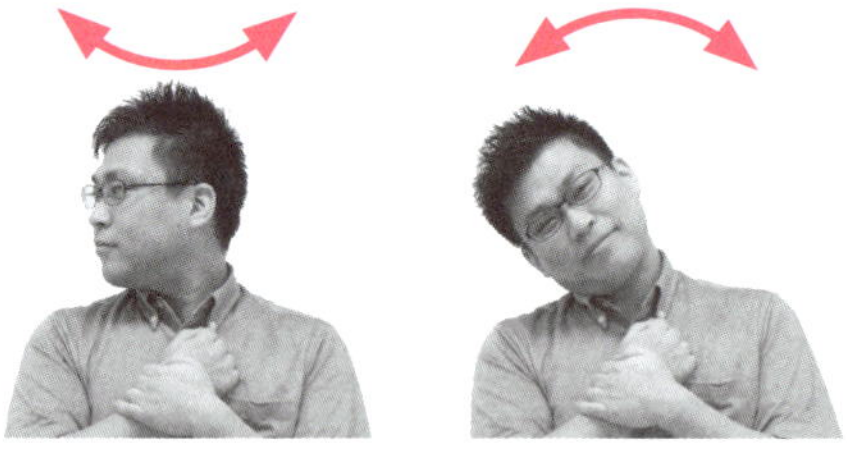

②肩をすくめる（5回）

ゆっくりと肩を上げ、下ろします。可能な方は両腕を組んで行いましょう。

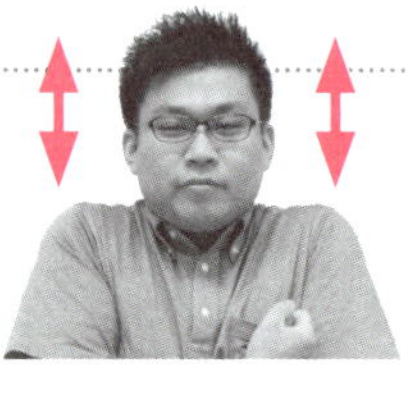

③身体の曲げ伸ばし（3回）

できる範囲でしっかりとお辞儀をします。可能な方は足をさわりながら、手を一緒に下ろします。続いて背もたれにもたれかかるように体を反らします。

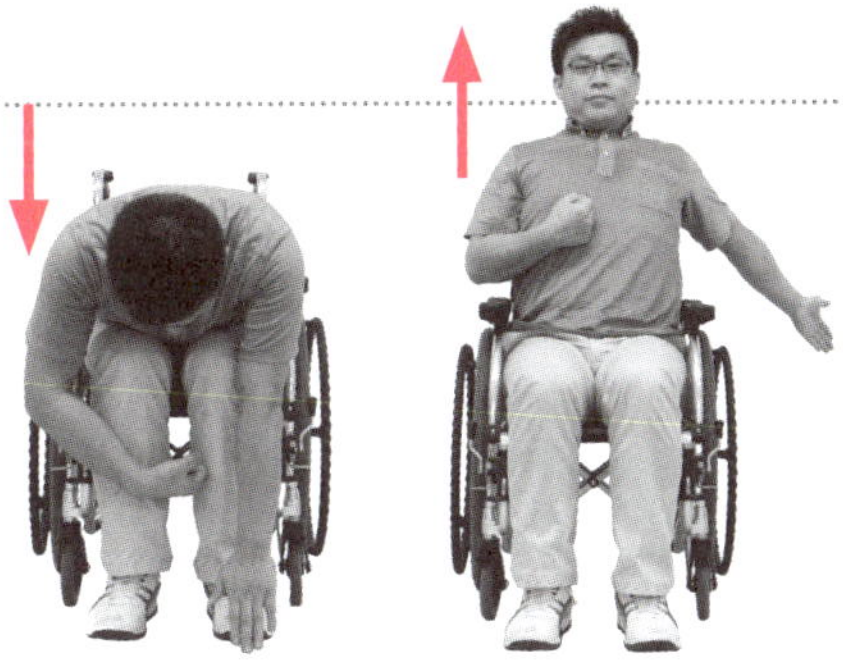

④両手を上げる（3回）

手を組み（難しい方は、麻痺のある側の手首を持って）、上がるところまでゆっくりと手を上げ、下ろします。

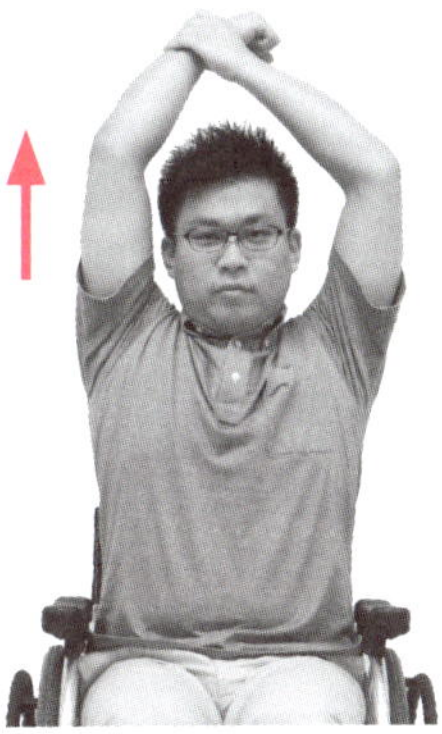

⑤わき腹をのばす（3回）

④の手を上げた状態から左右へ倒し、わき腹を伸ばします。

わき腹がしっかりと伸びていることを意識して行いましょう。

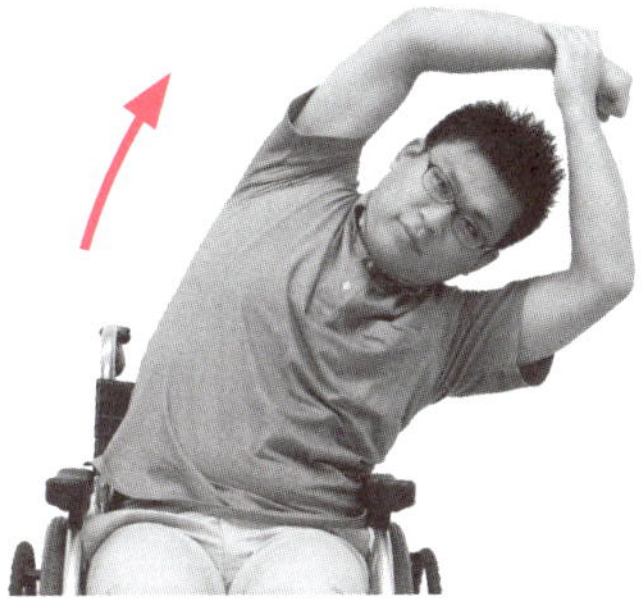

⑥身体をねじる（3回）

腰から上の部分をしっかり左右にねじり、3秒止めます。背もたれを持っても構いません。

続いて左にねじり、3秒止めます。

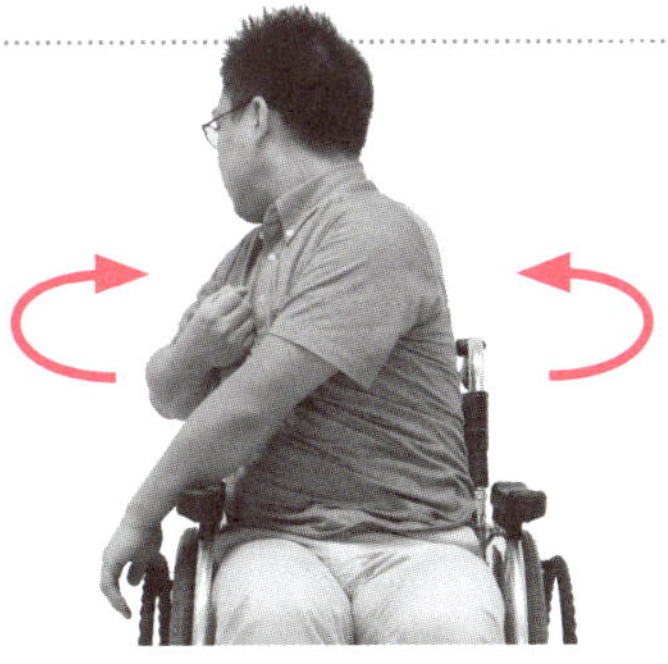

次ページへ

前ページから⬅

3 肘と手首の運動

①肘《ひじ》の曲げ伸ばし(3回)

いすに深く座り、手を組みます(難しい方は麻痺のある側の手首を持って行います)。胸の前からゆっくりと肘を伸ばし、ゆっくりと曲げます。

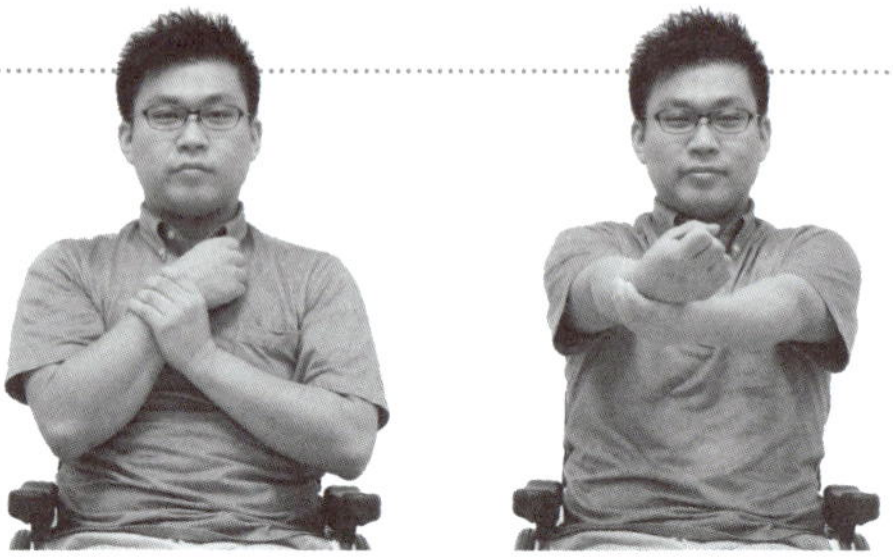

②肘をねじる(3回)

伸ばした状態のまま右にねじり、そのまま3秒止めます。左も同じように行います。

腕の動きに合わせて身体が傾かないようにしましょう。

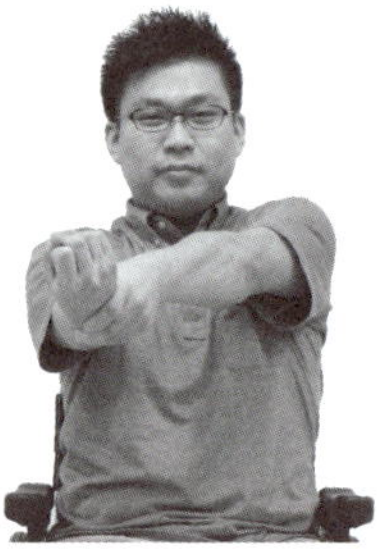

③手首の運動(3回)

手を組み、胸の前まで広げます。右に倒し、3秒止めます。左も同じように行います。

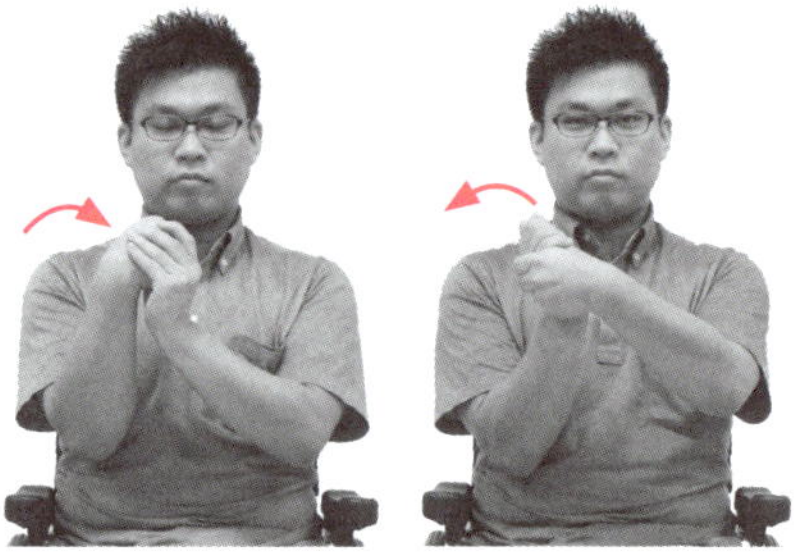

4 下半身の運動

①股関節の運動(3回)

手で膝《ひざ》をかかえこみます。難しい方はももの裏に手を入れるだけでも構いません。そのまま3秒止めます。左膝も同じように行います。

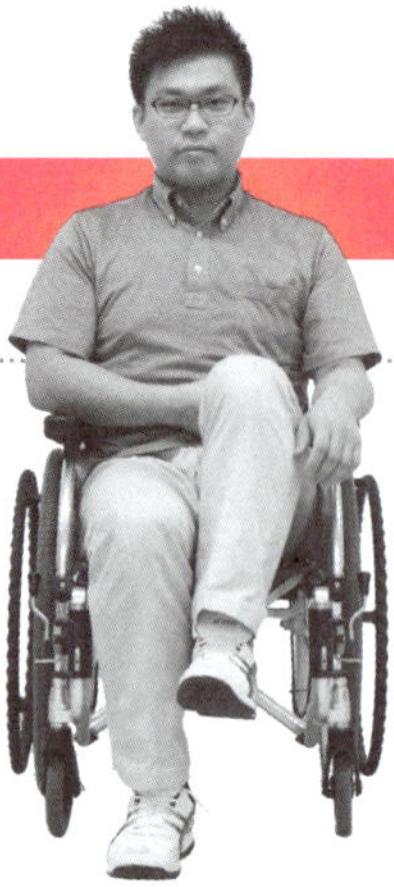

②足を組み膝を外に開く（3回）

右足を組んで、膝を外に開きます。可能な方は、開いた状態を保ちながら、できる範囲でお辞儀をします。そのまま3秒止めます。足を戻し、左足でも同じように行います。

③膝の後ろを伸ばす（3回）

可能な方は、少しいすの前側へ移動します。麻痺のある側の足を良い方の上にのせて、膝を伸ばします。そのままゆっくりとお辞儀をして、5秒数えます。

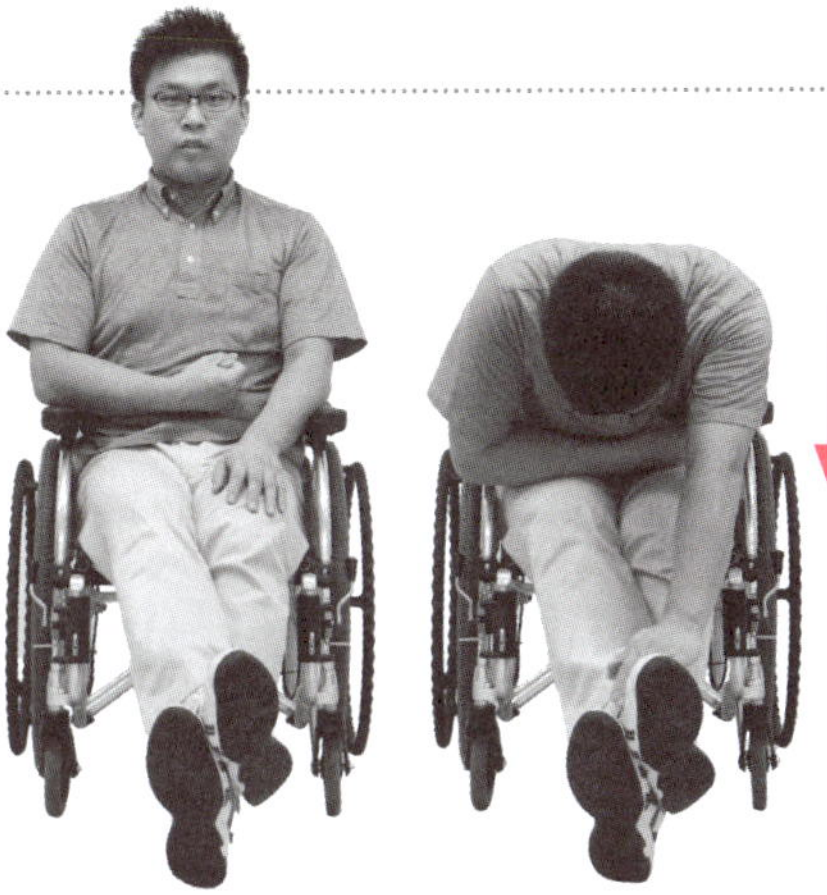

膝の後ろが伸びていることを意識して行いましょう。

④足首の運動（3回）

麻痺のある側の足を組んで、良い方の手で足首を回します。逆方向にも回します。続いて反対側の足も同じように組んで、足首を回します。

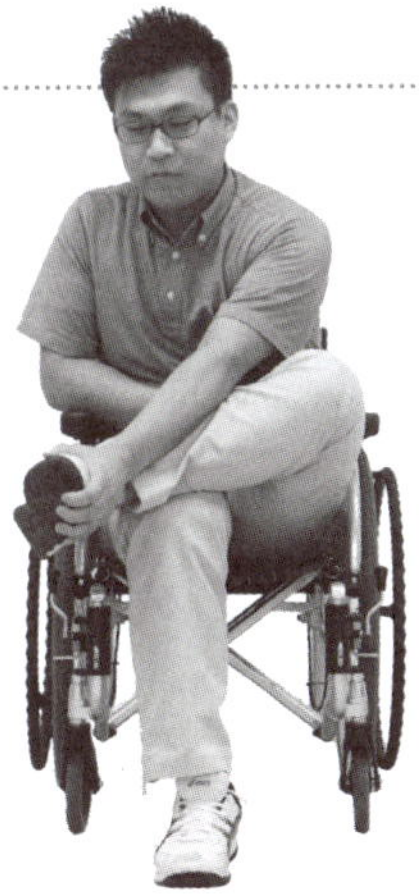

5 深呼吸

最後にもう一度、姿勢を正し、深呼吸をして終了です。

※各運動の回数はあくまで目安です。自分の体調に合わせて増やしたり減らしたりして行ってください。1回に行う回数を増やすだけでなく、1日3回行うなど、1日で行う回数を増やしていくのも方法の1つです。

モデル：西広島リハビリテーション病院　リハビリテーション部（作業療法士）　上森《うえもり》 奨悟《しょうご》

知っ得コラム 11

続けることの大変さ

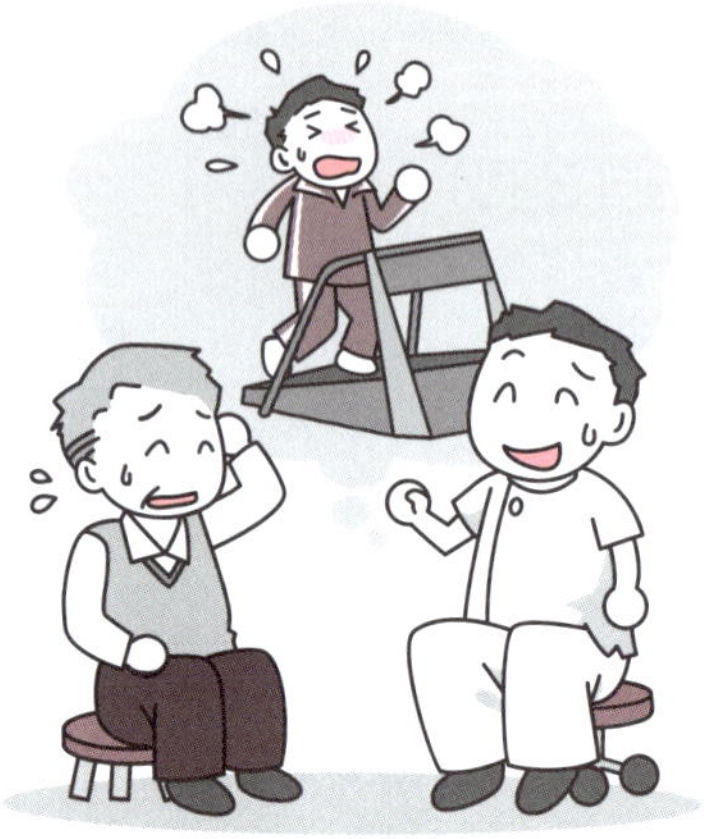

当院に併設したフィットネスジムは職員も利用しています。私も定期的に運動をするようになって、変化が表れてきたことがあります。「どうしても自主トレを続けられない」という患者さんに、「毎日しないと効果がないですよ」。以前はそう、偉そうに言っていました。しかし、実際に自分が始めて気付かされたのは、「続ける」ことの大変さです。患者さんへの声掛けも変わりました。

「私もね、この前から走り始めたんだけど、やっぱり毎日するのはしんどいよね」「週に1回でも、来れるなら来てくださいね。積み重ねると大きな力になりますよ」と。

本来、リハビリは自分のために自分が行うものです。しかし、病気になると、どうしても心が折れてしまいます。その心を支えて、どうやったら続けられるのかを一緒に考えることは、私たちリハビリの専門職の大切な仕事であり、存在意義だと思います。これはある有名な先生の教訓です。「身体を通じて心に触れる、心を動かし身体を動かす」。私たちの仕事は、まさにそういうことだと思います。

（病院長（医師）　岡本《おかもと》 隆嗣《たかつぐ》）

（西リハ院長ブログ2013年1月1日より）

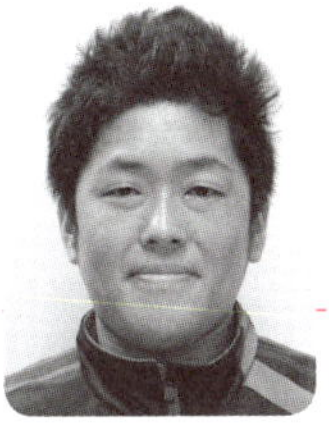

メディカルフィットネスのすすめ

健康開発センターウィル
（トレーナー・健康運動指導士） 伊藤《いとう》 三千雄《みちお》

運動を続けたい、でも自宅ではとても続けられそうにない。そんな方には、フィットネスジムの利用をお勧めします。ジムなんて、スポーツをバリバリやっているような人たちばかりで、私なんかとてもついていけないと、思われるかもしれません。でも、疾患の予防、改善に役立ち、自分のペースで運動できるメディカルフィットネスという施設があるのです。

●メディカルフィットネスとは？

メディカルフィットネスは、「メディカル」という言葉が示す通り、医学的なサポートがついたフィットネスです。疾患や高齢などの理由で一般のフィットネスジムや自宅での運動が不安という方や、病気をコントロールしながら運動をしたいという方に適しています。病院や診療所といった医療機関に併設され、疾病予防《しっぺいよぼう》施設（医療法第42条）という名称で呼ばれています。

メディカルフィットネスには、医療やリハビリの知識を持った専門スタッフ（健康運動指導士、理学療法士など）が常駐しています。特に健康運動指導士は、安全で効果的な運動プログラムを作成、指導する、運動の専門家です。メディカルチェックなど、定期的な検査・測定を行うため、健康管理も同時にできます。入院、通院をしている医療機関に併設のメディカルフィットネスであれば、状態や治療法などの情報を共有できるというメリットもあります。

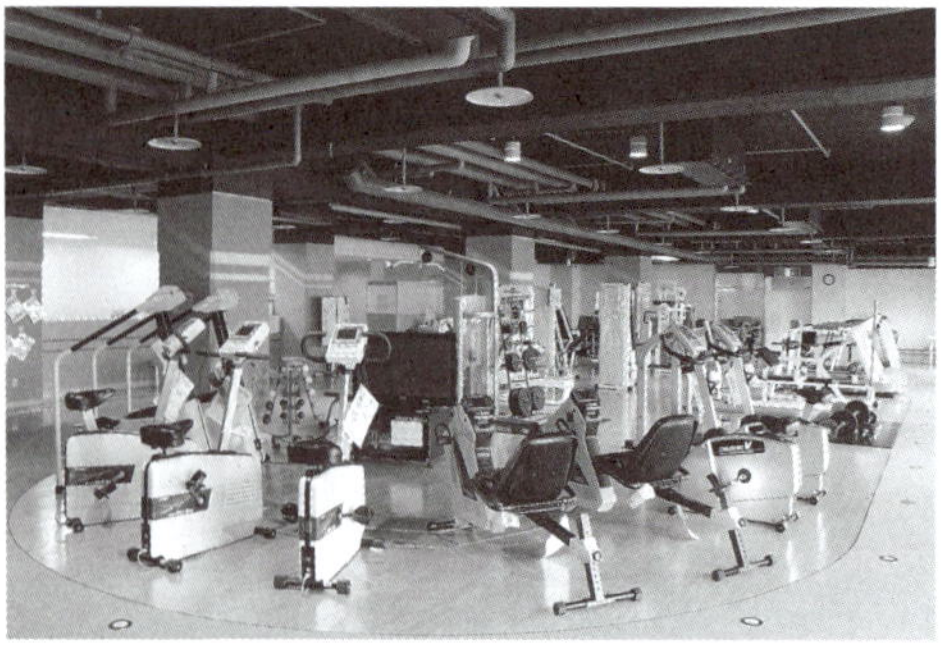

［写真］
健康開発センター ウィル：
西広島リハビリテーション病院の併設施設。医療法42条施設・厚生労働大臣認定の健康増進施設でもあります。

●メディカルフィットネスでは、どのように運動するの？

当院の併設施設であるメディカルフィットネス「健康開発センターウィルフィットネスジム（以下、ウィル）」を例に紹介します（写真）。

ウィルは、生活習慣病や整形外科疾患の予防、改善、介護予防などを目的とした疾病予防施設です。健康運動指導士が利用者の目的や体力に合わせた個別運動プログラムを作成し、指導を行っています。リハビリのサービスなどとちょっと違うのは、常に個別指導ではないということです。

基本はセルフトレーニングで、入会初期や必要なときにトレーナーが随時、指導を行います。**利用者の状態に合わせて運動プログラムを調整し、主体的に運動を行ってもらうのが目標です。**ウィルではエアロビクスやヨガ、ストレッチなどの教室プログラムもあり、自由に参加することができます。このように、自分のペースで運動ができるのが大きな特徴です（利用者の体力などに合っていない場合は控えてもらうことがあります）。

ウィルには「障害や麻痺《まひ》があっても利用可能ですか」という問い合わせが多くあります。基本的には利用できますが、入会の際に医師がメディカルチェックを行い、ウィルでの運動が可能かどうかの判断を必要としています。

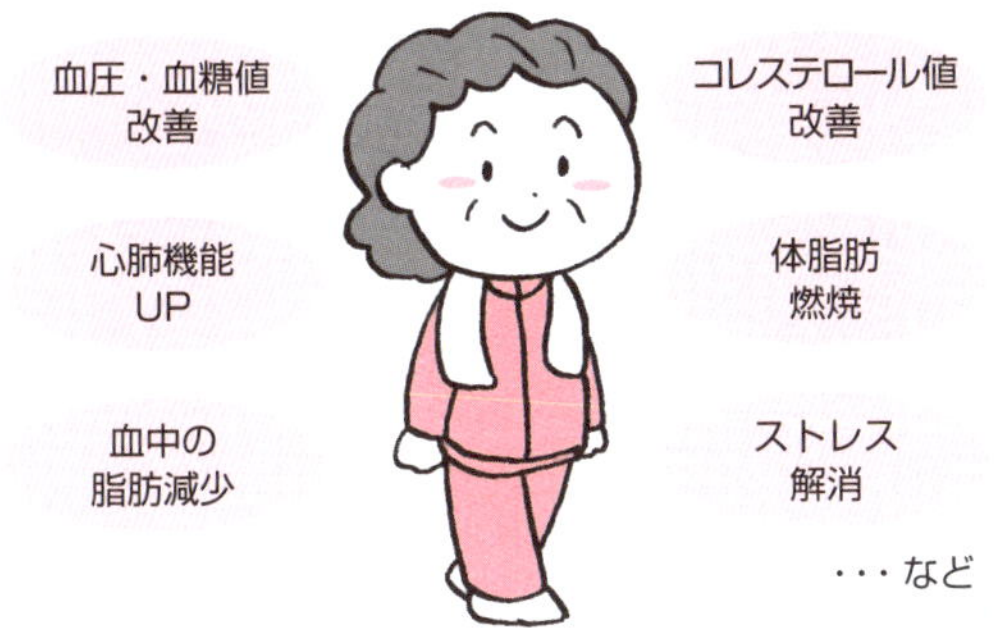
血圧・血糖値
改善
心肺機能
UP
血中の
脂肪減少
コレステロール値
改善
体脂肪
燃焼
ストレス
解消
・・・など

［図1］有酸素運動で期待できる効果

●そもそも、なぜ運動が必要なの？

運動には、身体を健康に保つさまざまな効果があります。逆に運動をしないと、身体はどんどん衰えて動かなくなってしまいます。具体的に、運動にはどんな良い効果があるでしょうか。

運動には大きく分けて、有酸素運動と無酸素運動の2種類があります。有酸素運動には、ウォーキングやジョギング、水泳、自転車こぎ、エアロビクスなどがあります。体脂肪の燃焼、心肺機能の向上、血圧や血糖値の改善、コレステロール値の改善、ストレス解消など、身体にとって良い効果がたくさんあります（図1）。脳卒中の危険因子である高血圧、糖尿病、脂質異常症、動脈硬化、肥満などの改善も期待できるため、脳卒中発症の予防、再発の予防にもつながります。

マシンやダンベルなどを使った筋力トレーニングなどは、無酸素運動といわれます。主に筋肉量を増やし、筋力を高めるのが目的です。筋肉量が増えることで基礎代謝が高まり、有酸素運動などを行うときに、より効率良く脂肪を燃焼させることができます。また筋力を高めることで、日常のいろいろな動作もやりやすく、疲れにくくなります。

そのほかの運動としては、ストレッチやヨガなどがありますが、これらはリラグゼーション効果や身体の柔軟性を高める効果があります。

運動は、ストレス発散など精神面にも良い効果を与えます。当院の研究では、

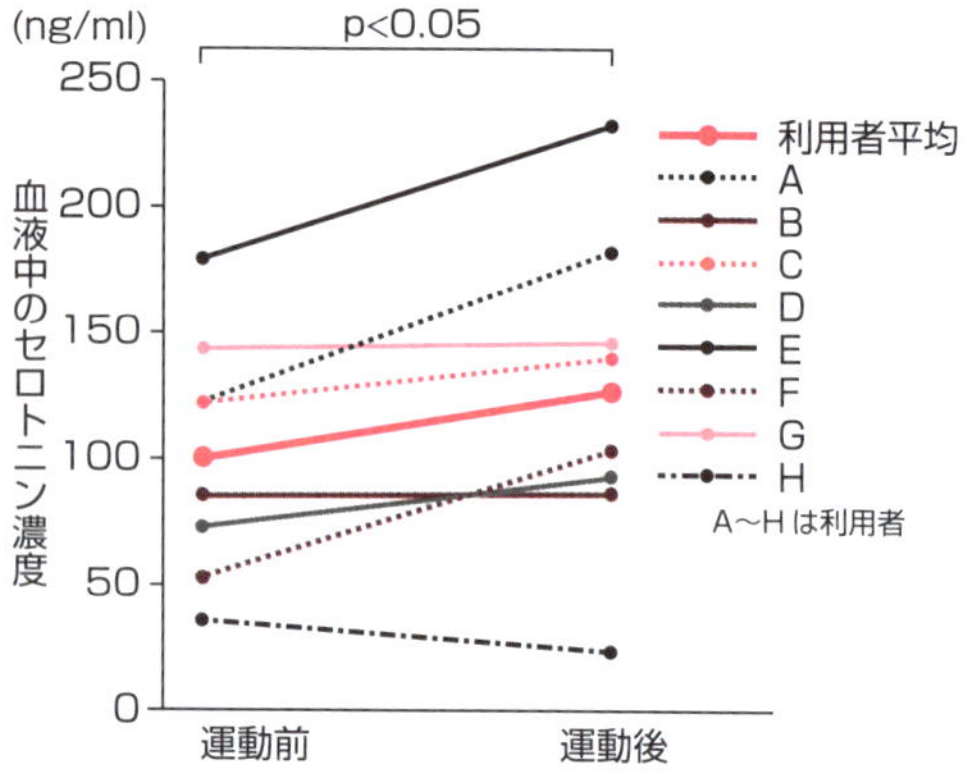

［図2］運動プログラム開始時と3か月後のセロトニン濃度の比較（伊藤三千雄ほか：短時間通所リハビリテーションにおける精神面に対する有効性の評価法。地域リハ（第10巻第4号2015年4月）より作図）

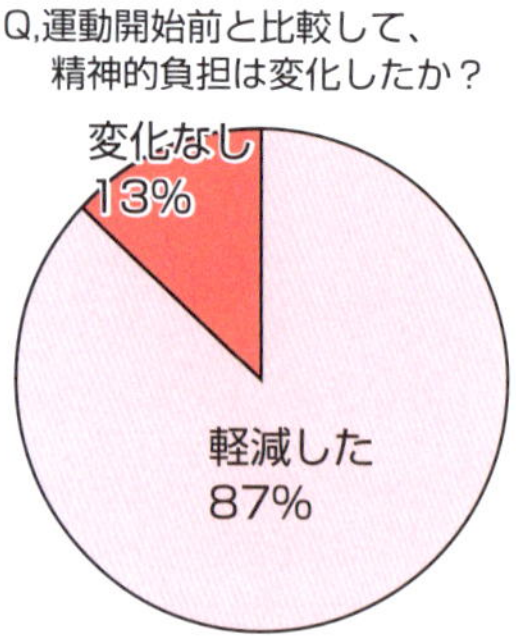

［図3］主介護者の精神面の変化についてのアンケート結果（伊藤三千雄ほか：短時間通所リハビリテーションにおける精神面に対する有効性の評価法。地域リハ（第10巻第4号2015年4月）より作図）

運動の結果、患者さん本人の気分安定の指標であるセロトニンが増えたという結果が出ました（図2）。また、患者さんの介護者である家族の方が運動を行うと、介護負担感の軽減などの効果がみられ、**運動が介護者の精神面にも良い影響を与えていることが分かっています**（図3）。

● 運動を継続するために有効な手段の1つ

「運動が身体にいいことは分かっているが、続けるのが難しい」。こういう声をよく聞きます。たしかに運動は継続が最も重要で、そして最も難しいことです。専門家である私たちでさえ、続けることは簡単ではありません。運動を続けるために必要なことは、安全で効果的な運動プログラムや優秀な指導者はもちろんですが、**運動を一緒に行う仲間の存在も重要です**。

家で1人で行うのでは、なかなか続かないのが現実です。その点、フィットネスジムに行くと環境も変わり、運動する意識が高まり、運動を一緒に行う仲間をつくることもできます。これらのことからも、フィットネスジムを利用することは、運動を続けるために有効な手段の1つといえます。

知っ得コラム 12

家族や仲間と一緒にがんばろう！

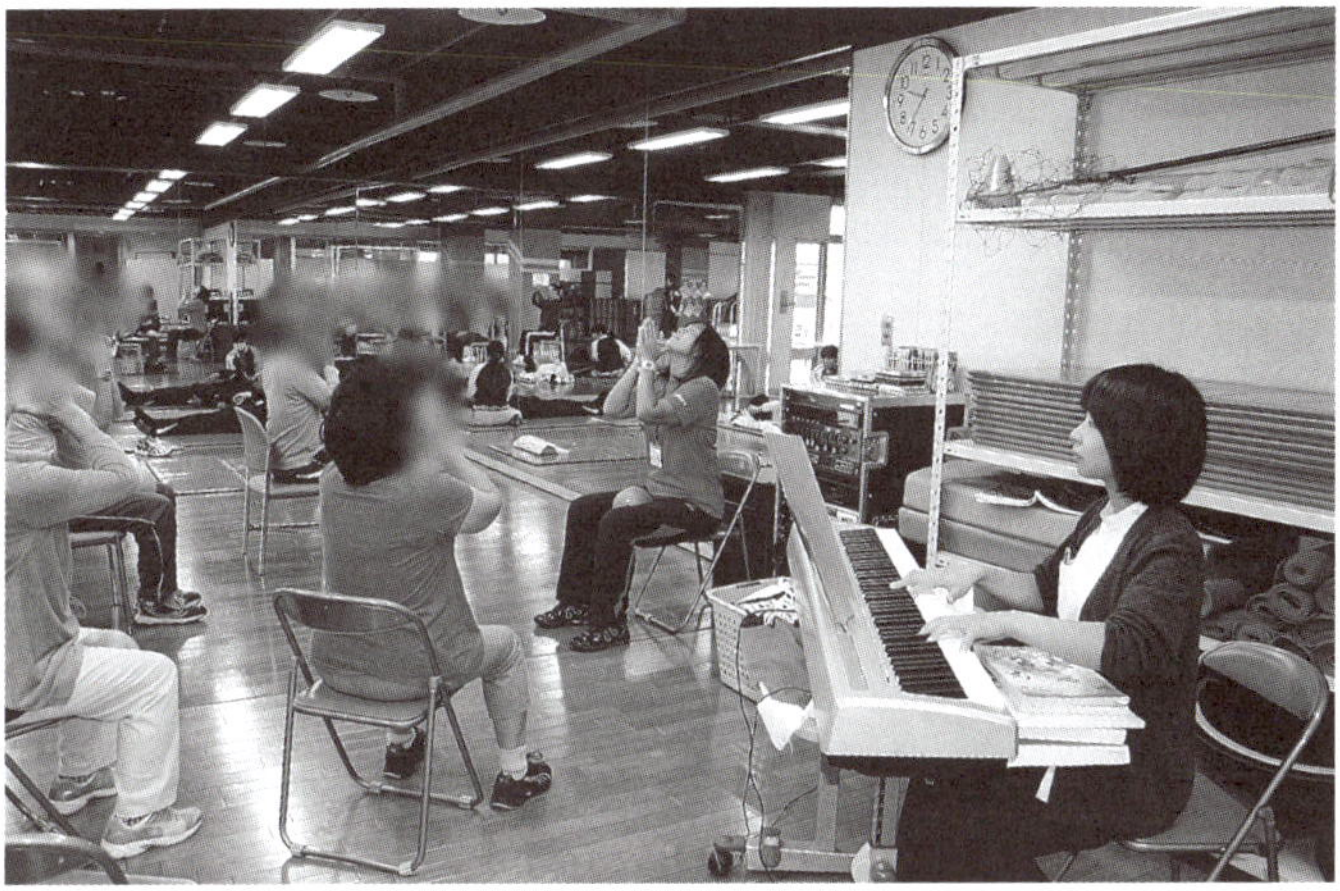

［写真1］短時間通所リハビリ（音楽療法士と健康運動指導士が行う「ミュートレ」）

運動やリハビリを続けるために、支えになるのは仲間の存在です。1人ではつらくても、仲間と一緒ならがんばれるものです。本人の気持ちや家族の介護に共感する、生活での工夫や地域の情報といったことは、医療者より経験者の方がノウハウや知識があり、よほど上手です。

人間は地域の世代、性別、障害、趣味などの異なるさまざまな人間集団の中で、他人を意識したり、競り合ったり、反発したり、協力したりして生きている動物です。元気になるためには、社会とのつながりが必要です。家族と一緒でも、外に出て、人に触れ、支え合える仲間を見つけましょう。

当センターは2009年度から、介護保険による短時間通所リハビリを行っています。短時間通所リハビリでは ①運動する気にさせる雰囲気づくりのためフィットネスジムで行う ②自宅でもできる自主トレの定着を図る ③患者さんに「自主トレファイル」を管理してもらう ④

次ページへ

知っ得コラム 12

前ページから⬅

家族や仲間と一緒にがんばろう！

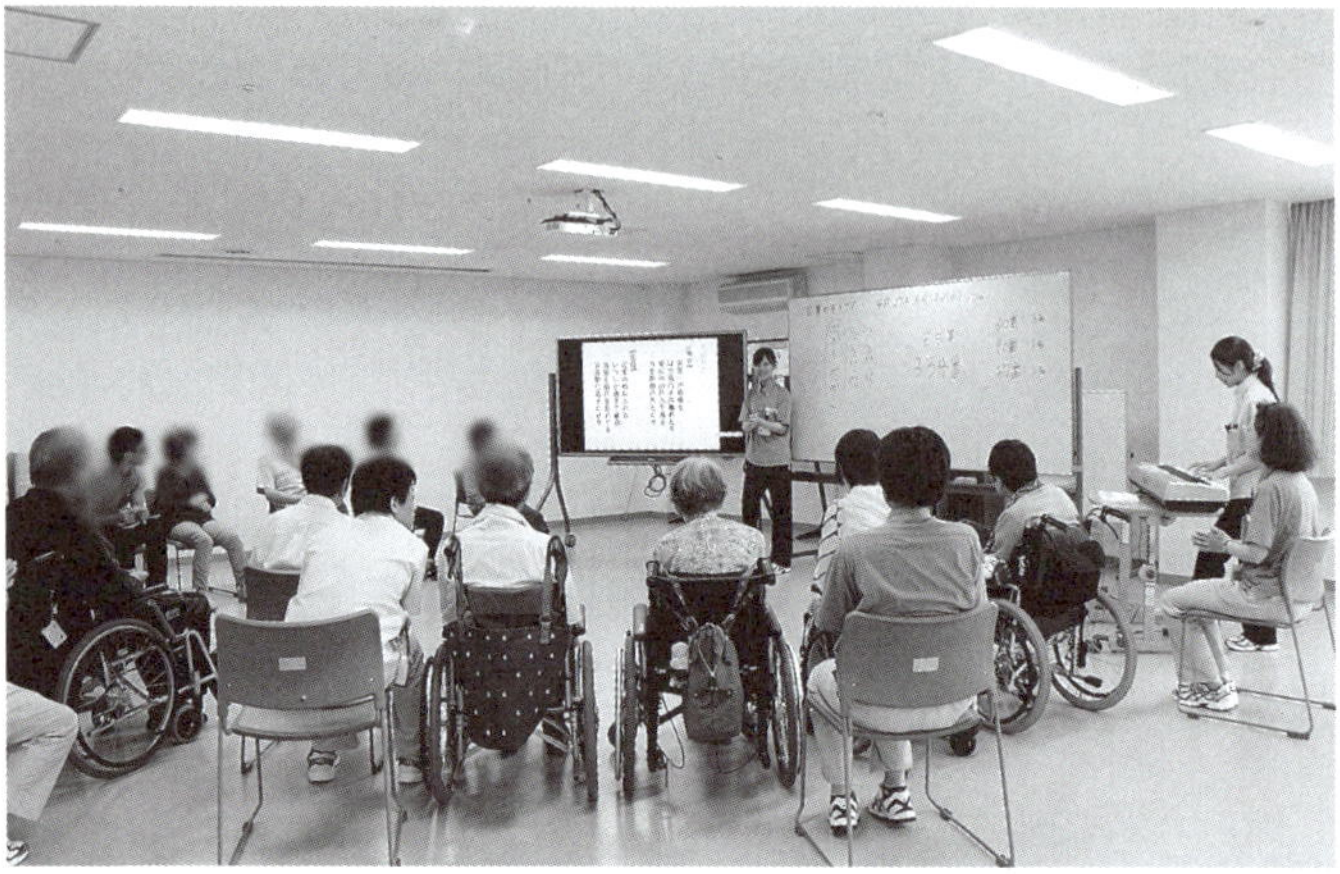

［写真2］言葉のデイケア

家族にもメニューを組み一緒に運動できるようにする ⑤音楽療法士や健康運動指導士の協力を得て家族も含めてみんなで一緒に集団リハビリを行う（写真1）、などの工夫を盛り込みました。

従来の外来リハビリでは、家族はいすに座ってリハビリを眺め、時間がきたらすぐ帰宅されていましたが、これらの工夫の結果、運動時間が長くなり、利用者の家族の半数以上が一緒に汗を流すようになりました。また家族を介してお互いのコミュニケーションが活発になり、利用者同士のサポートも行われるようになりました。

また当院は、入院中の失語症の患者さん・家族が、退院された失語症の患者さん・家族と交流する場（メイプルクラブ）（→P63）や、言葉の障害を持つ人たちのための通所リハビリ（言葉のデイケア）を行っています（写真2）。言葉の障害を持つ人たちは、特に社会と離れ孤立しがちですので、このような安心して「交流する場」や「参加できる場」を提供しています。

（病院長（医師） 岡本《おかもと》 隆嗣《たかつぐ》）

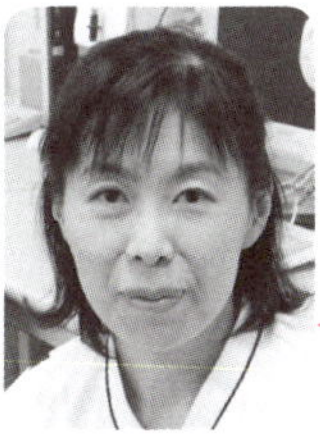

暮らしやすい住まいのための住宅改修

リハビリテーション部 主任（作業療法士） 白岡《しらおか》 幸子《さちこ》

バリアフリーという言葉をよく耳にします。簡単に言えば、「バリア（障壁）をなくすこと」で、住宅であれば家の中の段差をなくし、手すりなどを取り付けて、高齢者や障がい者が生活しやすいようにした住宅ということになります。

仮に皆さんや家族が脳梗塞《のうこうそく》を患い、右半身が不自由になって車いすを使わなければならなくなった場合を考えてください。どうやって家に入るのか、1人では車いすからトイレに移るのが難しいなど、さまざまな問題が考えられると思います。こうした日常動作の問題に対して、**入口の段差をなくし、トイレに手すりを取り付けるなどして危険をなくすことを、住宅改修と言います。**

●住宅改修にはどんな効果があるのですか？

住まいのバリアによって難しかった動作が、改修することで無理なく、安全にできるようになります。また、人の手を借りなければできなかったことが1人でできるようになり、介助する側の負担を少なくすることもできます。これらにより、転倒事故を予防することにも役立ちます。その人らしい生活をさらに活動的に、楽しく、豊かにすることが期待できます。

● どのような住宅改修をするのですか？

住宅のどの場所にどのようなバリアがあるのかによって、改修内容は変わります。

部屋の出入口の改修

・車いすなどを使用する場合や転倒防止のため、敷居などの段差を解消します。

・出入りがしやすいように扉を変更したり、手すりを取り付けたりします。

・畳からフローリングに変更することもあります。

階段の改修

・安全に昇降できるように手すりを取り付けます。

・滑り止めシートを付けたり、段差の境目が分かるようにテープを貼ったりして転倒を防ぎます。

・昇降機を設置する場合もあります。

トイレの改修

・かがんだり、立ち上がったりすることが難しい場合は和式トイレから洋式トイレに変更します。

・立ち座りが安定するように手すりを取り付けます。

・車いすや歩行器を使用する場合は、扉を変更したり、間口を広げたりします。

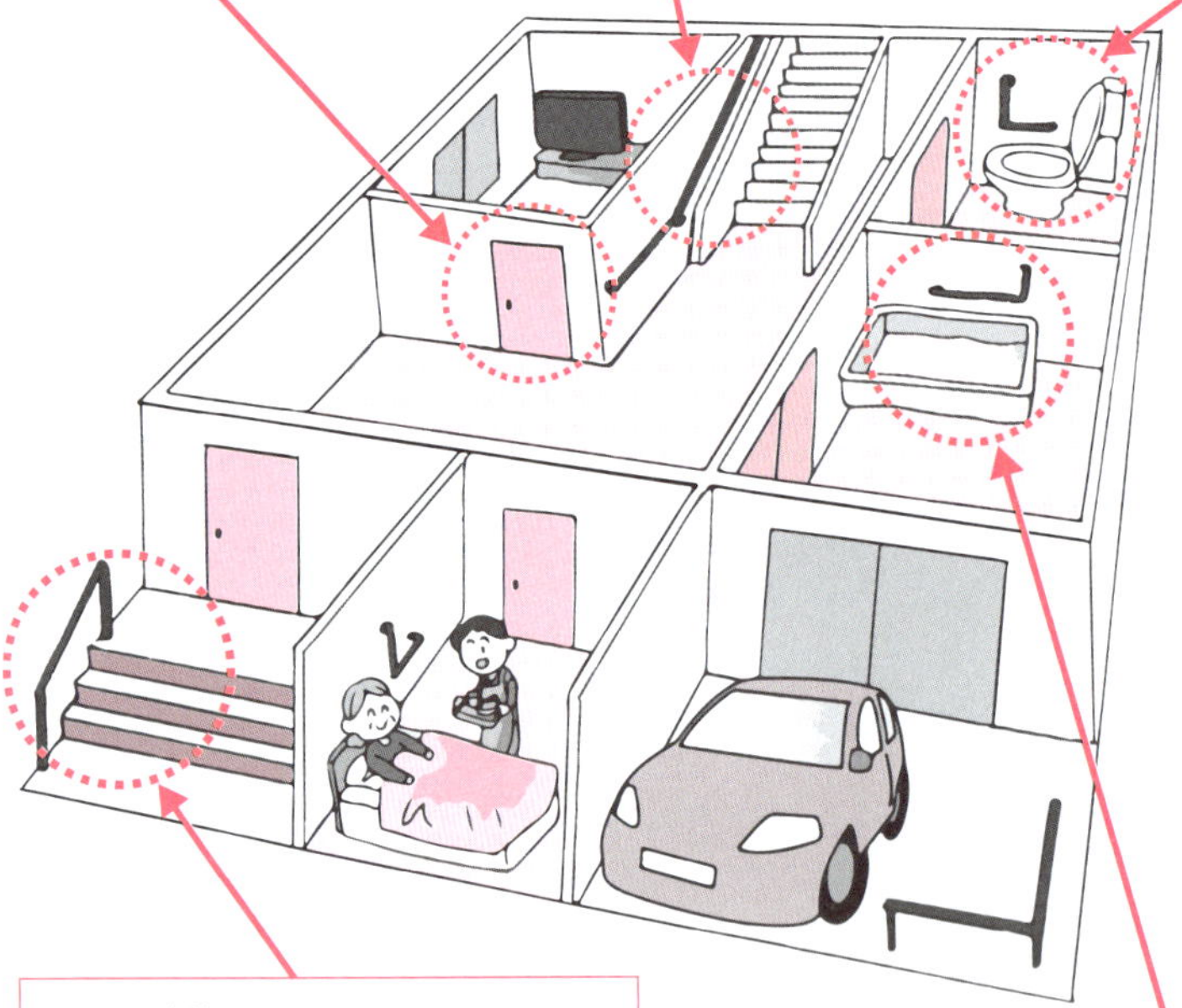

玄関の改修

・段差が大きく、上がり下りするのが難しくなるため、手すりを取り付けたり、段差解消をしたりします。スロープや昇降機を利用する場合もあります。

・立ったまま靴を脱ぎ履きしにくい場合は、縁台やいすを置きます。

お風呂の改修

・浴室内は滑りやすいため、床を滑りにくい材質に変更したり、手すりを設置したりします。

・浴槽の出入りのためにも手すりがあると安心です。

［図1］主な改修個所と内容

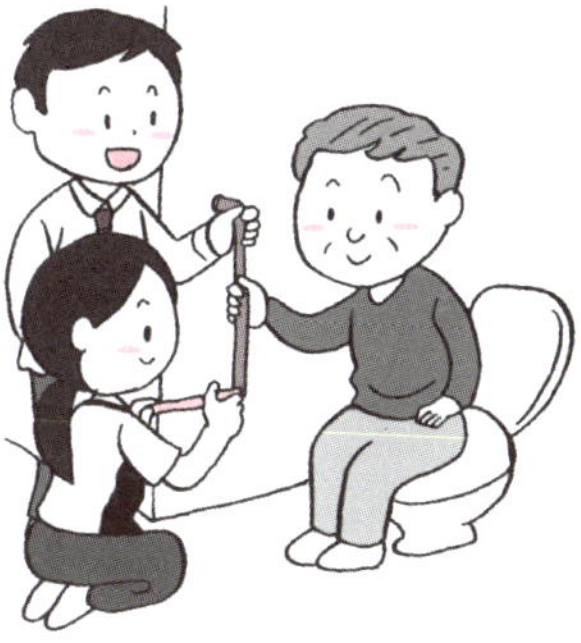

［図2］家屋調査
病院のスタッフが患者さんの状態と自宅の様子を検討したうえで家屋改修のアドバイスを行います。

●住宅改修するときに考えておきたいこと

改修で手すりなどを設置しても、それを使わなかったり、逆に邪魔になったりすることがあります。そうならないように、まず、改修を必要とする人が、実際に住む所で、生活や動作をどのように行いたいのか、あるいは行えるのかということを確認します。

例えば、手すりを取り付けるにしても、使う人の体形や動作の仕方によって取り付ける位置や高さが違います。また、トイレまで歩いて行く場合は廊下に手すりを取り付けることを考えますが、車いすで行く場合は廊下に手すりを付けると幅が狭くなり、移動しにくくなってしまいます。

住宅改修する前に、**どのように生活するのか、どうやって動作を行うのかを、具体的に考えておくことが大切です。**そして、現時点だけでなく、少し先の将来の状況や同居家族に不自由さが生じないかということも、考えておくことが大切です。

当院では、入院患者さんに対して必要に応じて住宅改修のアドバイス（家屋調査）を行っています。リハビリスタッフ、医療相談員、医師、看護師たちが、改修業者、福祉用具業者、ケアマネジャーたちとともに患者さんの自宅を訪問し、手すりや段差の提案を行います（図1、2）。

●住宅改修は介護保険を利用できます

要介護者の認定を受けていれば認定区分に関わりなく、住民票がある住宅に1人当たり支給限度基準額（20万円）の範囲内でかかった費用の自己負担が1割になる（所得によっては2割）支援が受けられます（2015年、介護保険法改正）。しかし、全ての改修が介護保険サービスで行えるわけではないので、注意が必要です。

介護保険を利用する場合は、**必ず事前にケアマネジャーに相談**し、各市区町村の窓口で内容を確認するようにしましょう。介護保険以外にも住宅改修に援助が受けられる制度があり、各市区町村で相談することをお勧めします。

●福祉用具をうまく使いましょう

賃貸住宅や、構造上の問題で思うような改修ができないケースもあります。その場合は福祉用具を利用することで解決できることがあります。例えば、手すりの取り付けができない場合は、据え置き式の手すりや歩行補助具などがあります（↓P288）。また、家具を伝って移動できるように、家具の配置を変えることも有効な方法です。段差の撤去工事ができない場合は、取り外しができるスロープなども福祉用具として利用されています。

第5章

自宅でのリハビリのお話②

——看護・介護編

障害を抱えたまま家で生活するのは大変なことです。それでも多くの方が「住み慣れた家で暮らしたい」と願っています。「看護・介護編」では、家での疾患や障害の管理の仕方、介護をするうえでの心の持ち方についてお話しします。

介護の心得6か条

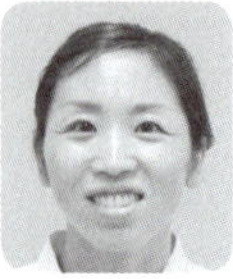
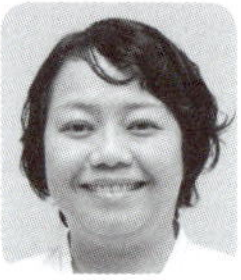

看護介護部 主任（介護福祉士） 長岡《ながおか》 倫子《みちこ》（左）
看護介護部 師長（看護師） 天本《あまもと》 美保《みほ》（右）

これから介護を始める方や、今現在、介護をしている方、介護を受けている方、介護とは全く縁のない方、さまざまな立場の方がおられると思います。ところで、介護ってなんだと思われますか？

介護の基本は、被介護者が自分でできることは自分で行いながら、心豊かな生活を過ごせるよう、支援することです。どんなに元気な人でも、いずれ介護が必要になります。けがや病気をすればいやおうなしに介護を受けることになります。介護はプロの介護職だけに任せればいいものではなく、家族だけが担うものでもありません。ボランティアや地域住民を含めた社会全体で支える時代になりました。

大変なことばかりに見える介護の世界にも、面白さや楽しさがあります。介護についてちょっと考えてみませんか？

● 介護のポイント6

① 自分で決めよう！（自己決定）

介護を受ける人（被介護者）は、自分の意思でどうしたいのかを決めましょう。例えば、飲みたいものを聞かれたら、「お茶」でも「なんでもいい」でもいいのです。それだけでも自分で決めたことになるからです（図1）。

介護する人（介護者）は、どうしたいのかを尋ねましょう。着替えのときにも、どれを着たいか聞いてみてください。自分で選べないときは幾つか選択肢を挙げて、その中から選んでもらうといいでしょう。介護者の好みや都合のよ

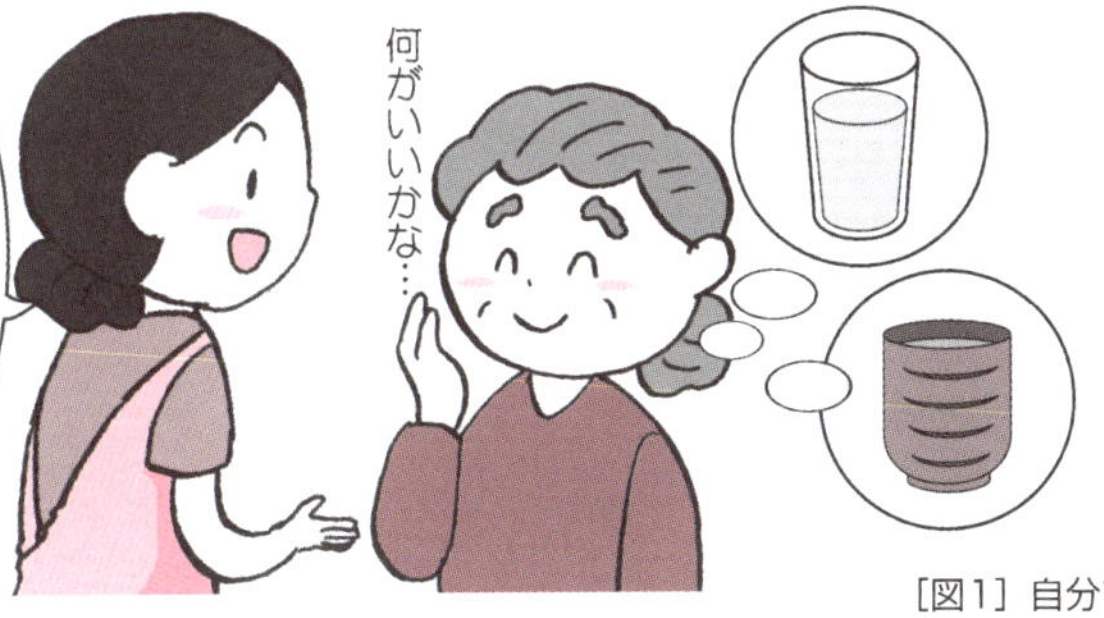

［図1］自分で決めよう！（自己決定）

さで決めるのではなく、本人の意思を確認し、自分で決めることができるように援助しましょう。

② 自分でやろう！（自立支援）

被介護者は、自分ができることは時間がかかっても、なるべく自分でしましょう。介護者はすぐに手伝うのではなく、見守ることも大切です。例えば、靴を履いたり、衣服のボタンをとめたりする動作もその1つです。介護者が手を貸し過ぎると、自分でやろうという意欲だけでなく、できることを奪ってしまうこともあります。じっくり見守ることが大切です。

③ 出掛けよう！（閉じこもり症候群の予防）

家から出なくなると、身体機能も精神機能も低下します。買い物や散歩、デイケアなどを利用し、生活範囲を広げましょう。同じ障害のある人たちの集いに参加して情報交換を行ったり、病前の趣味活動や友人との交流を再開するなど、家族以外の人間関係づくりも大切です。介護者もそういう場を求めて一緒に外に出てみるなど、閉じこもりにならない工夫をしましょう。

④ 分担しよう！（介護疲れ予防①）

1人の介護者が、長期にわたって介護を抱えこむと、心も身体も疲れきってしまいます。「介護の手」は多いに越したことはありません。家族や近隣住

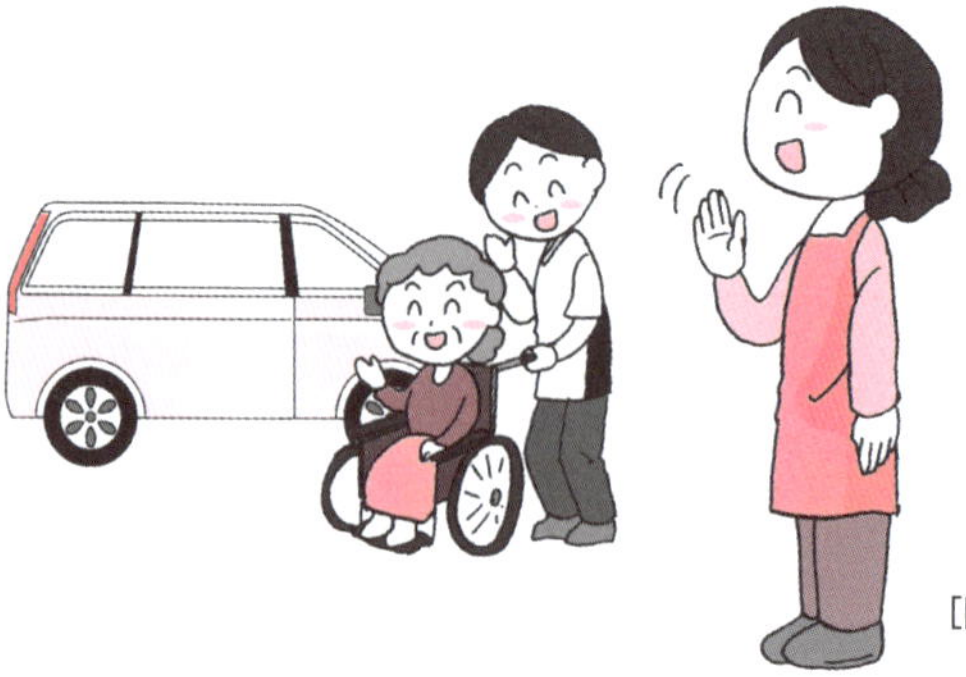

［図2］一緒に元気でいよう！
（介護疲れ予防②）

民、ヘルパーなどの協力者をたくさんつくり、できることは当番制や分担制にしてみましょう。役割分担は身体の負担だけでなく、心も軽くしてくれます。

⑤ 一緒に元気でいよう！（介護疲れ予防②）

家族ともども元気でいるためには、介護者にもゆっくりできる時間が必要です。通所リハビリ（デイケア）や短期入所（ショートステイ）を上手に利用し、介護者の介護疲れを癒しましょう（図2）。介護者は我慢することなく、疲れを癒していいのです。つらいこと、困っていることがあれば、誰かに打ち明けてみましょう。きっと分かってくれる人がそばにいるはずです。

被介護者は、介護をしてもらうのが当たり前だと思わず、感謝の気持ちを持つようにしましょう。お互いを尊重し、心配りをすることで気持ちが癒されることもあるでしょう。

⑥ できる力を維持しよう！（廃用症候群の予防）

デイケアや訪問リハビリ、ショートステイなどでリハビリを続け、「今できる力」を維持しましょう。リハビリの限られた時間だけでなく、自主トレーニングにも挑戦しましょう（→P212）。介護者も介護するだけでなく、被介護者がリハビリを続けられるよう、支援しましょう。

リハビリはリハビリ室で行うものでも、療法士がしてくれるだけのものでもありません。日常生活の中にもリハビリはたくさんあります。例えば、寝るところと食べるところを別にして生活する、朝晩着替えをするなどは当たり前のことのようですが、その1回1回が自分でできることを維持して改善するための大切な動作です。

認知症の方への7つの基本的対応

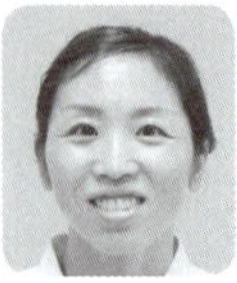 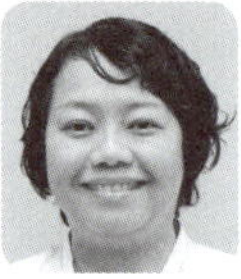

看護介護部 主任（介護福祉士） 長岡《ながおか》 倫子《みちこ》（左）
看護介護部 師長（看護師） 天本《あまもと》 美保《みほ》（右）

認知症（→P124）とは、さまざまな原因疾患によって、認知機能が低下し、日常生活に支障が出ている状態（6か月以上継続している状態）を言います。

老化現象による物忘れとは違うため、専門病院での診断が必要です。

「認知症になると、全て忘れて、何もできなくなる」というのは大きな誤解です。確かに、少し前の出来事や、聞いたこと話したことなどを忘れてしまい、日常生活で注意を要することはあります。しかし、認知症の早期はもちろん、かなり進行しても、介護者が接し方のポイントを押さえて援助すれば、穏やかに生活を送ることができます（図1）。

●7つの基本的対応

① 環境を変えない

環境の変化は大きなストレスになります。例えば、見知らぬ都会にいる子どもの家に引き取るよりは、できるだけ住み慣れた土地で暮らせる手段を考えましょう。やむなく環境を変えざるを得ないときは、できるだけ前の環境に近づける、頼れる人間関係をつくるなどの配慮が必要です。

② 生活習慣を変えない

生活習慣を変えると、生活環境が同じでも大きなストレスになることがあります。例えば畳に布団を敷いて寝ていたのに、急にベッドに変えると落ち着きがなくなることがあります。できるだけこれまでのやり方を変えないよ

認知症の方への介護のポイント
・言うことを否定して自尊心を傷つけない
（イヤだ、不快だという気持ちは、認知症が進行してもずっと保たれる感情です）
・笑顔や、やさしい仕草で安らぎと信頼感を与える
・その方のペースに合わせて話しかけ、現実のことだけを要領よく伝える

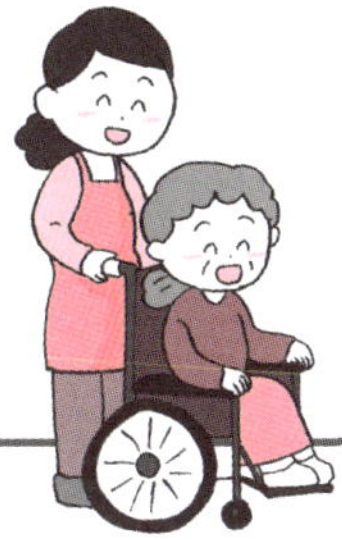

［図1］認知症の方への介護のポイント

う工夫しましょう。

③人間関係を変えない

関わる家族やヘルパーさんなどの人間関係を安易に変えると、ストレスや不安が強くなります。人間関係は、できるだけ継続しましょう。時にはペットも、人間以上に認知症の方を落ち着かせる力を持っています。

④身体の不調を見逃さない

認知症の方の問題行動は、身体の不調から起きていることが少なくありません。便秘や脱水症状、発熱、持病の悪化などによる不調であっても、うまく表現できず伝えられないことがあります。普段の体調を知っておき、いつもと様子が違うときには体調不良も考えてみましょう。

⑤個性的空間をつくる

近代的なホテルは快適ですが、何日もいると家に帰りたくなります。ホテルには自分で選び、長い間愛用した私物がないからです。はたからみると汚くて役に立ちそうもない物でも、個人にとっては大事な思い出の品かもしれません。写真や記念品のほか、ここが自分の居場所だと感じられる生活用品を配置した、生活感のある個性的な空間づくりに努めましょう。

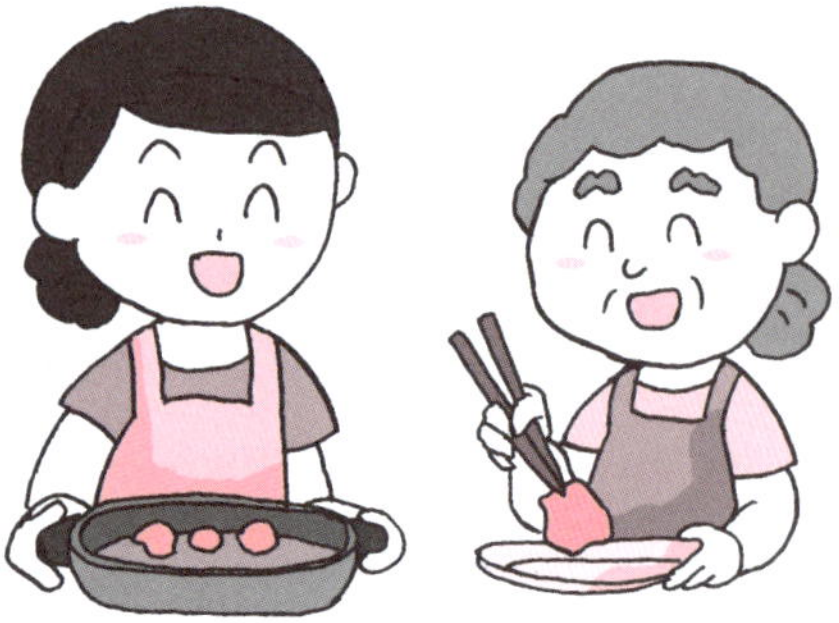

［図2］一人ひとりの役割をつくる

⑥一人ひとりの役割をつくる

自分にちゃんと役割があり、誰かの役に立っていることを実感できると、表情が良くなり、認知症の症状が改善することがあります（図2）。役割のポイントは、かつてやっていたこと、今でもできること、周りに認められることの3点です。言葉や態度で認めて、褒《ほ》めてあげましょう。

⑦一人ひとりの関係づくり

認知症の方は最も頼りにしている家族に対して、最も問題行動を起こしやすい傾向にあります。たまにしか顔を合わせない親族や、介護サービスのスタッフなどに対しては、家族には見せないような笑顔が出ることもあります。これは家族関係のためにも、良い兆候なのです。認知症の方の表情や態度を見ながら、相性のいい人と関われるようにサービスなどを調整しましょう。

知っ得コラム 13

繰り返し、続けていくこと

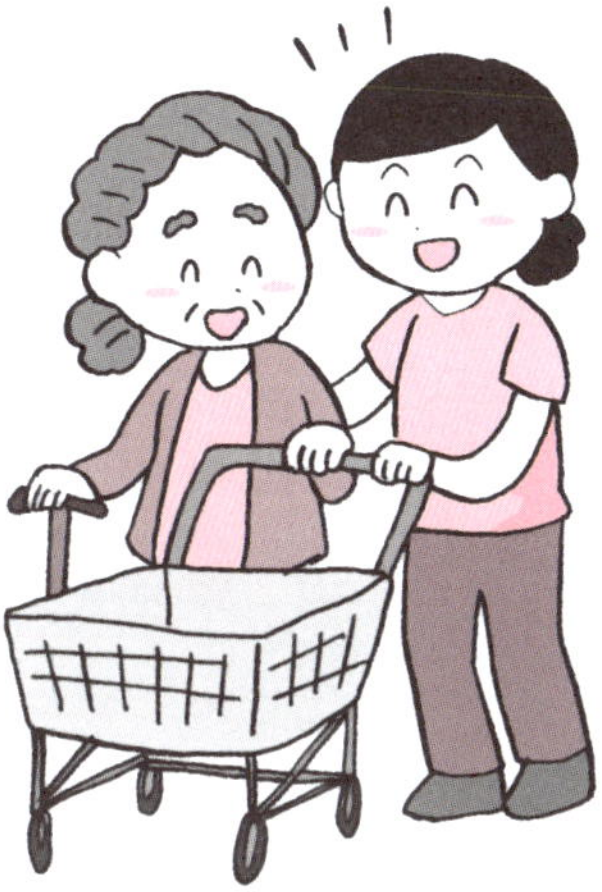

ある患者さんが退院して初めて、家族と一緒に近所のスーパーマーケットへ出掛けました。スーパーマーケットまでは杖《つえ》を使って家族と一緒に歩きましたが、スーパーマーケットでは緊張もあり、入口までは来たものの、そこからは全く歩けず車いすを使いました。このとき、患者さんは「周りの人が私のことに気付かず、ぶつかってくる」「私は障がい者として見られている」と、恐怖や劣等感を感じていたそうです。

しかし、家族は怖がる患者さんとスーパーマーケットでの買い物を続け、歩く機会をつくり続けました。これを続けたことで、はじめは人通りの少ない階段の周りから少しずつ人通りの多い場所へ移っていき、2か月かけてカートを押して食品売り場を歩けるようになりました。時には全く歩けない日もありました。結果はどうであれ、繰り返し、続けていくことの大切さを感じさせるエピソードでした。

（看護介護部　師長（看護師）　川本《かわもと》 加世子《かよこ》）
（看護介護部　主任（介護福祉士）　井村《いむら》 太治《たいじ》）

飲み込みが難しい方への食事の工夫——嚥下食の紹介

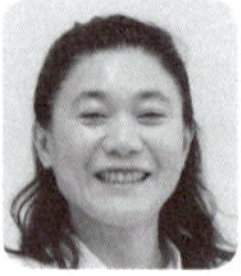
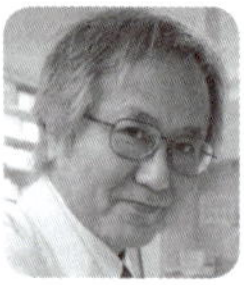

臨床部栄養課
課長（管理栄養士） 影山《かげやま》 典子《のりこ》（左）
リハビリテーション科（医師） 瀧本《たきもと》 泰生《やすお》（右）

脳卒中や加齢の影響で口やのどの動きが悪くなり、食べたり飲み込んだりすることが難しくなることを、「摂食嚥下障害《せっしょくえんげしょうがい》」と言います（→P153）。摂食嚥下障害の方は、硬いものがうまく噛《か》めなかったり、食べ物がのどに詰まったり気管に入ったりすることがあるため、通常の食事を摂ることができません。

そこで、摂食嚥下障害の方でも安全に食べられるよう、**軟らかくしたり、まとまりやすくするなど工夫した食事のことを、嚥下食《えんげしょく》（嚥下調整食）と言います。**

●食事のポイントは？

① 軟らかくする（P240●ストック野菜、P241●やわらかエビフライ参照）

軟らかい食材（卵、豆腐、白身魚、肉団子など）を使ったり、軟らかくする調理法（煮る、蒸す、食材に隠し包丁を入れる、野菜類は繊維を断つ）を選びましょう。

② まとまりやすくする（P241●やわらかエビフライ参照）

水分や油分を加える（牛乳、だし、マヨネーズ、バター、生クリーム、あんかけなど）、つなぎを使う（卵、豆腐、パン粉、とろろ、ねりごま、すりおろしたれんこんなど）などで、食べ物が塊《かたまり》になるようにするといいです。

嚥下食ピラミッド（難→易）	ユニバーサルデザインフード	
レベル0		重力だけでスムーズにのどを通るもの 食材：お茶ゼリー・りんごゼリー（ゼラチンゼリー）など
レベル1		ばらつき・べたつきの少ないもの 食材：プリン・茶碗蒸し（具なし）・ねぎとろ（ねぎなし）など
レベル2		レベル1に対してべたつきが多いもの 食材：ヨーグルト・重湯ゼリー
レベル3	区分4　かまなくて良い	ピューレ状が中心 食材：粥・水ようかん・卵豆腐など
レベル4	区分3　舌でつぶせる 区分2　歯茎でつぶせる	ぱさつかず、むせにくいもの（一口大を目安とする） 食材：粥・飯・こしあん・やわらかく煮たもの
レベル5	区分1　容易にかめる	普通の食事 食材：飯・餅・パン・五目煮など

［図1］嚥下食の区分（参考：金谷節子／2004年「5段階による嚥下食」を発展させ発表したもの・日本介護食品協議会／2002年「ユニバーサルデザインフード」）

③ のどごしを良くする（P240●とろみキューブ参照）

適度なとろみがあるもの（ポタージュ、カレー、シチュー、あんかけ、とろろ、納豆、温泉卵など）や、つるんとしたもの（卵豆腐、プリン、ゼリーなど）は食べやすいです。とろみ剤を使ってとろみをつけるのもいいでしょう。

小さく刻んだだけの食べ物は、細かい粒が口の中でバラバラになり、飲み込むときにまとめることができなくて、誤嚥《ごえん》につながりやすくなります。細かくしただけの食事は、実は嚥下食としては不適切なのです。

●適切な嚥下食の区分を知る

嚥下食には、障害の重い人向けから軽い人向けまで種類があります。嚥下食の区分には、「嚥下食ピラミッド」や「ユニバーサルデザインフードによる1～4の区分」などがあります（図1）。どの区分の嚥下食が適切かについては病院で検査を受け、診断してもらってください。適切な嚥下食の区分が分かったら、それに従って嚥下食を作ります。

市販の嚥下食を使う場合、ユニバーサルデザインフードであればロゴと硬さの区分が表記されていますので、それを参考に選びましょう（図2）。

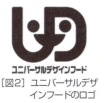

［図2］ユニバーサルデザインフードのロゴ

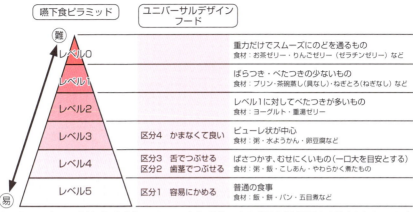

●とろみキューブ

<材料>

・だし：200ml（1カップ）　・とろみ剤：2g

<作り方>

①だしを加熱する
②だしに対して1%のとろみ剤を入れ、泡だて器などでよく混ぜる
③とろみがつき、粗熱が取れたら、製氷機に入れ、冷凍する
④冷凍できたらフリーザーバッグに入れ保管する

・解凍してもとろみはついたままなので、とても便利です。
・とろみキューブ2つ分（約30ml）に対してポン酢やしょうゆを小さじ1杯加えると、便利な味つきの「あん」になります。

●ストック野菜

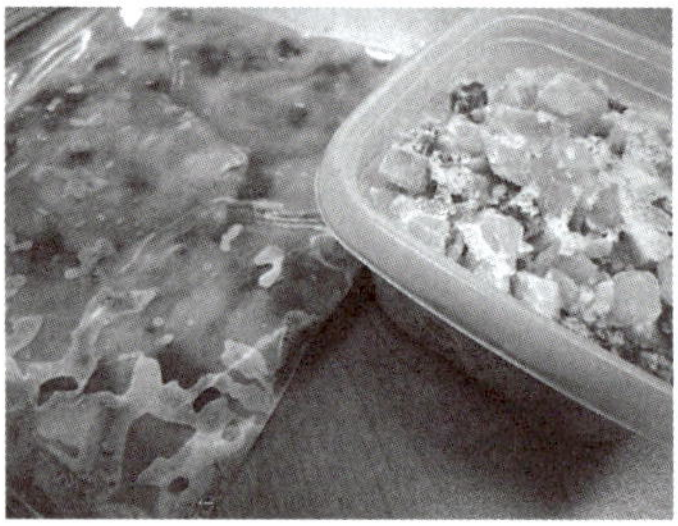

<材料>

・玉ねぎ：1個
・にんじん：1本
・じゃがいも：大1個
・水：適量

<作り方>

①材料は全て3～5㎜角に切り、じゃがいもは洗う
②鍋ににんじんを入れて水をひたひたに注ぎ、蓋《ふた》をして煮る。
にんじんが軟らかくなってきたら玉ねぎとじゃがいもを加え、舌でつぶせるくらいになるまで煮る。途中で水気が足りなくなったら補い、最後は汁気を飛ばすようにする
③冷ましてから小分けにして冷凍する。翌日使う分は冷蔵に
※作ったら日付を書き、2週間くらいで使い切りましょう

・一度冷凍してから解凍することで繊維が壊れ、軟らかくなります。
・まとめて作っておくと肉じゃがやカレーやシチューに、簡単に使えて便利です。

●やわらかエビフライ

＜材料＞（1 人前）

・えび：40g　・はんぺん：10g

・とろろ芋：30g　・目の細かいパン粉：適量

＜作り方＞

①えびは皮をむき小さく切る。（しっぽは取っておく）
とろろ芋は皮をむき小さく切る。はんぺんを小さく切る

②えび・はんぺん・とろろ芋をフードプロセッサーで混ぜ合わせる。（すり鉢でも良い）

③②を絞り袋に入れる。（ビニール袋に入れ、端に切り込みを入れてもOK）

④えびのしっぽはわかした湯に酒を少々加え、赤くなるまでゆでる

⑤目の細かいパン粉をフライパンで乾煎《からい》りする

⑥ラップに⑤をしき、その上に③を絞り出して、エビフライの形にする。端にゆでたしっぽをくっつける

⑦ラップで包み込み、電子レンジで 1 分くらい加熱する

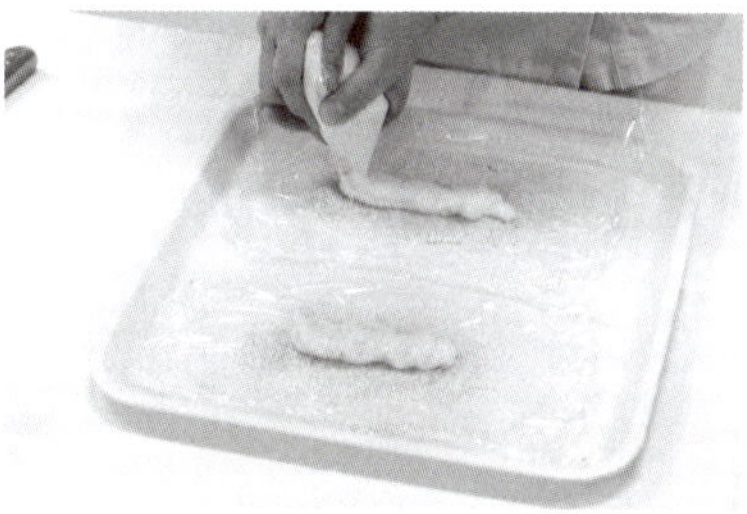

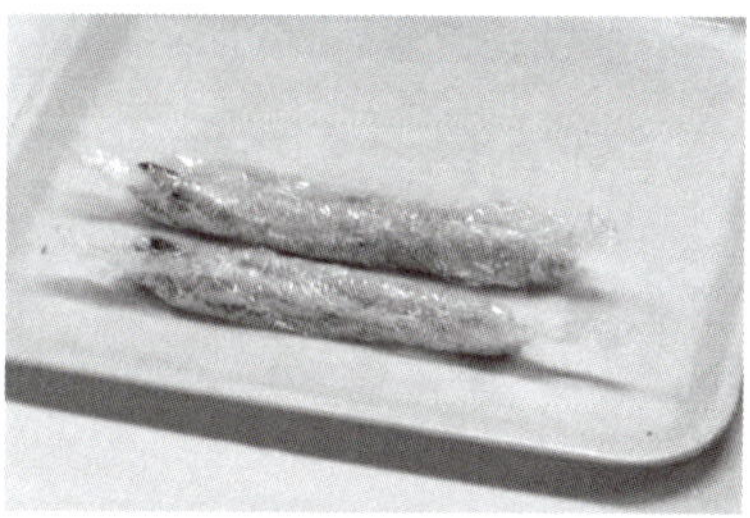

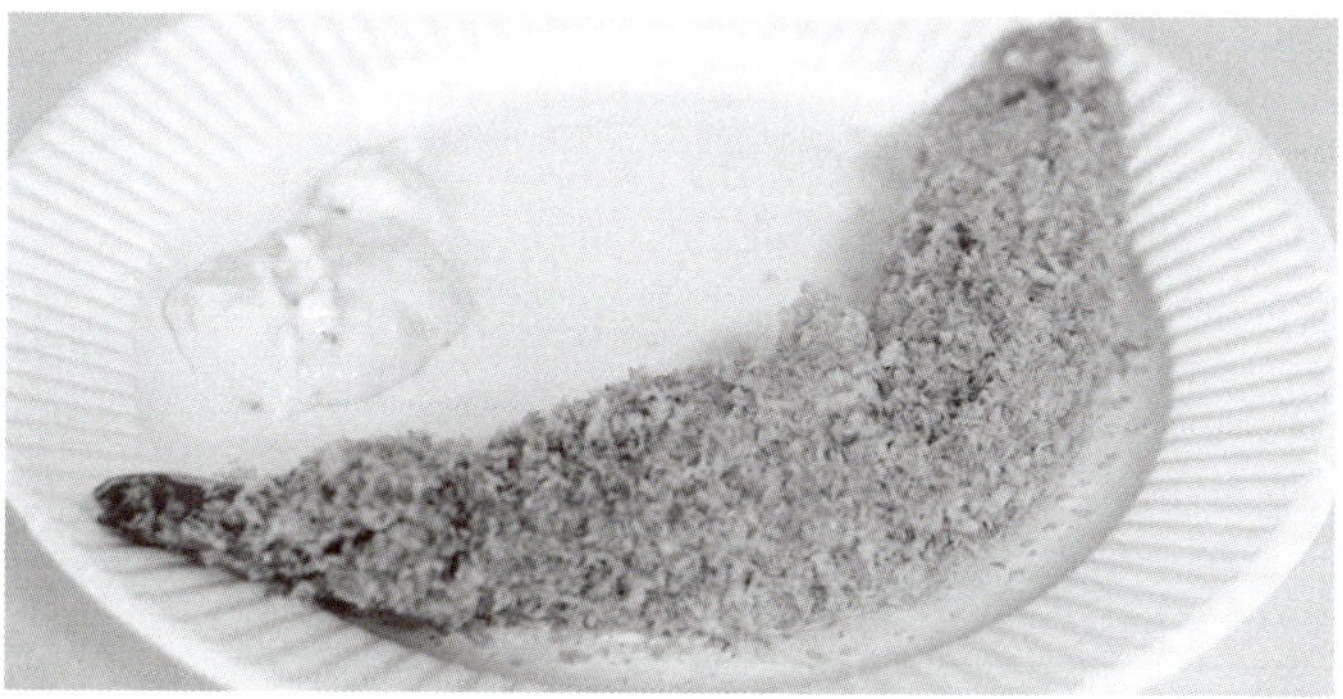

自宅での胃瘻、鼻腔栄養の管理

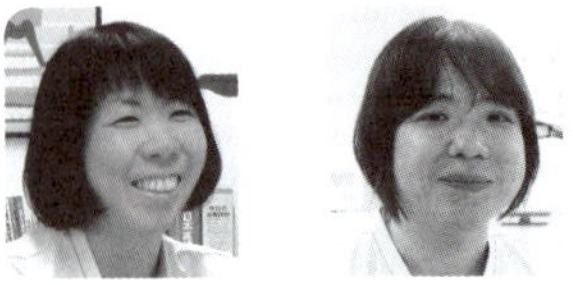

看護介護部
（摂食・嚥下障害看護認定看護師）河田《かわた》 裕子《ゆうこ》（左）
看護介護部 師長（看護師）佐伯《さえき》 奈緒子《なおこ》（右）

口から食事が摂れない人や飲み込む力がない人が栄養を摂取する手段として、胃瘻《いろう》や鼻腔栄養《びくうえいよう》などの経管栄養《けいかんえいよう》（管から栄養を摂取すること）があります。手術によって胃に通じる穴をお腹《なか》につくり、そこにチューブを通して栄養剤を入れるのが胃瘻、鼻から胃へチューブを通し、そこから栄養剤を入れるのが鼻腔栄養です。

●胃瘻や鼻腔栄養で気をつけることは？

横になったまま経管栄養を行うと、栄養剤が胃から食道へ逆流して気管に入る場合があります。栄養剤が気管から肺に入ると誤嚥性肺炎《ごえんせいはいえん》という怖い症状を引き起こす可能性があり、大変危険です。経管栄養を開始する前に排泄《はいせつ》を済ませておき、**上体を30～60度程度上げ、姿勢を整えてから行いましょう**（図1）。栄養剤終了後も1時間程度その姿勢を保ち、逆流を防止します。

また、経管栄養の操作を不潔な手で行えば、下痢などを引き起こす場合があります。準備の前に十分な手洗いをし、清潔な手で行いましょう。使用する用具も清潔に保ちます。栄養剤を開封した状態で長時間置くと細菌が繁殖するため、開封したらすぐ使用するようにしましょう。

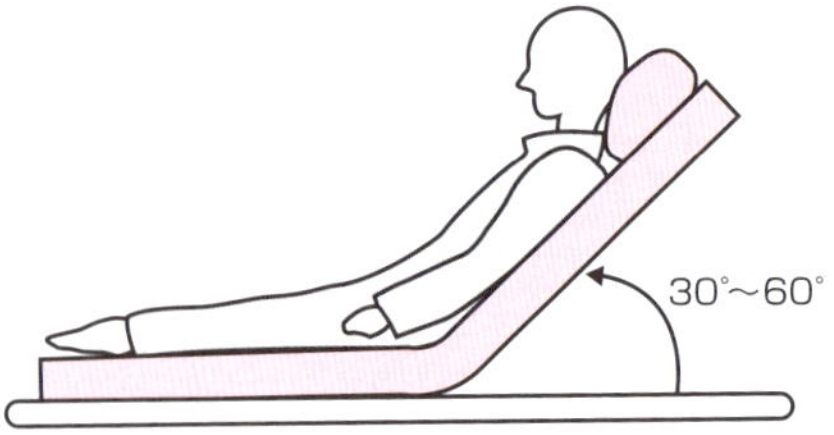

［図1］経管栄養時の姿勢

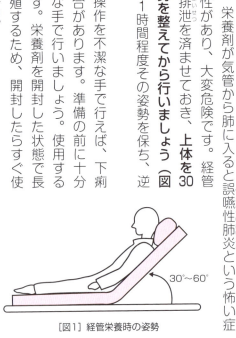

経管栄養の管理　観察ポイント

以下のような症状があったら、かかりつけ医や訪問看護師に連絡しましょう

■経管栄養

・チューブを皮膚に固定する個所が、かぶれたりただれたりしている
・チューブによる圧迫の跡がある

■胃瘻

※外部ストッパーを動かしながら瘻孔《ろうこう》周囲の皮膚を観察します
・皮膚が赤く腫《は》れている
・皮膚が湿っている
・ほかの皮膚より熱を帯びている
・常に痛みがある、または押さえると痛む

↓

＜考えられる原因＞
・ストッパーが皮膚に密着しすぎている
・瘻孔が大きく開いて、栄養剤や胃液が漏れている

＜対策＞
・瘻孔に、こより状にしたティッシュペーパーを巻く（図 2）
※二重三重に巻かないこと
※濡れたまま放置せず頻繁《ひんぱん》に交換する
・瘻孔の周囲を清潔に保つ

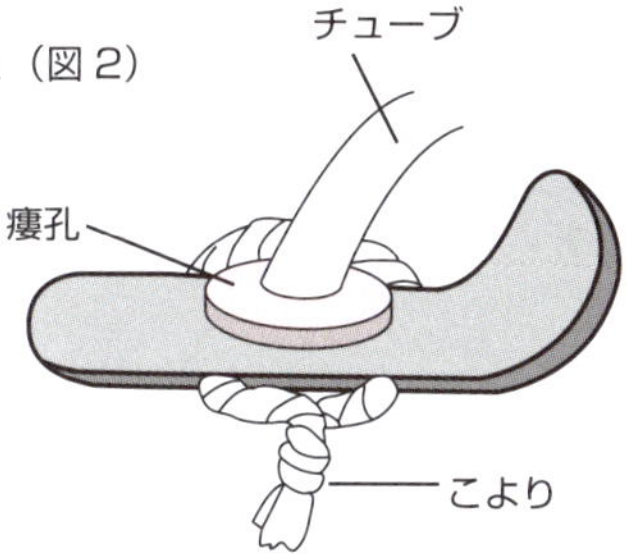

図2　こよりの巻き方

■全身状態の確認

・吐いてしまう
・下痢が続いている

↓

＜考えられる原因＞
・物品の取り扱いが不清潔で、雑菌が繁殖した可能性がある
・液体栄養剤の場合、急いで注入すると下痢や嘔吐《おうと》を引き起こすことがある
・栄養剤を薄めてしまうと、食道に逆流しやすくなったり、下痢の原因になる

＜対策＞
・雑菌の繁殖の防止
①洗浄：経管栄養用ボトルや接続チューブなどは毎回食器用洗剤で洗い、水で流す
②消毒：次亜塩素酸《じあえんそさん》ナトリウムのミルトン®、キッチンハイター®、ピューラックス®などの濃度、希釈、規程消毒時間に沿って消毒する
③流水で洗い流す
④しっかり乾燥させる
※胃瘻チューブが取り外せない場合、食酢を10倍に薄めた酢水をチューブ内に満たす
※指示された栄養剤は薄めず、ゆっくり注入する

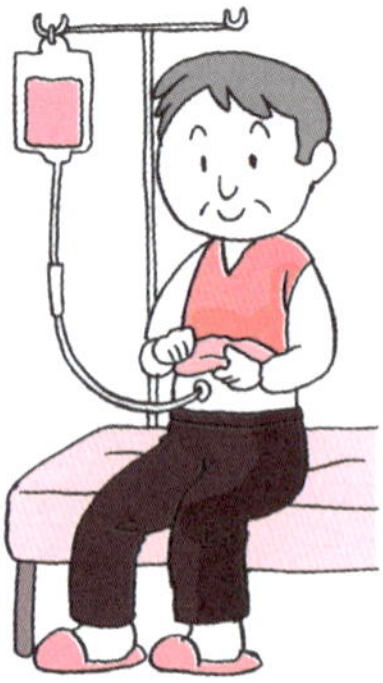

●胃瘻でもお風呂に入れるの？

胃瘻でもお風呂には入れます。入浴の際は、胃瘻をカバーする必要はありませんし、通常と同じように入浴もシャワーもできます。胃瘻の周囲は汚れが出てきますので、毎日拭いて清潔に保ちます。胃瘻からの粘液の漏れがなければ、ガーゼを当てたり消毒の必要はありません。消毒すると皮膚を傷めてしまいます。

胃瘻からの粘液の漏れがある場合は、ティッシュでこよりを作り、挿入部の周囲をこよりで巻きます。粘液の漏れが気になるときは、かかりつけ医に相談しましょう。

●経管栄養にすると外出できないの？

胃瘻・鼻腔栄養を行っているからといって外出してはいけないことはありません。栄養と運動は身体の回復に必要です。ただし、普段外出しないような方は、急な外出は疲労が強くなり、体調が悪くなるかもしれません。外出を希望する場合は必ずかかりつけ医に相談することが大切です。

そして外出の際は、病歴や処方されている薬の情報、かかりつけ医の連絡先を書いたものを持って行くと安心です。

知っ得コラム 14

胃瘻に白湯を 15ml 追加？

胃瘻や鼻腔栄養で自宅生活となると、本人と家族だけで管理することに不安を感じるかもしれません。そんなときは、公的なサービスを利用することで、悩みがあれば相談でき、安心して自宅生活を続けることができます。

ある方のエピソードをご紹介しましょう。Aさんは嚥下障害《えんげしょうがい》（→P153）があり、食事は毎食、胃瘻（→P242）からの経管栄養です。経管栄養の介助は妻が行っています。ある夏の日のこと、訪問リハビリで訪問した言語聴覚士とAさんの妻の間で、こんな会話がありました。

妻「夫の脱水が心配で、往診の先生に相談したの。そしたら先生が白湯を15ml追加しましょうって言ってくださったので、毎日追加しているのよ」

言語聴覚士「15ml?　少なくないかな……もしかして150mlではないでしょうか？」

言語聴覚士にこう言われ、妻は医師に確認の電話をしました。すると、やはり妻の聞き違いで、15mlではなく150mlだったことが分かりました。気付くのが早かったため、その後もAさんは体調を崩すことなく過ごすことができました。このように、直接胃瘻に関わる看護師だけでなく、在宅サービスに関わるいろいろな人とコミュニケーションを取り、見守ってもらっていることで、リスクを未然に防げる場合もあるのです。

（看護介護部（摂食・嚥下障害看護認定看護師）河田《かわた》 裕子《ゆうこ》）
（看護介護部　師長（看護師）佐伯《さえき》 奈緒子《なおこ》）

無理をしない排泄ケア

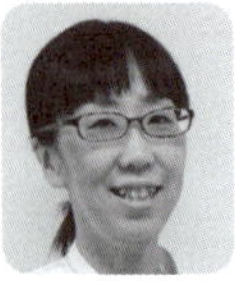
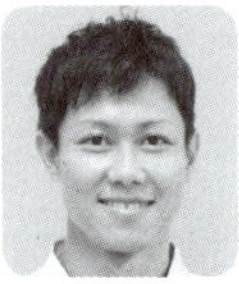

看護介護部（看護師） 山﨑《やまさき》 奈津子《なつこ》（左）
看護介護部 副主任（介護福祉士） 山田《やまだ》 邦彦《くにひこ》（右）

「トイレの世話が必要なようじゃあ、家には連れて帰れん」という声を聞くことがあります。排泄《はいせつ》の介助は大変です。24時間休みなし。自分だっていつトイレに行きたくなるか分からないのに、ひとの世話までできないと思う方もおられるでしょうし、排泄の介助なんてしたくないと思う方もおられるでしょう。

ここではなるべく自分でできるように、そして介助をするときは無理なくできるように、排泄ケアのコツをお話しします。

●今日はどんな尿や便が出ましたか？

「昨日の夜、飲み過ぎて何回もトイレに行った」「冷たい物ばかり食べてお腹《なか》の調子が悪い」など、尿や便の様子を伝えるとき、食べ物と関連づけることが多いのではないでしょうか。

その通り、排泄は食べたり飲んだりしたことの結果です。尿は普通、黄色から薄黄色ですが、汗を多くかいたり、あまり水分を摂らなかった場合には、オレンジ色や褐色に近くなります。反対に水分をたくさん摂ったときは透明に近くなります。

また、良い便は発酵食品、乳酸菌、食物繊維、油分を適切に摂ることでつくることができるといわれています。水分が少なすぎると硬い便になり、多すぎると軟らかい便になります。食べ物や飲み方に少し気をつけると、排泄の困りごとは解決に向かうかもしれません。

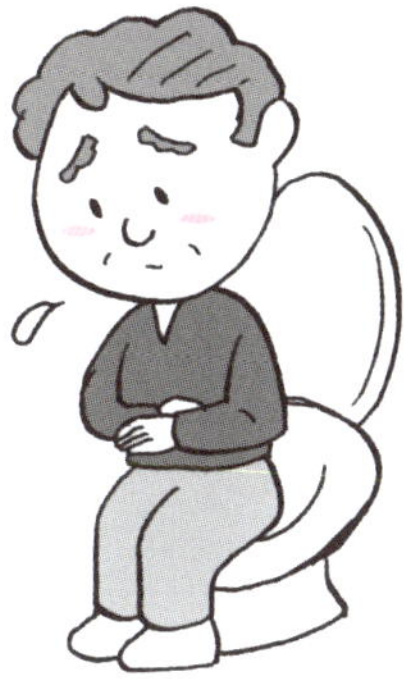

●便秘をしないために

便が数日間出ない場合や少量しか出ない場合を便秘と言います。便秘が続き、お腹が張る、便が硬くて出づらいなどの症状はつらいですし、食欲がなくなり、気になって何もできないなど生活にも影響が出ます。まずは便秘をしないようにすることが一番。**朝いちばんで白湯や水を飲む、トイレに座る、便意を我慢しない、食事や水分に気をつけるなどの方法で、便の習慣をつけましょう**（→P159・P198）。

そして「あっ、便が出そう」と思ったら我慢せずに便を出すことです。便は我慢すると便秘につながります。

便秘が解消しない場合、下剤を使用することがあります。その場合は注意が必要です。「3日間出ていないから」など日数で判断せず、お腹が張る、お腹が痛い、食欲がないなどの症状を確認します。そのうえで下剤を使うか考えましょう。高齢者の場合は下剤が効きすぎることがあり、下痢や下痢による便失禁は精神的なダメージも大きいです。下剤を使うときは慎重にしましょう。

便秘は病気が起こしていることがあります。困ったときはかかりつけ医に相談することも必要です。

●オムツは賢く正しく使用

オムツを使わないにこしたことはありません。しかし、使わずに尿が漏れて、世話が大変だと感じたり、尿が漏れるのではないかと心配で外出を控えるのは本末転倒です。このような場合、オムツを使うことで介護する方もされる方も楽になる場合があります。

オムツには、内側で尿を吸収するインナー（内側）と、インナーを止めるアウター（外側）の2種類があります。インナーとアウターを組み合わせることでオムツ交換を簡便にしたり、交換回数を減らしたりできます。

●アウターの選び方（図1）

ベッドや布団から起きて離れることができるか、車いすや杖《つえ》でもトイレやポータブルトイレに行くことができるかで選びます。インナーをきっちり止めることができるサイズを選びます。パンツ式タイプ・2WAYタイプはウエストサイズ、テープ止めタイプはヒップのサイズで選びます。「大は小を兼ねる」という言葉がありますが、オムツには当てはまりません。サイズが合っていないと、漏れる原因になります。使う方のサイズに合ったものを選びましょう。

テープ止めタイプ

寝ていることが多い人向け。ヒップサイズを目安に選ぶ

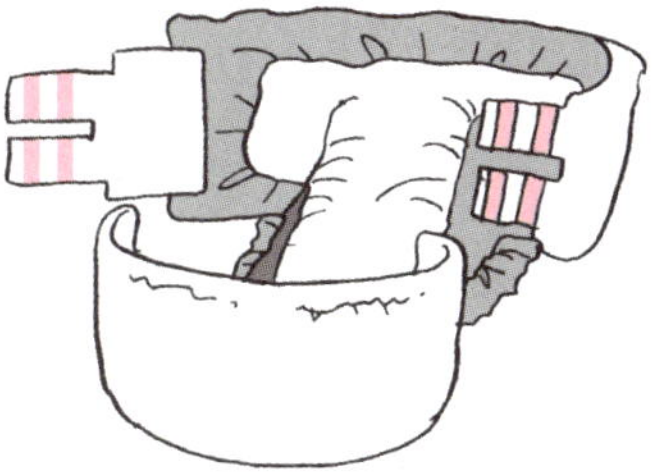

パンツ式タイプ

介助が必要でもベッドから離れることができる人向け。下着と同じように立って交換を行う。ボクサーパンツ型もある

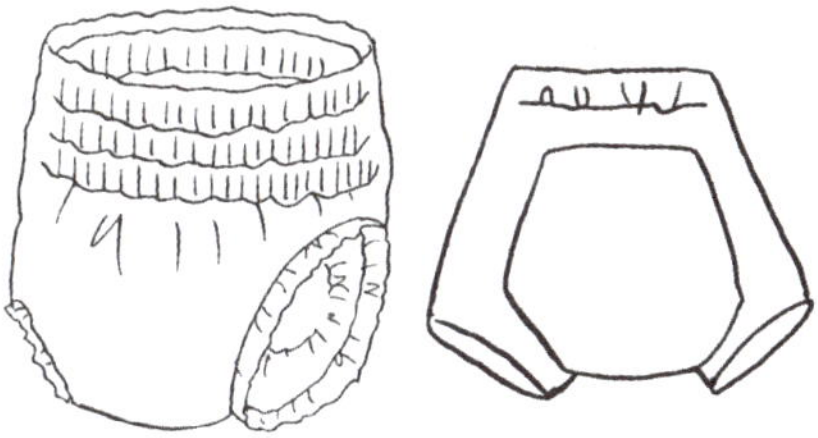

2WAYタイプ

テープ式とパンツ式の両方の機能を備えている。パンツ式のように着脱でき、左右のテープを外し、テープ式のように着脱することも可能

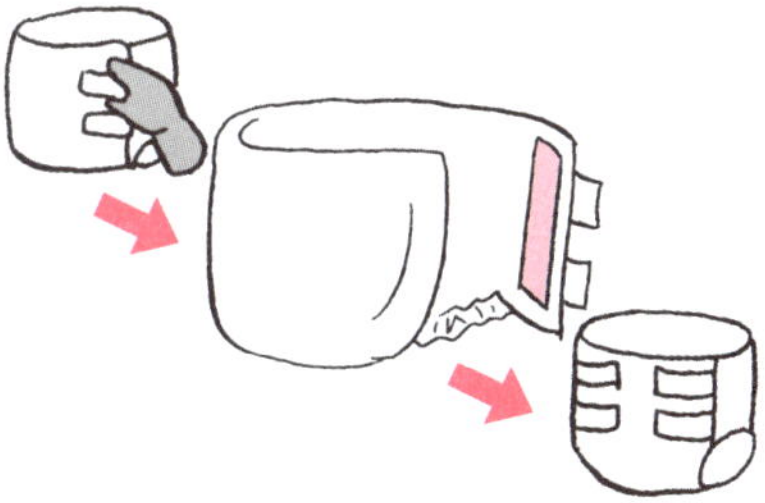

布ホルダーパンツ

吸収帯がないため、インナーとの併用が必要。布製のため通気が良い

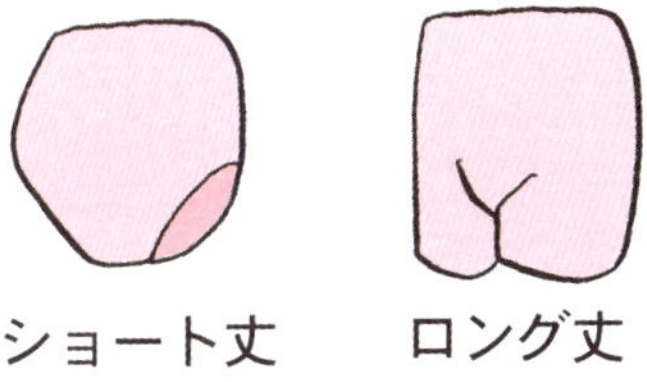

[図1] アウターの選び方

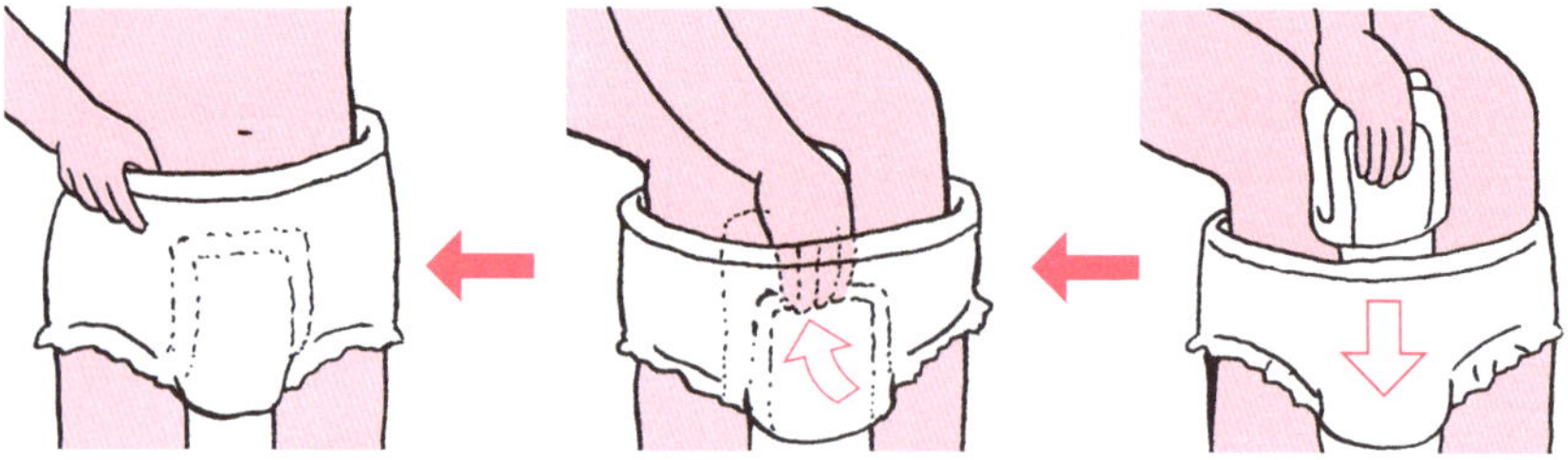

③パンツを上げる　②パッドを前後に広げる　①パッドを差し込む

［図2］片手で持って片手でつけられるオムツの使用例

●インナーの選び方（図3）

排尿量と交換回数から選びます。特徴をよく知って使用することが大切です。例えば二つ折りのインナーは、片手で簡単に広げられアウターにつけることができます。麻《ま》痺《ひ》がある方もうまくインナーを交換できます（図2）。

少しの尿漏れには軽失禁パッドが適しています。生理用ナプキンで代用される方もおられますが、生理用ナプキンは経血専用で、水分の吸収力はさほどありません。尿失禁の対策として使う際は、尿を吸収できるタイプのインナーを選びましょう。

●オムツは重ねて使ってもいい？

重ねて使っても吸収するのは1枚目だけです。オムツの中が蒸れてしまい、皮膚トラブルの原因やつけている方の不快感につながります。排尿量に合ったインナーをすっきり1枚で使う方が、使う人も心地よくコスト面からもお勧めです。

●ギャザーの使い方

ギャザーは尿や便がオムツから漏れないようにせき止める役割があります。使うときはギャザーを立てましょう（図4）。

軽失禁タイプ

吸収量は～200mlくらい。軽度の失禁に対応

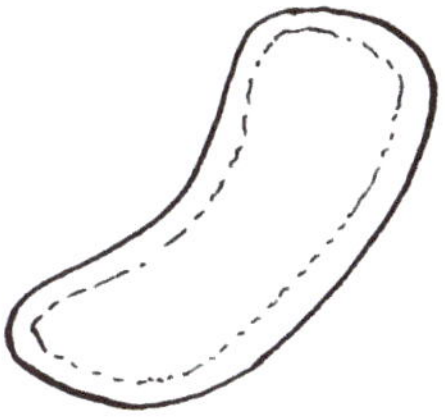

パッドタイプ

吸収尿量は200～700mlくらい。形や大きさも多様

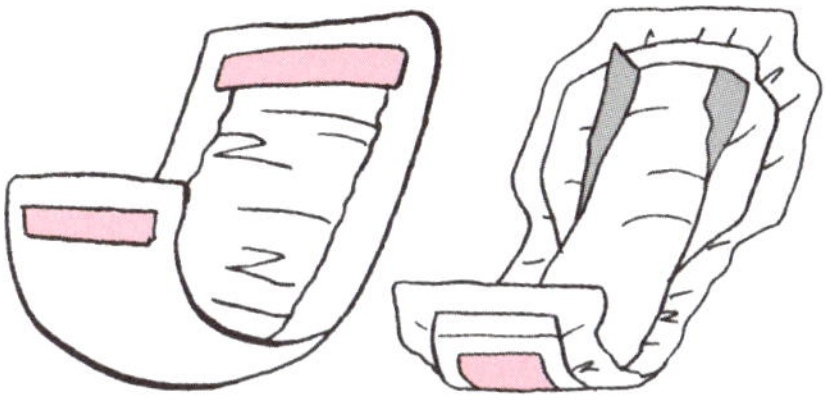

高吸収タイプ

吸収量は600～2000mlくらい。尿量が多い人や夜間眠っているときに使用

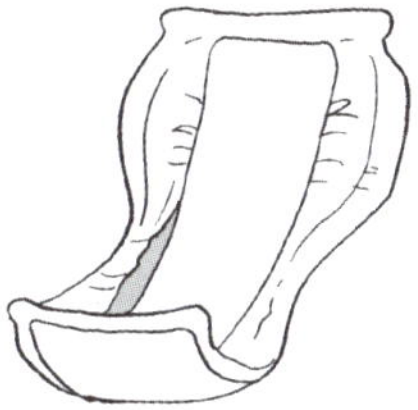

軟便吸収タイプ

便の固形分と水分を分けて水分を吸収する。軟便が続くときに使用

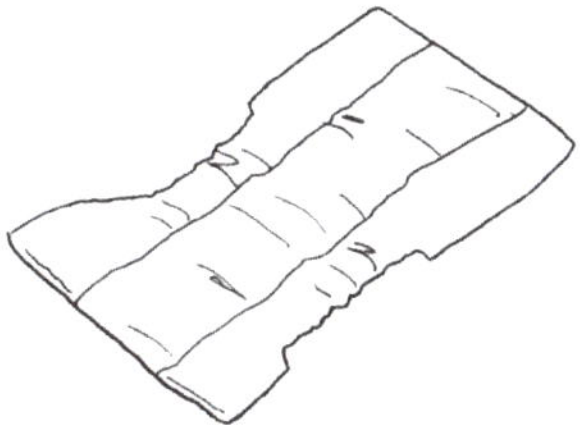

[図3] インナーの選び方

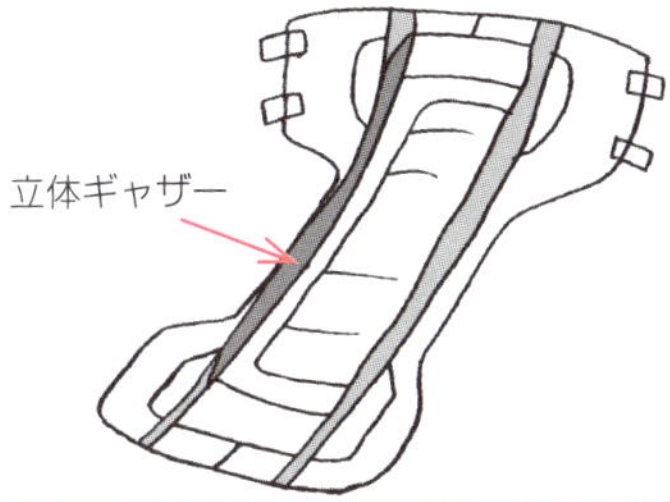

[図4] ギャザーを立てる

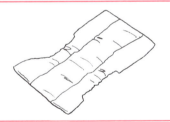

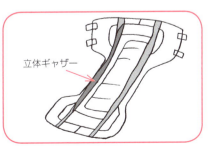

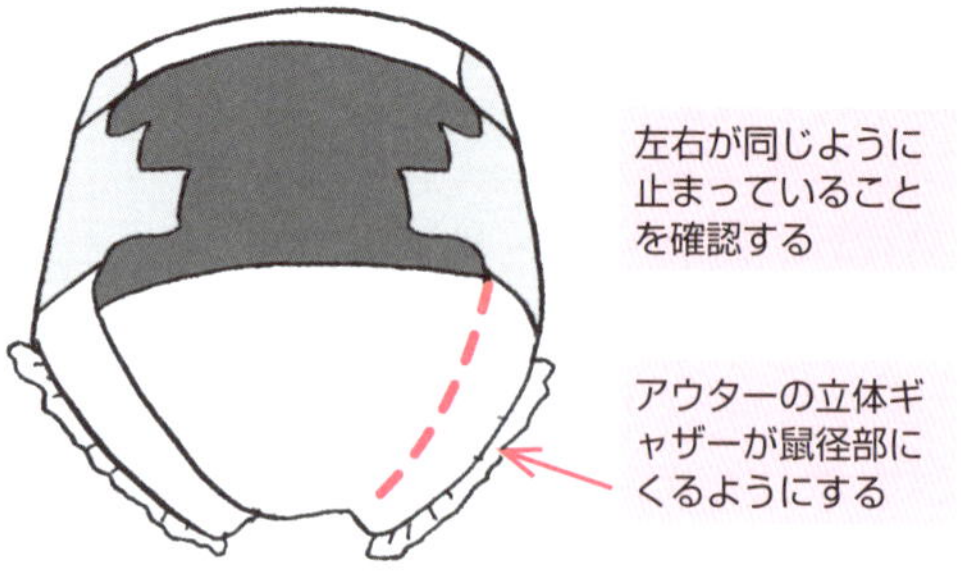
左右が同じように
止まっていることを確認する
アウターの立体ギャザーが鼠径部にくるようにする

［図5］アウターをフィットさせるコツ

●アウターをフィットさせるコツ

テープ式のアウターは左右が同じように止まるように装着します。どちらかにずれると、隙間ができてしまい、漏れる原因になります。パンツ式のアウターは鼠径部《そけいぶ》にフィットするようにはいてもらうとはき心地も良く、漏れも防げます（図5）。

体形によってオムツと身体に隙間ができる場合は、フィット感のあるアウターを選んだり、両面から吸収できるインナーなどで隙間を埋めたりすることで、漏れを防ぐことができます。

●真夜中のオムツ交換

真夜中のオムツ交換は、介護する方もされる方も負担が大きく、大変です。この場合、吸収量の多いインナーを使うことで、オムツの交換回数を減らすことができます。介護する方が寝る前に交換し、次は目が覚めてから交換するというようにして、お互い夜はしっかり休みましょう。

しかし、長い時間オムツが皮膚に当たることになるので、褥瘡《じょくそう》（床ずれ）の心配もあります。お尻が赤くなっていないか、傷はできていないかを見ながら交換しましょう。心配な場合はかかりつけ医に相談してみましょう。

●排泄用具は、使った後のことも考えて選びましょう

トイレまで行くことが難しいけれど、尿や便が出そうな感覚が分かる場合

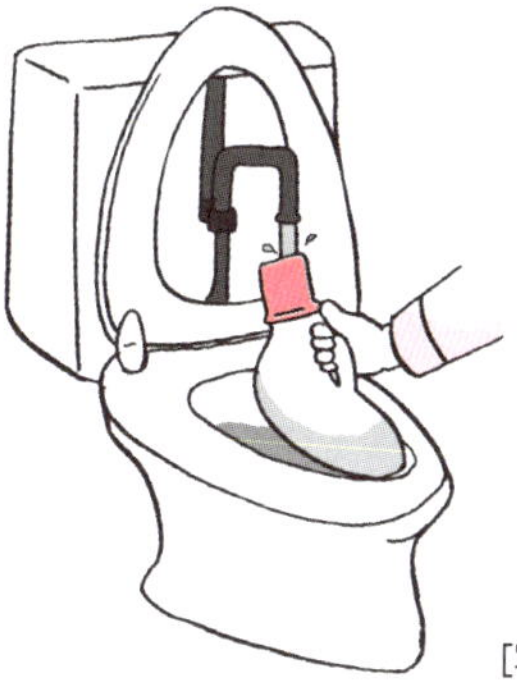

［写真］自宅のトイレに取り付ける洗浄水洗（使用例）

は、しびん（尿器）やポータブルトイレを勧められることがあります。オムツを使わなくても排泄できる便利な用具です。これらを自宅で使う場合、尿や便はトイレに流しますが、尿器やポータブルトイレの洗浄はどこでするかを考える必要があります。

風呂場や洗面台の水栓を共用することには衛生面で気になります。自宅のトイレに取り付けることができる洗浄水栓もあるので、ケアマネジャーに相談してみましょう（写真）。

●排泄と心の関係

排泄は子どもの頃に自立してからは、その行為や動作を他人に見られたり、触《さわ》られることはありません。しかし、誰かに手を借りなければならなくなった場合、恥じらいやプライバシーは忘れられがちです。

「下《しも》の世話を受けるようになったらもうおしまい」と考える人がいるように、排泄はデリケートな問題です。排泄の世話をするときは恥じらいやプライバシーに配慮した方法で行いましょう。

褥瘡（床ずれ）の予防と管理

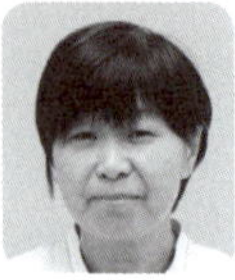
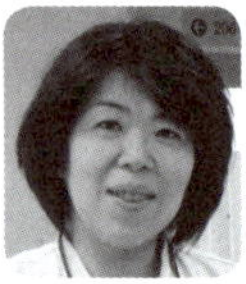

看護介護部（看護師） 桑原《くわばら》 昌子《あきこ》（左）
看護介護部 師長（看護師） 齋藤《さいとう》 ゆか（右）

寝たきりになると、よく床ずれができるといわれます。医療従事者の間では、床ずれのことを褥瘡《じょくそう》と言います。

褥瘡とは、体重が集中する部位で、骨と寝具に挟まれた皮膚組織や筋肉が圧迫され血の流れが悪くなり、皮膚やその下にある組織が死んでしまうことです。

●どんな人ができやすいの？

私たちは無意識のうちに寝ている間に寝返りをうったり、いすに座っているときはお尻を浮かせたり、座り直したりして、同じ部位に長時間圧力が加わることがないようにしています。

しかし、自分で寝返りができず長時間寝たきり状態の方はそれができないため、特に高齢者で痩《や》せて骨ばっている体形の方では、床ずれの発生リスクが高くなります。寝たきりになると筋肉が萎縮《いしゅく》し、関節が変形して固まってしまいます。足の動きが悪くなると、体重は仙骨部《せんこつぶ》（お尻の真ん中にある骨の飛び出している部分）に集中し、ここに床ずれができます。

そのほかに、栄養状態が悪く浮腫《ふしゅ》がある方、尿や便失禁、汗などにより皮膚のふやけがある方、感覚障害のある方、抗がん剤やステロイドなどの薬の副作用で免疫が低下している方などが、床ずれができやすい方といえます。

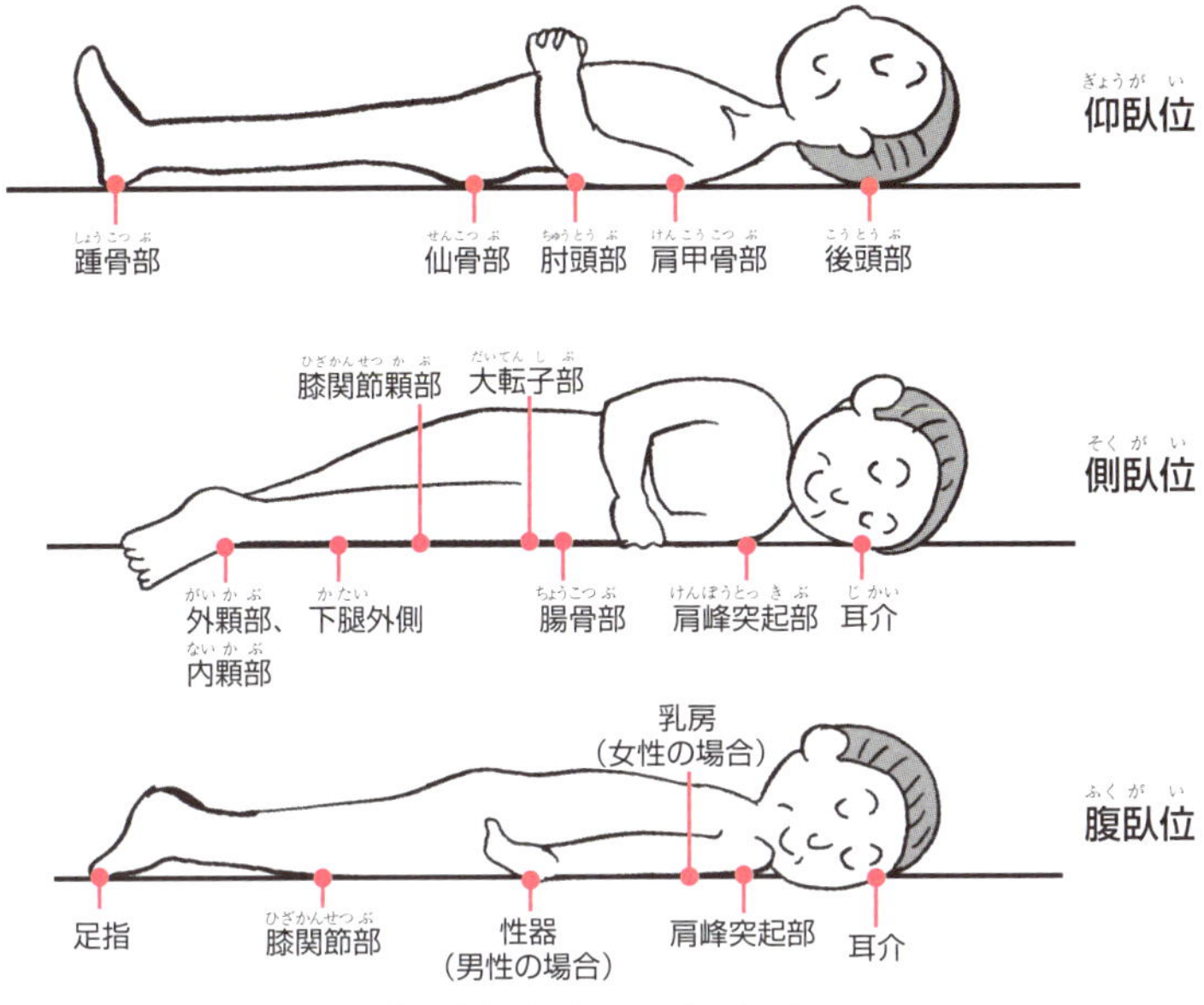

［図1］褥瘡ができやすい場所

●どんなところにできやすいの？

床ずれは、骨の出ているところにできやすくなります。姿勢によって発生する部位が異なるので、図を参考に皮膚の観察をしていきましょう（図1）。

●床ずれかどうかの見極めは？

まずは皮膚を観察することです。床ずれのできやすい部位の皮膚は必ず観察しましょう。もし皮膚が赤くなっていたら、その部分が圧迫されないよう身体の向きを変えてみます。**人指し指で3秒押して赤みが消えるか消えないかを見ます。もし赤みが消えなかったら、床ずれの可能性があります。**かかりつけ医や看護師に相談しましょう。

●床ずれの発生を防ぐにはどうしたらいいの？

床ずれは骨の突出した部位などに圧力が加わると、ずれや摩擦などの力が発生しやすくなるといわれています。姿勢ごとに発生予防を見ていきましょう。

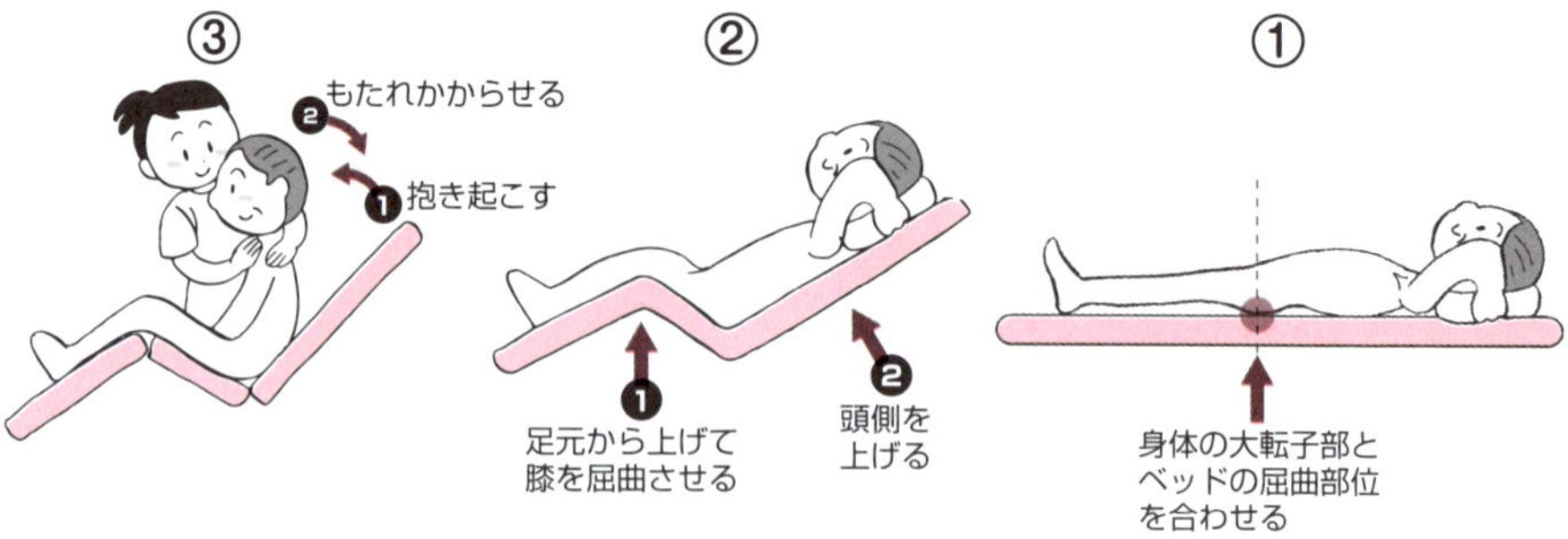

［図2］背抜きの方法

●寝ているとき

圧迫されている部位を解放するためには、体勢を変える必要があります。寝ている体勢を変えることを「体位変換」と言います。褥瘡予防・管理ガイドライン第4版（日本褥瘡学会）では**「体位変換は原則的に2時間置きに行ってもよい」といわれています**が、2時間置きの体位変換は、介護される側にもする側にも大きな負担です。

体圧分散マットレスやエアーマットレスなどを使用して負担を軽減しましょう。マットレスは介護保険の対象です。いろいろな種類があるので、かかりつけ医や看護師、ケアマネジャーに相談しましょう。

体位変換のとき、よく背中の下にバスタオルを敷いて、そのバスタオルを使って体位変換する場面を見かけますが、この方法はお勧めできません。背中の皮膚に表面張力が発生して、皮膚に外力を加える原因になり、ずれが発生するからです。

また、ベッドの背上げ（ベッドの上半身側を起こすこと）を行う際にも、ずれや摩擦が発生しやすくなるため注意が必要です。背上げの際は、「図2」のようにまず①ベッドの屈曲部位と大転子部位（太ももの付け根）を合わせます。そして、②足元から上げて膝《ひざ》を屈曲させてから、頭側を上げます。③頭側を上げてから、上半身を抱き起こして背中を背もたれから離します。この動作は「背抜き」と呼ばれ、背中のずれを解消することができます。

体格差が大きいために背抜きが難しかったり、ベッドに背上げ機能がない

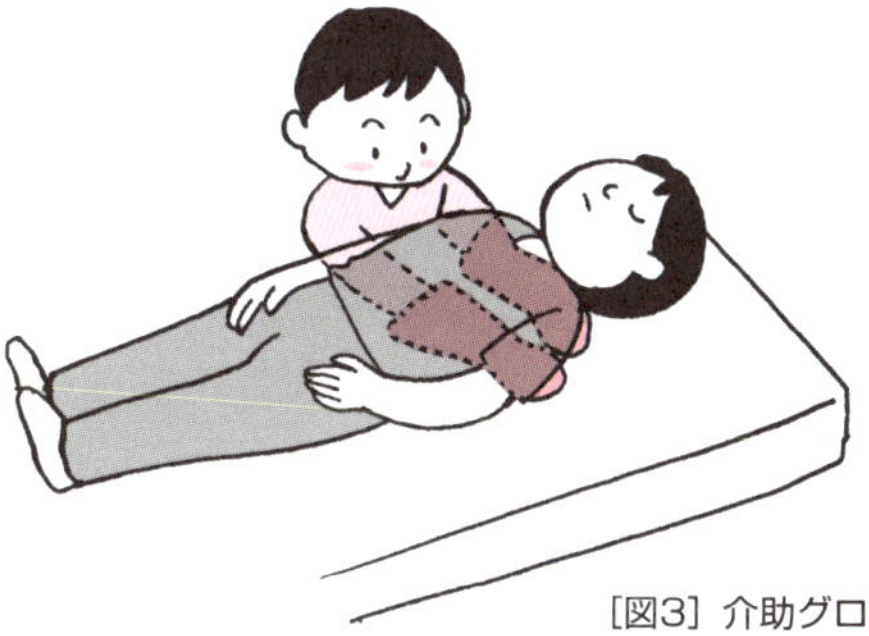

［図3］介助グローブ

場合は、介助グローブを使うと便利です。安いものは2千～3千円で購入できます（図3）。

●座っているとき

実は寝ている体勢よりも座っている体勢の方が、床ずれの発生の恐れは高いのです。筋力が落ちている高齢者は、座ると円背《えんぱい》姿勢（背筋が丸くなった状態、図4）になりやすく、上半身を支える部位で床ずれが発生しやすくなります。

車いすを使用する場合は、できるだけ正しい姿勢が保てるように体格にあったサイズを選びましょう（図5）。体格より大きなサイズの車いすに座ると姿勢全体が崩れるので注意しましょう。車いすにも体圧分散マットレスがあるので利用しましょう。また、背当て用にクッションを利用してできるだけ正しい姿勢になるようにしましょう（→P299）。

●皮膚の清潔保持

皮膚を清潔に保ち、乾燥したりふやけたりしないようにしましょう。乾燥した皮膚は摩擦により剥《は》がれやすくなります。入浴後や身体を拭いた後は**撥《はっ》水性《すいせい》のクリームや軟膏《なんこう》（ワセリンやオリーブオイルなど）を塗り、皮膚を乾燥から守りましょう**。クリームなどを塗るときにマッサージをすると、摩擦が生じるのでよくありません。

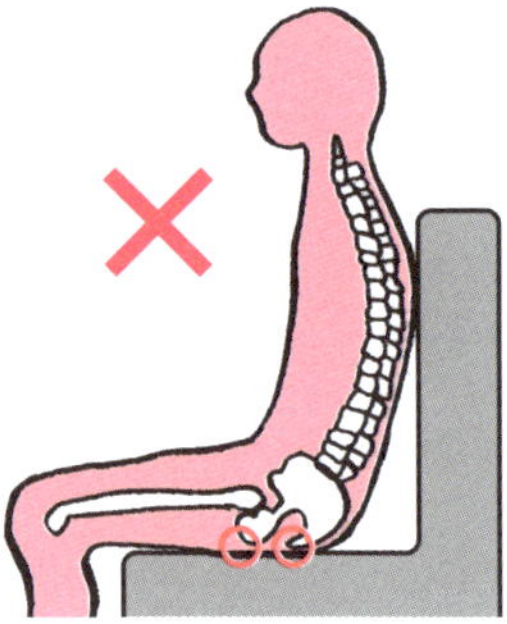

［図4］円背姿勢

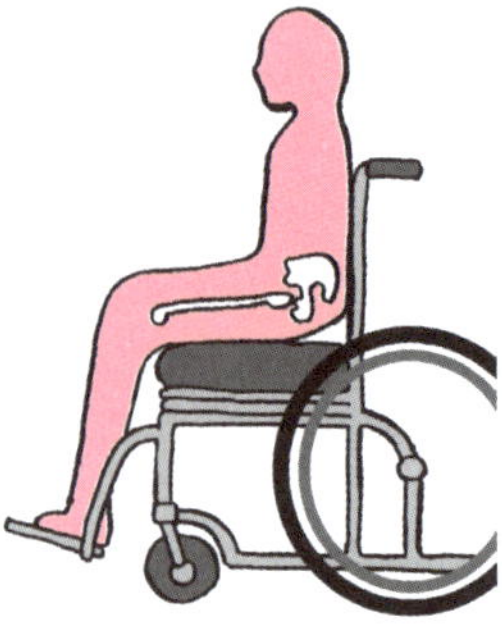

［図5］車いすでの正しい姿勢

特に、排泄《はいせつ》時のスキントラブルを最小限にしましょう。紙オムツは身体のサイズに合わせて選び、尿取りパッドは1枚で使います。尿が多いときや夜間は、2枚3枚重ねるのではなく、吸収量の多い尿取りパッドにします。重ねると通気が悪くなってムレの原因となり、枚数が増えることで圧迫の原因にもなります。

下痢便は、皮膚の赤みや感染を起こす原因となります。洗い流すときは皮膚を擦《こす》らないようにしましょう。洗浄剤で洗い過ぎると皮膚の皮脂成分を除去してしまうので、洗い過ぎに注意しましょう。

洗浄剤としては、**弱酸性石けんが最適です。**低刺激性で、高齢者や皮膚のバリア機能（乾燥や外部刺激から肌を守る機能）が低下している方に適していて、市販ではセラミド入り洗浄剤を推奨しています。薬用石けんは皮膚刺激が強く、高齢者や皮膚が弱い人の場合、皮膚が乾燥しやすくなります。また、ベビー石けんは、新生児用に作られた石けんでアルカリ刺激が強く、高齢者や皮膚が弱い人は皮膚乾燥が強くなるため、使わないようにしましょう。

〈高齢者や皮膚が弱い人向けスキンケア市販品の例〉

○皮膚の汚れを洗い流すための石けんや薬液
・ビオレU（花王株式会社）
・ソフティ薬用洗浄料（ジョンソン・エンド・ジョンソン株式会社）

○皮膚の汚れを拭き取るための石けんや薬液

・ハビナース清拭剤（ピジョン株式会社）

※皮膚が弱い方向けのスキンケア用品であっても、絶対に問題が起こらないとは限りません。その方の肌に合うかどうか確認しながら使いましょう。

自宅での吸引の管理

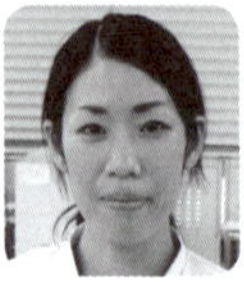
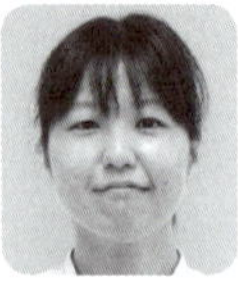

看護介護部 副主任（回復期リハ看護師） 新迫《しんさこ》 美恵子《みえこ》（左）
看護介護部 副主任（看護師） 西原《にしはら》 鮎子《あゆこ》（右）

吸引は、自分で痰《たん》を出すことが難しい場合に、器具を使って痰を取り除く方法です。かかりつけ医が自宅生活で吸引が必要と判断した場合、専用の器具を準備する必要があります。専用器具を準備する前に、かかりつけ医やケアマネジャーなどに相談しましょう。制度により助成を受けられる場合があります。

●吸引のタイミングは？

事前に、どんなときに吸引を実施するのか、かかりつけ医や看護師に指導を受けましょう。

＊口やのどでゴロゴロと音がする　＊鼻の奥でズルズルと音がする
＊痰が絡まるような咳《せき》が出る　＊本人が希望するとき
＊器具（パルスオキシメーターという道具）で血液の中の酸素の割合を測定して低下したとき

●吸引した痰の性状を確認しましょう

健康なときには痰の存在を自覚することは少ないですが、風邪に罹《かか》ったときには咳とともに痰が出ることがあります。喫煙をしている方は、咳とともに痰を自覚することが多いと思います。そのときの痰はどんな痰でしょうか？

正常な痰とは、色は無色透明かやや白い、粘りがややあり、臭いがしないものです。吸引を行ったときには、痰の性状を観察しておきましょう。いつ

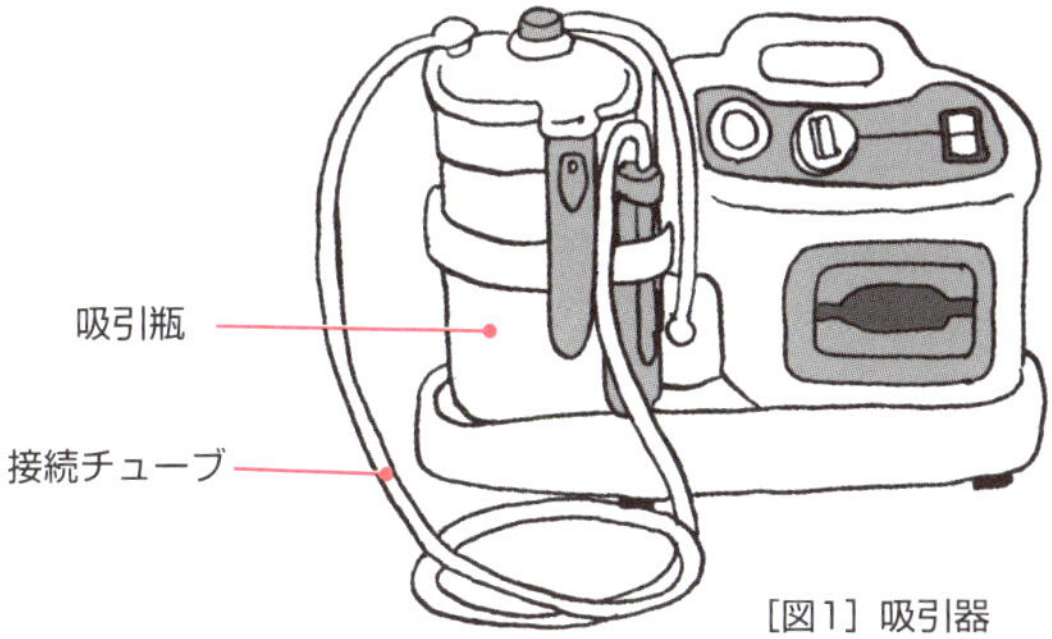

［図1］吸引器

もの痰の性状を知ることによって、異なる痰の性状を知ることができます。痰の性状についても、事前に看護師たちと相談しておきましょう。

● 吸引方法と必要物品について指導を受けましょう

必要物品と吸引の方法については、必ずかかりつけ医や看護師に相談し、指導を受けましょう。 痰の吸引によって起こるリスクについても、どのようなものがあるのか理解しておきましょう。

● 起こりやすい異常やトラブル

次のようなトラブルが起こったときは**かかりつけ医や看護師に相談しましょう。**

① **気道粘膜の損傷による出血**／取り扱い方法によっては少量の出血を伴うことがあります。

② **感染**／不衛生な吸引操作によって起こります。取り扱い前には必ず手洗いをしましょう。緊急の場合はアルコール手指消毒剤を活用しましょう。

③ **脈拍や血圧の変化**／吸引時間が長いと起こります。1回の吸引は10秒以内にしましょう。

④ **嘔吐**《おうと》／咳や嘔吐が起こったときは身体や顔を横に向けて楽な姿勢にしましょう。顔色や唇の色がいつもと違っていないか注意しましょう。

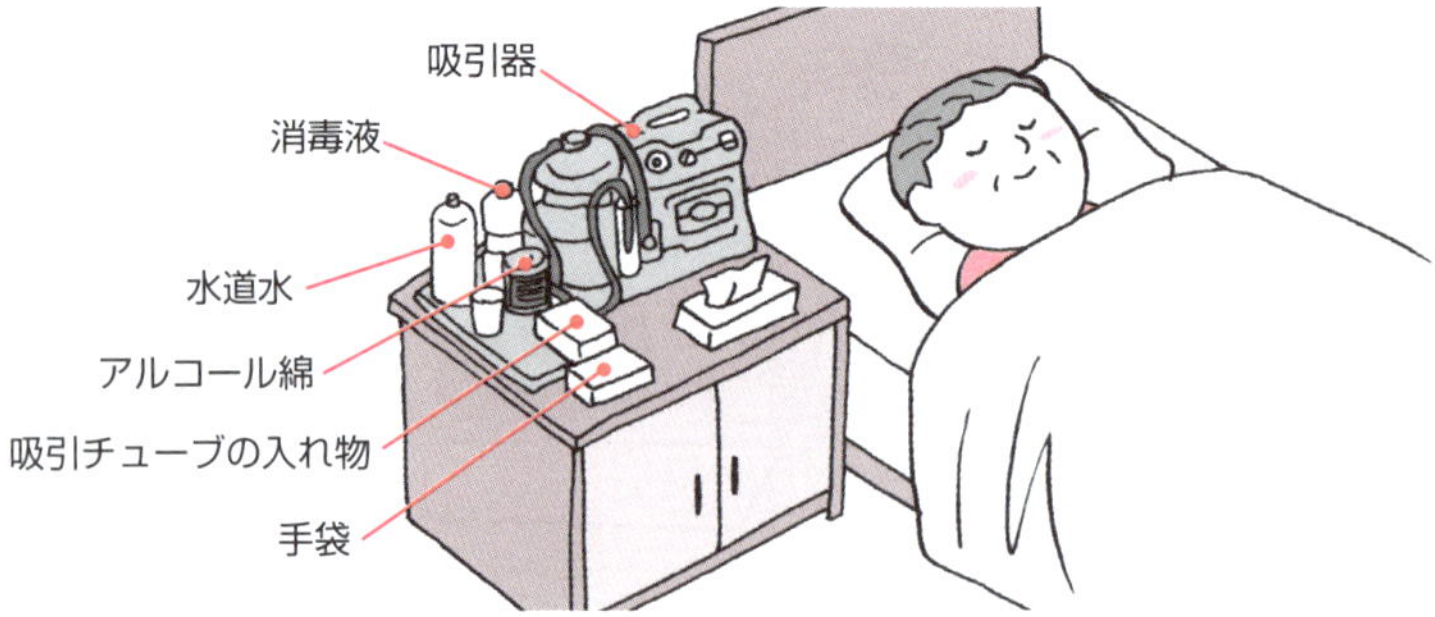

［図2］必要物品の置き方例

●必要物品（図2）

＊吸引器／自費での購入かレンタルとなります（図1）。
＊接続チューブ／吸引器と接続した状態で使用します。
＊吸引チューブ／材質やサイズなどさまざまな種類があります。どれがいいかや交換頻度《ひんど》について指導を受けましょう。
＊アルコール綿／アルコール綿の代わりにウェットティッシュなどを使用することができる場合があります。アルコール綿で皮膚が赤くなったりかゆくなったりしたことがある場合は、事前に看護師などに相談しましょう。
＊消毒液／さまざまな種類があるため、事前に指導を受けましょう。
＊洗浄水／口や鼻からの吸引の場合は、水道水でもいい場合があります。
＊吸引チューブの入れ物

●吸引器が不調になった場合の対応は？

吸引器の不調の多くは、部品の確認により解決できることが多いです。例えば、作動するけど圧がかからない場合は、吸引瓶の蓋《ふた》が外れてきちんと閉まっていない場合があります。また、吸引瓶や蓋、吸引チューブの破損により圧がかからない場合があります。確認してみましょう。

吸引器を購入またはレンタルしたときに、業者の連絡先を確認しておきましょう。連絡先のほかに、24時間対応が可能なのか、休日や夜間の対応は可能なのかなども確認しておきましょう。突然に不具合が生じたときに、混乱なく冷静に対応できるように、連絡先を冷蔵庫に貼り付けたり、吸引器にぶら下げたり、自分が一番分かりやすい場所へ掲示しておくと安心です。

●急に停電になったときは？

ほとんどの吸引器には、充電機能があります。停電になっても数時間は使用可能です。充電時間の確認もしておきましょう。この充電機能により、外出時も使用可能になります。

また、「いざ、吸引しようと思っても吸引できない、どうしよう」という場面を想定して、3電源対応吸引器を準備しておくと安心できると思います（コンセント、充電、車内シガーライターのいずれかで利用可能です）。吸引器を準備する際に、かかりつけ医や看護師に相談しておきましょう。

知っ得コラム 15

みんなで支える、住み慣れた地域での生活

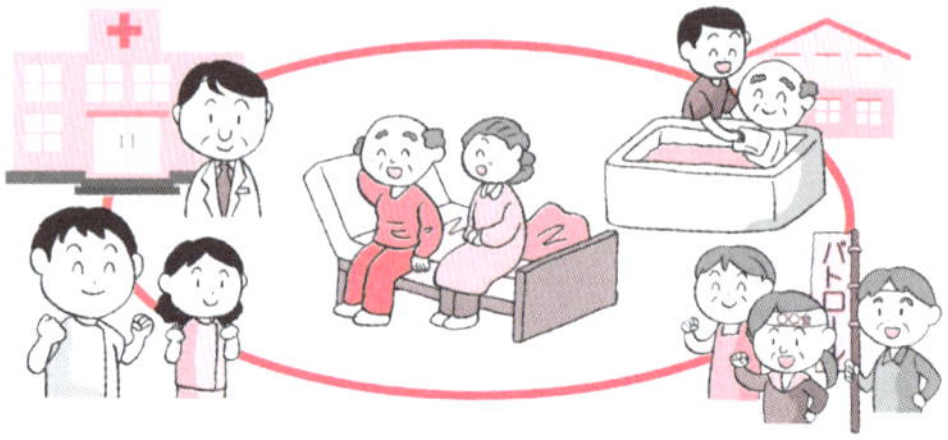

「入院中はいろいろな職種の方が関わってくれていたけど、家に帰って家族だけで看《み》られるだろうか」と、不安を感じられるかもしれません。当院を退院され自宅に帰られた、ある患者さんのエピソードを紹介します。

Aさんは自ら動くことが難しく、胃瘻《いろう》、気管切開からの吸引が必要で、自分の意思を伝えることが困難な、いわゆる寝たきりの状態でした。介護保険による訪問看護、訪問リハビリ、訪問入浴などを利用することになりましたが、それらのスタッフが常に自宅にいるわけではありません。

そこで、体調の確認や介護、ケアの方法などを、関わるスタッフ同士で直接顔を合わせて話し合い、電話や連携ノートで連絡し合ってサポートしました。病状面の管理は、かかりつけ医の往診で対応することができました。また、台風などの時期には、マンションの管理人、民生委員が緊急時を想定して必要な準備をしてくれました。

退院直後は、不安で自宅を数分でも空けることができなかった奥さんですが、近くに住む娘さんの協力もあり、散歩や趣味教室に参加することもできるようになりました。このように、さまざまな人たちの関わりによって、住み慣れた地域で安心して生活を送っていただけるのです。

（西リハ訪問リハビリステーション
副主任（理学療法士）　本田《ほんだ》 賢次郎《けんじろう》）

第6章

自宅でのリハビリのお話③

――社会資源活用編

自分たちだけでがんばろう、と思わなくてもいいのです。日本にはしっかりとした社会保障制度があり、地域には皆さんの相談相手がいます。「社会資源活用編」では、困ったときに誰に相談すればいいのかや、助けになる制度・福祉用具などを紹介します。

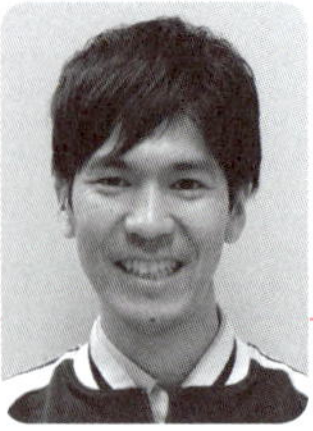

地域の相談相手を見つけよう！

西リハ訪問リハビリステーション 副主任
（理学療法士） 本田《ほんだ》 賢次郎《けんじろう》

訪問リハビリで利用者さん宅へ伺うと、家族から「退院して家に帰ったのはいいけど、毎日不安でしょうがない」という話をよく聞きます。不安に思っていることは、疾患の再発、転倒、先が見えないこれからの生活などです。

自宅で生活していると、相談相手が少なくなります。その結果、1人で全てを抱え込み、患者さんへの不満、介護者自身の体調不良やうつなどを引き起こし、共倒れになってしまう可能性があります（図1）。こうしたことを防ぐためにも、**地域で相談できる窓口を知っておくことが大切です。**

● 身近な「かかりつけ医」を持とう

かかりつけ医を持つ利点としては、病歴や体質などを分かったうえで診《み》てもらえる、病気の早期発見、重症化予防といった適切な初期対応をしてもらえる、緊急時にはすぐ対応してもらえる、などがあります。かかりつけ医を探す際には、近くで通いやすいということも重要になります。

● 困ったときは、地域包括支援センターへ

高齢者が住み慣れた自宅や地域で安心した生活ができるように、**必要な介護サービスや保健福祉サービス、そのほか日常生活の相談など、介護相談の最初の窓口となるのが、地域包括支援センターです。**まさに、介護者の強い味方です。

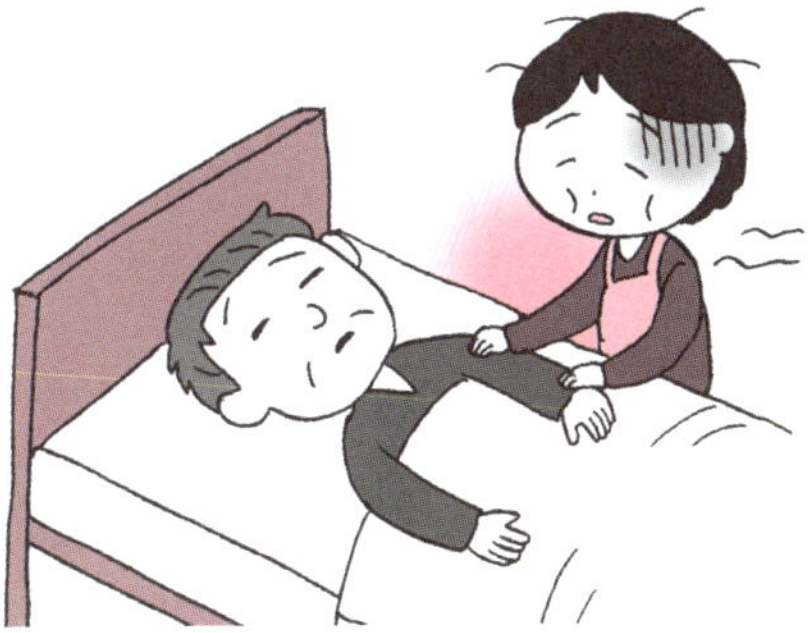

［図1］介護の基本は、「抱え込まない」「がんばらない」「無理をしない」です。

●どんなことをしてくれるの?

「最近、物忘れがひどくて、認知症ではないかと心配です」「食事の支度ができなくなったので、弁当を届けてほしい」「最近、足腰が弱ってきたからリハビリを受けたい」「手足に不自然なあざや、やけどの痕《あと》がある」など、さまざまなことに対して相談や助言を行ってくれます。相談には費用はかかりません。

●誰がいるの?

社会福祉士、保健師、ケアマネジャー（介護支援専門員）などの専門職員がいますので、安心して相談することができます。

●どこにあるの?

市区町村ごとに数か所（中学校区に1か所程度）開設されています。住まいの住所ごとに担当のセンターが決まっています。不明な場合は市区町村の窓口に確認してください。

●介護保険の認定を受けている場合は、ケアマネジャーへ

介護を必要とする高齢者や障がい者が介護や支援サービスなどを利用できるための制度を、介護保険と言います。**介護保険サービスを利用する際に相談にのってくれるのが、ケアマネジャー（介護支援専門員）です。**

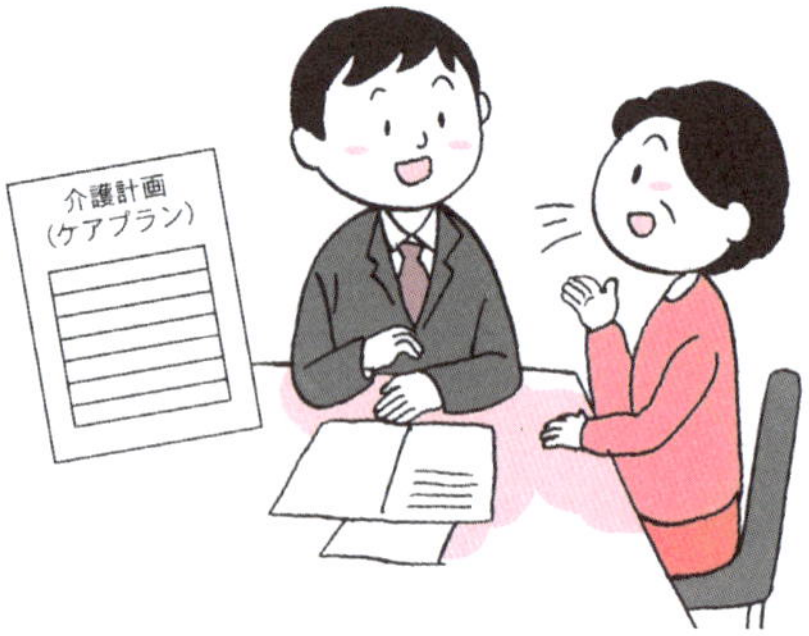

●どんなことをしてくれるの?

ケアマネジャーは、患者、介護者と施設、業者をつなぐ橋渡しの役割を担います。

「どんなサービスがあるの?」「どんなサービスが適しているの?」といった悩みから、「どうしたらサービスが受けられるの?」「費用はいくらかかるの?」といったさまざまな相談にものってくれます。

さらに、これからどう生きたいか、そもそも、なぜサービスや支援が必要なのかという根本的なところから、**その方に適した介護計画（ケアプラン）を作成してくれます。**サービスの利用が開始になってからは定期的に計画を見直し、その時々にあった計画を再度見直してくれます。

●どこにいるの?

ケアマネジャーは主に、居宅介護支援事業所と呼ばれる事業所に在籍しています。そのほか、訪問介護、訪問看護など介護保険サービスを提供する事業所に配置されている場合が多いです。市区町村の介護保険課には、介護支援事業所一覧が置いてあります。また、前述の地域包括支援センターや、介護老人保健施設、介護老人福祉施設（特別養護老人ホーム）などで相談してください。

この項目では、自宅で暮らす皆さんが住んでいる地域に連絡先、相談先を持つことの大切さについてまとめてみました。みんな誰もが、住み慣れた地域で生活を続けたいと願っているものと思います。しかし、老老介護の生活、高齢者の一人暮らしなど、さまざまな問題を抱えている方も多いでしょう。

介護する方も受ける方も、**みんな最初は初めてで、分からないことや不安なことがあるのは当たり前です。自分1人だけが悩んでいるのではありません。**地域には、さまざまな問題や不安に対して相談にのってくれる専門職がいますので、気軽に相談してください。

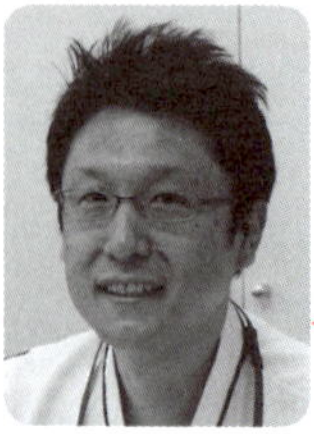

地域のイベントに参加しよう！

地域連携部 副部長
地域支援リハビリマネージャー（作業療法士） 岡《おか》 光孝《みつたか》

「自宅に閉じこもりがちなのですが、どうしたらいいでしょうか?」。当院を退院した患者さんの家族から、時々聞く言葉です。完全な閉じこもりではなくても、通院やリハビリ以外はほとんど外出することがない、という話もよく聞きます。

以前、当院で行った退院患者さんへのアンケートでは、**やはり外出の頻度《ひんど》が多い人の方が、その後の元気さを保てているという結果が出ています。**どんどん外に出て、人に触れ、支え合える仲間を見つけましょう。

目標を持とう！

「～がしたい！」という目標が大きな力になります。「〇〇へ旅行に行きたい！」「もう一度両手で孫を抱っこしたい！」何でもいいのです。病気を患う前の趣味や仕事にチャレンジする方もいますし、全く新しい趣味にチャレンジする方もいます。家族や周囲の方の意見も聞きながら、**「後遺症があっても自分にとって重要なこと」をゆっくり考える時間を持ってもらえたら幸いです。**

足腰が弱く歩行に不安がある方や車いすの方も、旅行の計画などを立ててみてはいかがでしょうか。現在、身体に不自由があっても可能な旅行についての書籍やプランなども多く出ているようです。ホテルや施設に事前に問い合わせ、旅行中のトイレ事情を確認するなど、しっかり準備をしたうえで旅行を楽しまれている方もたくさんいます。その際、あまり欲張り過ぎずに、

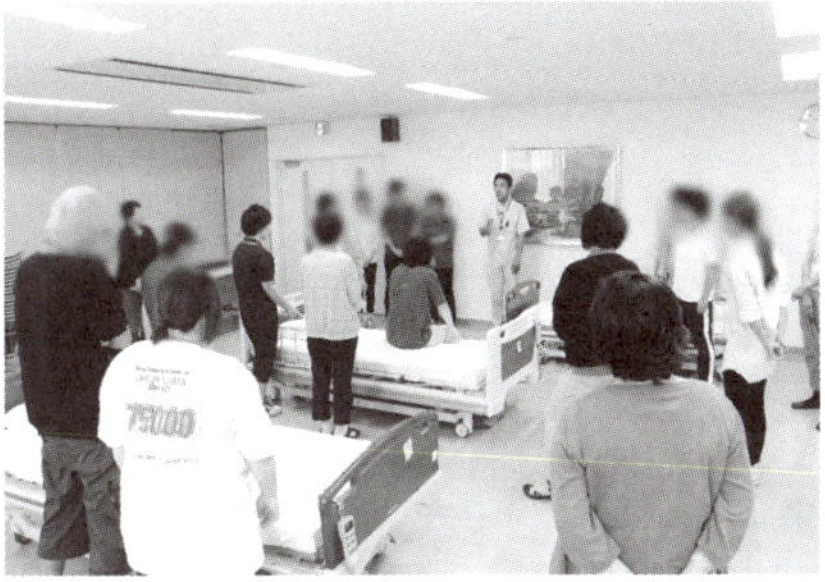

［写真1］地域リハビリ研修会の様子

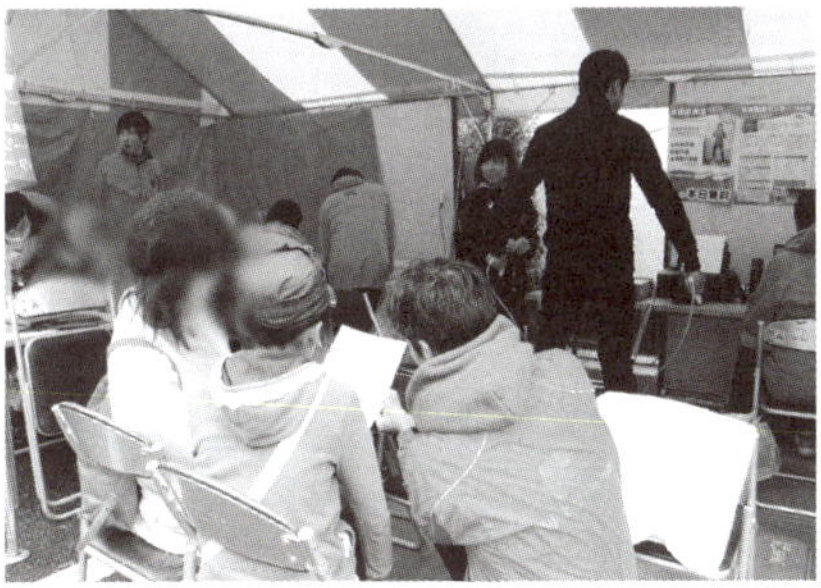

［写真2］佐伯区民祭り 当院ブースの様子

時間に余裕のある日程を計画した方がいいと思います。

● 地域のイベントに参加しよう！

これまで参加したことがなくても、ボランティア活動や町内会活動に参加してみることで元気になる方もいます。**病気や後遺症があるからこそ、貴重な意見を反映できるかもしれません。**家庭内や地域で何か主体的な役割を持つことで、非常にいい表情へ変わっていく方もたくさんいます。

各地の公民館や集会所ではサロンといわれる集まりや、同じ病気のある方の集まり、転倒予防教室などもあります。地域包括支援センターや医療機関、市（区）役所、社会福祉協議会などに問い合わせれば、いろいろな情報を得ることができると思います。人間は他者や地域社会との関わりなしでは健康的な生活を継続することは難しいといわれています。特に閉じこもりがちな方は、地域社会へ半歩でも踏みだしていただきたいと考えます。

当院でも、どなたでも参加可能な「地域リハビリ研修会」を定期的に開催したり（写真1）、毎年11月に開催される地元の佐伯区民祭りに参加したりしています（写真2）。時間が許せる方はぜひ遊びに来てください。

● 地域リハビリって何？

多くの方は、障害を持っても高齢になっても、できるだけ入院などせずに住み慣れた地域で安心して暮らしていきたいと願っているのではないでしょ

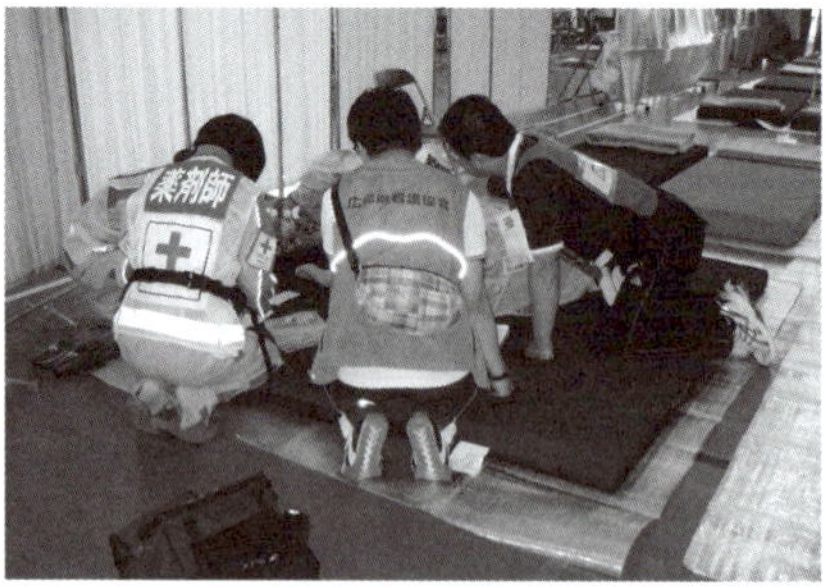

［写真3］災害支援の様子

うか。そうした地域、社会を実現していくためには、地域で支え合う仕組みをより強くする必要があります。地域リハビリも、その１つです。

２０１４年8月20日、広島市で大雨による大規模土砂災害が発生しました。当院も避難所にリハビリスタッフを派遣しました（写真3）。「避難所でリハビリ？」と思われるかもしれませんが、特に高齢者は避難生活による活動の減少で体力低下、認知機能低下が考えられ、その予防のための活動です。

また、不安や心配事などを聞いて心理的なサポートを行ったり、避難所内のリハビリ的環境整備（例／ダンボール製ベッドの設置、寝起きしやすい工夫、小学校や公民館のトイレが使いづらい方への工夫など）を行いました。支援のために集まっている多くの方と連携を取りながら、どうすれば少しでも役に立てるのかを考えながら関わりました。

避難所という特殊な環境であっても、できるだけ安心、安全に過ごしていけるように支援することが、まさしく地域リハビリの理念です。災害から立ち上がる力、地域で団結していく力を再認識し、あらためてリハビリの立場から地域に少しでも貢献していきたいと考えています。

知っ得コラム 16

2014年8月　災害派遣活動レポート

当院は「広島県地域リハビリテーション広域支援センター」に指定されており、広島県大規模土砂災害の際は、広島県災害時公衆衛生チームとして、リハビリスタッフ述べ56人を避難所へ派遣しました。

単にリハビリを行うということではなく、話を聴くことが大切だと思いました。話を聴くことで、できることから一つひとつ対応していくことが、まず大切なのだと思いました。　（作業療法士）

少しでもお話を聴くことで、不便に感じておられることなどをリストアップし、環境調整の提案をさせていただきました。また、ラジオ体操や腰痛体操などを行って、生活不活発病の予防に努めました。
（作業療法士）

より効果的だったと感じたのはサロンコーナーでした。閉じこもりがちの方も、そのスペースではお茶を飲んだりペーパーブロックなどの作業をすることで、私たちも輪の中に入っていきやすく、避難者同士の交流ができていたように思います。
（理学療法士）

避難所に派遣されたスタッフのレポートからの抜粋

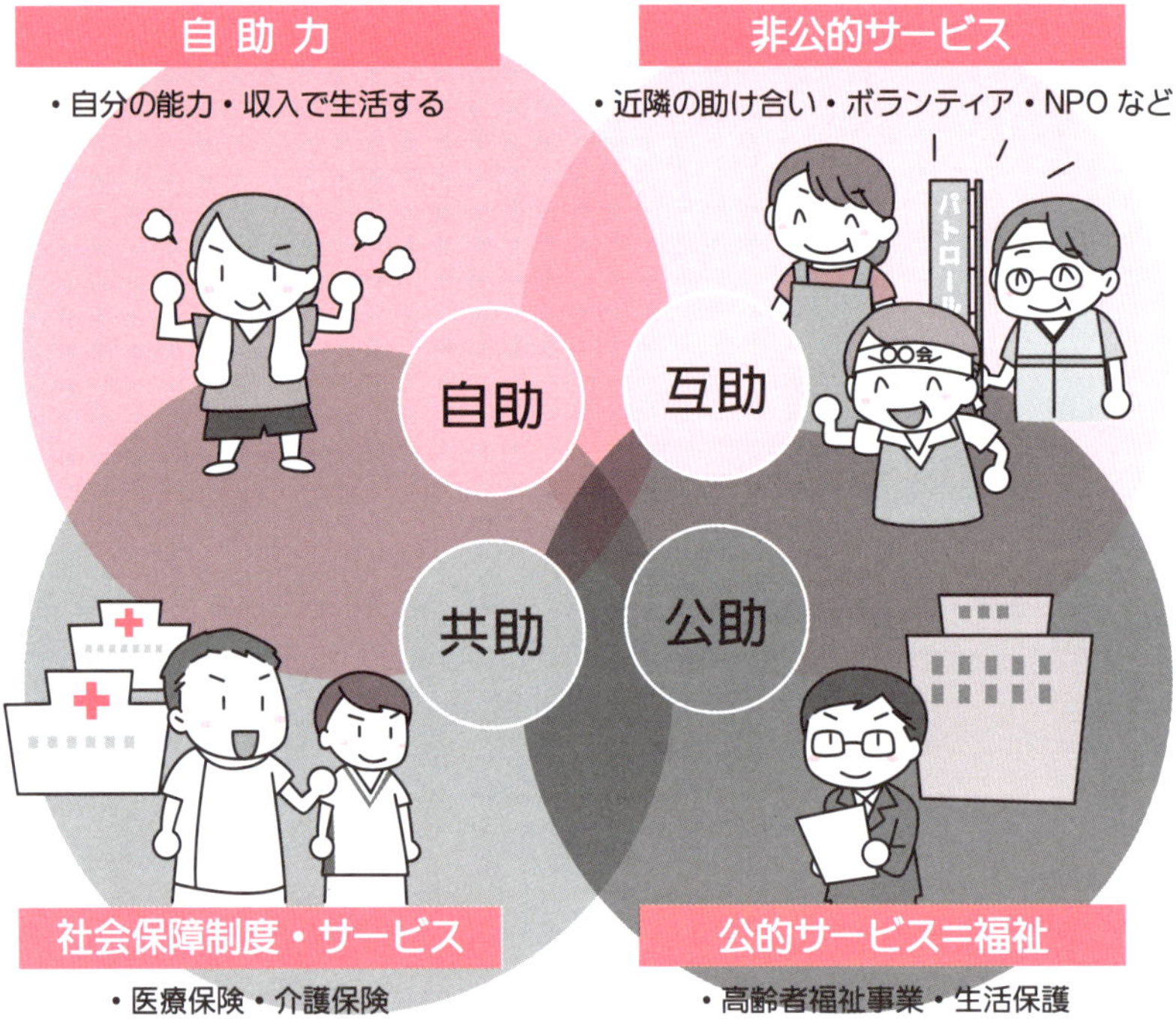

［図］自助・互助・共助・公助（院長ブログ2014年7月7日より）

知っ得コラム 17

「地域包括ケアシステム」
―― 一人ひとりができることから始めよう

「地域包括ケアシステム」という言葉を聞いたことがありますか？「みんなが住み慣れた地域で自分らしい暮らしを人生の最後まで続けることができるよう、地域全体で支え合っていく仕組み」ということです。これを具体的に実現していくために、「自助、互助、共助、公助」の4つの側面からの支援が必要と考えられています（図）。

「自助」はなるべく自分の力でがんばること、「互助」は近隣の助け合いやボランティア、「共助」は医療保険や介護保険などによる支援、「公助」は税による公的な仕組みを指します。

これからは高齢者の一人暮らしや高齢者だけの世帯がいっそう増加する一方、少子化により税収は減少するため、「共助」「公助」の大幅な拡充は期待できません。「自助」「互助」に求められる役割が大きくなります。

例えば、皆さん一人ひとりが日頃の健康管理や自主トレーニングに努めることも、立派な「自助力アップの活動」です。地域のみんなが、できることから取り組んでいくことが大切です。

（介護老人保健施設花の丘　統括マネージャー（事務）　吉野《よしの》 高博《たかひろ》）

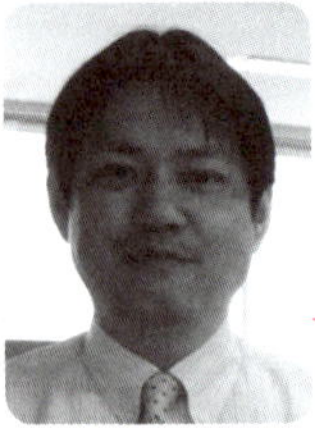

社会保障制度を利用して経済的な援助を受ける

医療福祉部医療相談課 主任（社会福祉士） 樽井《たるい》 和彦《かずひこ》

社会保障制度とは、私たちが病気やけが、障害、加齢、失業などにより自立した生活が維持できなくなった場合に、国や都道府県や市区町村が主体となって生活保障を行う仕組みです。「健康保険」「介護保険」「生活保護」などは、皆さんもご存じではないでしょうか。このほかにも、私たちの生活を支え、安心を与えてくれるさまざまな社会保障制度があります。

多くの制度は基本的に**自分で決めて自分で申請をしなければ保障を受けることができません。**今は必要ないという方も、どのような制度があるのか知っておくだけでも、いざという時に役立つと思います。

ここでは、障害を負った場合に経済的な支えとなる主な社会保障制度を紹介します。これらの制度は実施する自治体によって内容が異なります。詳しい内容については、地域の各自治体窓口で確認するようにしてください。

●医療費を助成する制度

●高額療養費制度

「高額療養費制度」は、入院などの長期療養で高額な医療費の支払いが必要となった場合に、自己負担額が軽減される制度です。1か月の自己負担額の上限を超えた分が後から給付されます。自己負担額の上限は年齢と収入によって決まります。

例えば、1か月の入院医療費が60万円、健康保険で3割負担となるため18万円を支払ったという場合でも、自己負担額の上限額が8万円であれば、

10万円が戻ってきます。入院が決まってから、加入している健康保険に申請すれば、給付を受けられます。

先に支払うことが難しい場合は、あらかじめ自己負担上限額を認定してもらい、最終的な負担分だけを窓口で支払うようにできる場合もあります。必要に応じて加入している健康保険に問い合わせてください。

●重度心身障害者医療費補助

「重度心身障害者医療費補助」は、重度心身障がい者に対して医療費の一部を補助する制度です。対象となるのは、身体障害者手帳や療育手帳の定められた等級のものを所持している方などで、所得により制限がある場合があります。

都道府県や市区町村が実施する、こうした補助制度の場合、居住地域以外で治療を受けると、まず通常の医療費を支払い、居住地に戻ってから補助分が支払われる、という流れになる場合があります。窓口は居住する市区町村の保健福祉課などです。

●生活費の保障をする制度

●傷病手当・労災補償

病気や障害によって仕事ができなくなると、収入がなくなってしまいます。**その場合に加入している健康保険から受けられる保障が「傷病手当」です。**「業務外の理由による病気やけがのために」「連続3日欠勤し、合わせて4日以上仕事に就くことができなかった」場合に支払われます。

支給される金額は標準報酬月額の3分の2で、期間は1年6か月です。勤務する会社と相談して、何日有給休暇を使い、その後は傷病手当金で生活していくことなどを決めることになります。ちなみに「業務上や通勤中の理由による病気やけが」の場合は、「労災補償」で対応することになります。

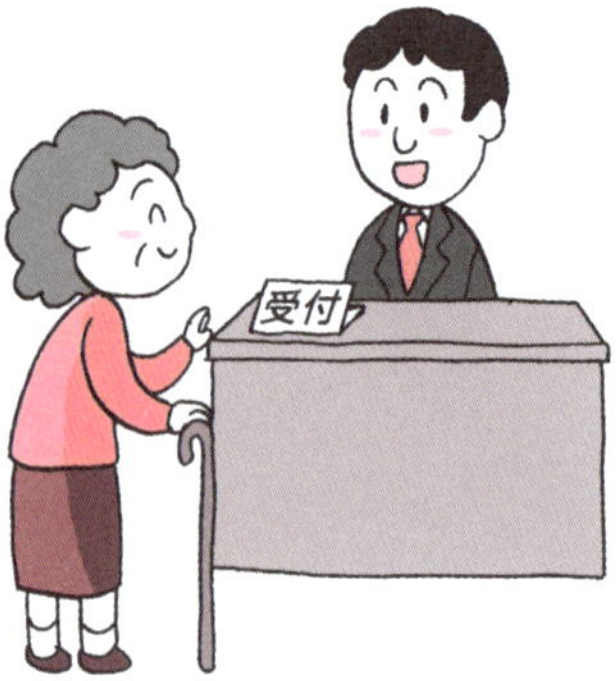

●障害年金

「障害年金」は、名前の通り公的年金の1つです。**病気やけがなどが原因で一定程度の障害が継続する場合に給付されます。**加入している年金の種類によって受給できる障害年金が異なります。また、障害の状態が重いほど受給できる金額も多くなります。申請はとても複雑なので、窓口である年金事務所や年金相談センターで相談してください。

●生活保護

「生活保護」は、病気やけがなどで働けなくなったり、高齢や障害などのために経済的に困ったときに、最低限度の生活を保障し、自立を手助けするための制度です。申請窓口は、居住する地域を管轄する福祉事務所（広島市の場合は各区生活課）です。

●身体障害者手帳

身体障害者手帳は、身体障がい者が各種の福祉制度を利用するために必要な手帳です。交付の対象となるのは、上肢《じょうし》、下肢《かし》、体幹、目、耳、言語、心臓、腎臓、呼吸器、膀胱《ぼうこう》、直腸、小腸、免疫などの機能に障害がある方です。18歳未満の方も含みます。指定医の診断書、本人の写真、印鑑を持って各区厚生部保健福祉課へ申請してください。申請を受けて審査が行われ、認められると手帳が交付されます。

受けられる援助としては、税金の控除、医療費の助成、補装具などの交付や修理、交通機関・公共施設の料金割引、などがあります。障害の種類別に重度の側から1級～6級の等級が定められており、認定された等級により受けられる援助の内容が異なります。

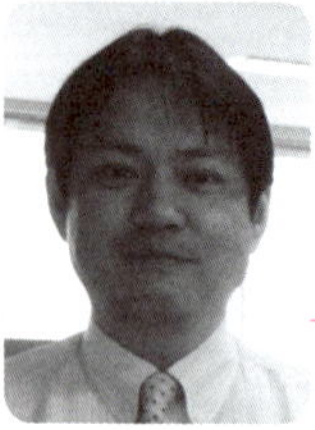

介護保険の上手な利用方法

医療福祉部医療相談課 主任（社会福祉士） 樽井《たるい》 和彦《かずひこ》

「介護保険」は、介護の負担を社会全体で支え合う仕組みです。高齢になると誰でも、寝たきりや認知症などで介護が必要になる可能性が高まります。そうなったときのため、40歳以上になるとみんなが保険料を払い、それを主な財源にして国が介護をする方のサポートを行います。

●介護保険申請の注意点

基本的に、行政側から「介護サービスを利用しませんか」と問いかけてくれることはありません。**原則として介護保険は自己申請制です**ので、利用するためには申し込むこと（申請）が必要になります。

申請後に審査などが行われ、認定の結果通知が出てから利用が可能となります。

実は申請と同時に（認定が出る前に）利用することも可能ですが、結果的に認定されなかった場合は全額自己負担になりますので、注意しましょう。

保険料を滞納している場合には注意が必要です。利用回数の制限や費用の全額を負担した後で、手続きをして9割を返してもらう「償還払い」となったり、自己負担割合が1割から3割に引き上げられたり、費用が高額となった場合でも自己負担割合が軽く済む「高額介護サービス費」が受けられなくなるなどの場合もあります。

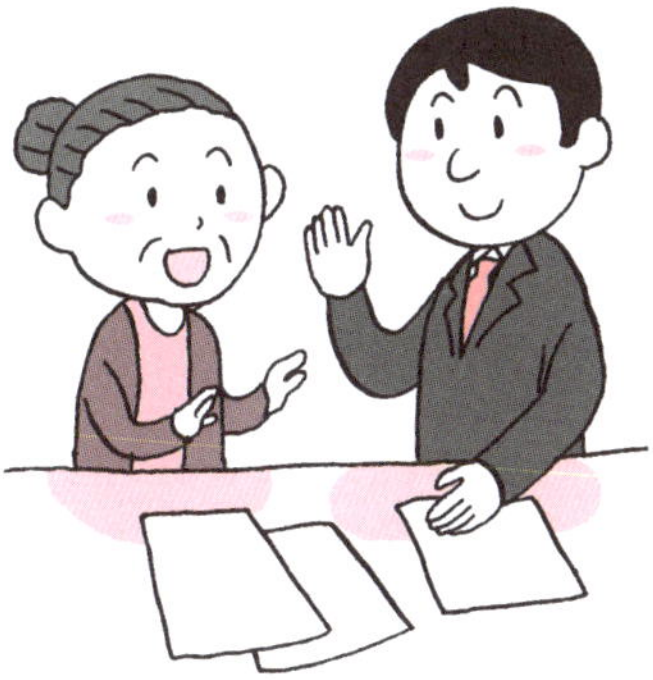

●ケアマネジャーの上手な選び方

介護保険で利用できるサービスは、全24種類52もの数があります。サービスを選び、利用する回数を決めるのですが、予算（利用料）も大きく影響します。これらを考える際に手助けをしてくれるのがケアマネジャーです。自分でケアプランの作成を行うことも認められていますが、介護保険の専門家であるケアマネジャーの助けを借りる方が無難かと思います。というわけで、介護保険を上手に利用するためには、**ケアマネジャー選びが重要になります。**

ケアマネジャーになるための受験資格として、法定資格所持者等は5年以上、それ以外の者は10年以上の実務経験が必要です。

法定資格とは、介護福祉士、社会福祉士、精神保健福祉士、医師、歯科医師、薬剤師、保健師、助産師、看護師、准看護師、理学療法士、作業療法士、視能訓練士、義肢装具士、歯科衛生士、言語聴覚士、あん摩マッサージ指圧師、はり師、きゅう師、柔道整復師、栄養士のいずれかです。

つまり、一口に「ケアマネジャー」といっても、どういった分野が特に強いか、人によって異なるわけです。**自分はどういったことに助けが必要か、ニーズを考えてきちんと説明し、自分に合ったケアマネジャーを紹介してもらうことが大切です**（ちなみに、現状では試験合格者の半数弱は、介護福祉士です）。

例えば、医療面での不安が大きい人は病気や薬のことに詳しい看護師資格を持つ人を選ぶとか、リハビリに力を入れたいので療法士のケアマネジャーを選ぶとか、糖尿病や高血圧、脳卒中の再発予防のために、食事（栄養管理）のことが心配なので栄養士のケアマネジャーを選ぶとか、異性に相談しにくい内容もあるので同性のケアマネジャーを選ぶ……といった具合です。

居宅介護支援事業所やケアマネジャーの側も、ニーズに合った対応を行うためにできるだけ皆さんの情報が必要なので、自分の生活のことや希望していることを遠慮せずにしっかりと伝え、相談してみてください。

また、何かあったときにすぐに駆けつけてもらえるように近所のケアマネジャーを選ぶのもいいでしょう。中には、家の内情を知られたくないので近所のケアマネジャーは避けたいといわれる場合もありますが、守秘義務がありますので口外することはありません。

何よりも、話しやすくて、相談しやすい人がよいでしょう。親身になって相談にのってくれ、一緒に考えてくれる、そしてサービス、社会資源、料金など何を聞いてもすぐに答えられるようなケアマネジャーを見つけられたならば完璧です。

知っ得コラム 18

介護保険の財源は大丈夫？

リハ前置《ぜんち》主義
心身機能が低下したときに、すぐにお世話で解決しようとするのではなく、まず適切な医療的リハビリサービスを実施することで、要介護度を改善もしくは維持することができる、という考え方。

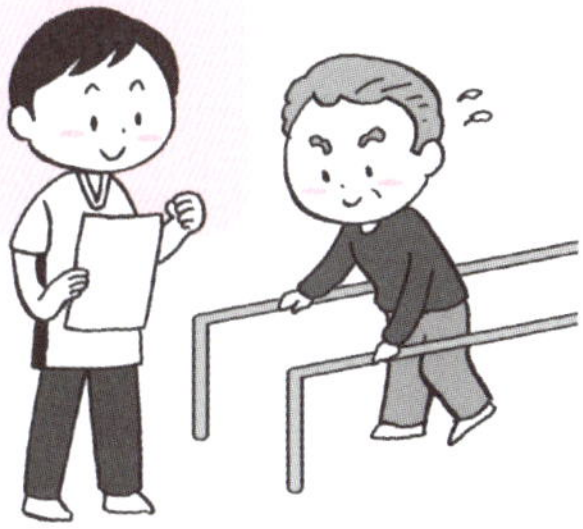

「2025年問題」をご存じでしょうか？　1947～1949年生まれのいわゆる団塊世代が75歳以上になり、介護が必要な高齢者の急増が予測されるという問題です。

こうした事情による社会保障費用の増大に対応するため、2014年4月に消費税が8％にアップするとともに「社会保障と税の一体改革」が本格的に始動し、2015年4月に介護保険制度が大きく改正されました。これまでの「いつまでも誰にでも」から、「必要なときだけ必要な人に」へと、方針が変更されていくことになります。

介護保険制度は、その名称から「お世話のための制度」と捉えられがちです。しかしながら、制度の発足当時から「リハ前置《ぜんち》主義」が唱えられています。これまでは、医療の観点が不足したお世話中心の介護サービスも多くみられましたが、これからは「リハ前置主義」に基づき、医師が介護サービスのプラン作成にも積極的に関わり、利用者それぞれの必要性に合った、質の高い介護サービスを提供していくことが求められています。

（介護老人保健施設花の丘　統括マネージャー（事務）　吉野《よしの》 高博《たかひろ》）

福祉用具、自助具選びのポイント

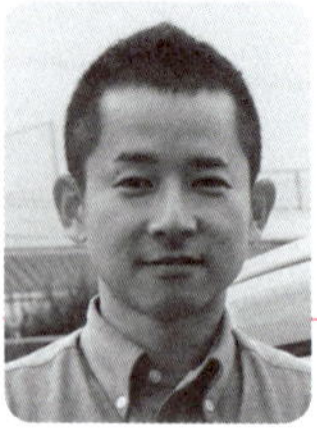

リハビリテーション部（作業療法士） 田中《たなか》 貴史《たかし》

福祉用具とは、患者さんの生活が便利になるように工夫された用具や、訓練のための補装具などのことです。まず思い浮かぶのは、「杖《つえ》」や「車いす」、「介護ベッド」ではないでしょうか。そのほかにも便利な道具がたくさんあります。

自助具は福祉用具に含まれますが、もう少し生活に密着した道具を指します。例えば、腕が動きにくくなった方が自分で髪をとくために使う柄《え》を長くしたブラシや、指先の力が弱くなった方が使う柄を太くしたスプーンなどがあります。ユニバーサルデザインの道具も自助具であり、市販されているものが多くあります。

ここでは、歩行、移動に関する用具（杖、車いすなど）を除く、日常生活で使用する福祉用具、自助具について紹介します。

●福祉用具の購入、レンタル方法は？

介護保険を利用できる方は、担当のケアマネジャーや地域包括支援センターの担当者に相談をしましょう。介護保険の適用にならない方は、自分が利用できる制度がないかを市区町村の役所へ尋ねるといいでしょう。厚生労働省のホームページにも福祉用具についての制度の概要、サービスの利用方法、利用者負担などについての説明があります。

レンタルの対象となる主な福祉用具

・車いす・車いすの付属品・特殊寝台（介護ベッド）・特殊寝台の付属品
・床ずれ防止用具・体位変換器
・手すり・スロープ・歩行器・歩行補助杖
・認知症老人徘徊感知機器・移動用リフト・自動排泄処理装置など

購入の対象となる主な福祉用具

・腰かけ便座・入浴補助用具（シャワーチェア・シャワーキャリー・バスボードなど）
・簡易浴槽

［表］レンタル・購入の対象となる主な福祉用具

●福祉用具、自助具は使用者に合ったものを選びましょう

日常生活を困難にしている原因が身体面の問題（関節の動きや筋力など）なのか、認知面の問題（認知症や高次脳機能障害など）なのかを見極め、問題を解決するために、最適な福祉用具を選択する必要があります。間違った福祉用具を使用することで骨折や死亡など重大事故につながる恐れがあります（表）。

ただ、楽をするために福祉用具を使用し続けると、長期的に心身機能の低下を引き起こす恐れがあります。自力でできていたはずの行為でも身体を動かす、足を踏ん張るなど筋力を維持・向上させようとする力、自分で工夫して行うようにしようと考える力を発揮する機会をなくしてしまうからです。

その行為、動作を行うことが大きな努力を必要とせず、苦痛でなければ、安易な福祉用具の使用は控えましょう。福祉用具が必要かどうか、どのような福祉用具が適しているかは専門家（福祉用具プランナー、リハビリ専門職など）に相談して決めましょう。

●福祉用具、自助具選びのポイント

最大のポイントは、使用者の心身機能に適しているかどうかです。最も多くレンタルされている介護ベッドを例に説明します。

●機能を確認しましょう

使い方を間違えると、ベッドは寝たきりにしてしまう原因にもなりかねません。何のためにベッドを導入するのか、目的や用途に適しているベッドはどれかという視点で選択します。最近のベッドのほとんどは電動モーターになっており、背上げ、足上げ、高さ調整など、できることが異なります。

●部屋の大きさを考えましょう

ベッドは大きい方が快適です。落下するという恐怖も少なくなり、身体も多くの場合動かしやすくなります。しかし、部屋の大きさを考えないで導入すると、ベッドが大き過ぎて車いすや介護者の身動きがとれなくなるなどということも起こりかねません。

●マットレスは慎重に選びましょう

マットレスは硬い方が身体を動かしやすいといわれていますが、動作によっては必ずしもそうとは限りません。使用者の心身機能をよく見極めて適切な硬さのマットレスを選びます。床ずれ（褥瘡《じょくそう》）がある場合やできやすい場合には床ずれ対応のマットレスを使います。ただし、床ずれはマットレスで対応するだけでなく、ケア全体を見直すことが大切です（→P254）。

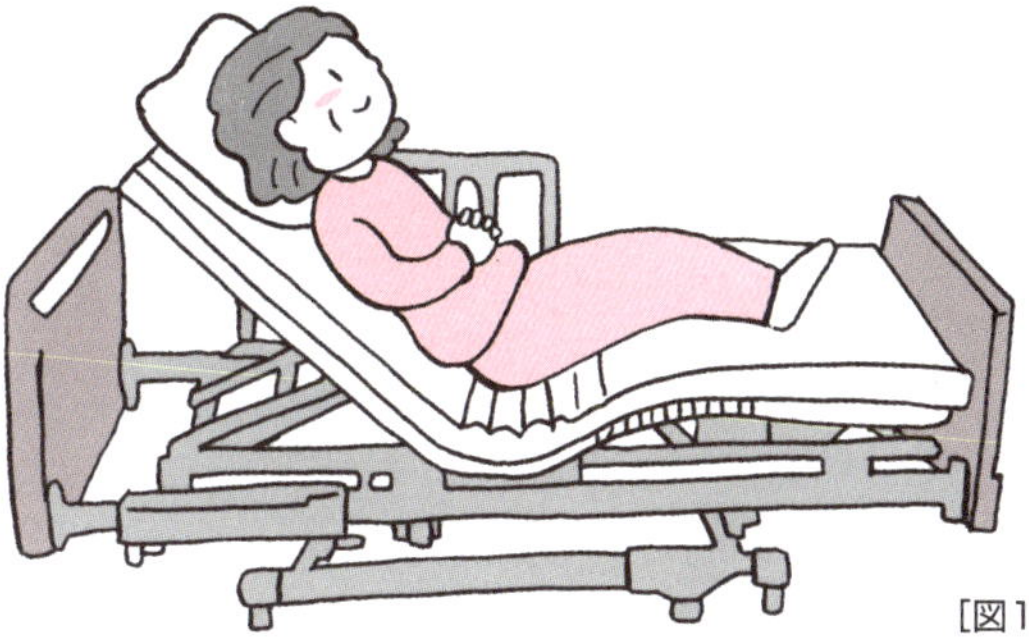

［図1］介護用ベッド

●電動機能を効果的に使用しましょう（図1）

決して「楽の勧め」をするわけではありませんが、使用者がベッドから起き上がることに大変な努力が必要なら、ベッドの電動機能（背上げ機能）を上手に利用して楽に起き上がり、ベッドからなるべく離れることが大切です。そのことが寝たきりの予防につながります。

また、ベッドの高さも重要です。ベッドの高さが低すぎると立ち上がりが難しくなります。逆に高すぎると、身体がずり落ちた場合、転落や転倒の危険があります。

ほかの福祉用具でも同じことが言えます。「シャワーチェア」「ポータブルトイレ」でも座る座面の広さや高さ、背もたれの有無、大きさや重量（安定性や動かしやすさ）などがポイントです。（参考／保健福祉広報協会、福祉機器の選び方・使い方）

●便利な福祉用具、自助具の紹介

●取り外し可能設置型手すり（写真1）

自宅の壁に歩行や立ち上がるときの助けになる「手すり」を取り付けることが多くあります。しかし、取り付けるための壁がない場所ではどうしたらいいのでしょうか。

そんな場合でも、梁《はり》のある天井に突っ張らせることで使う手すりや、床面に置くだけで使用できる手すりがあります。工事不要でワンタッチで簡単に

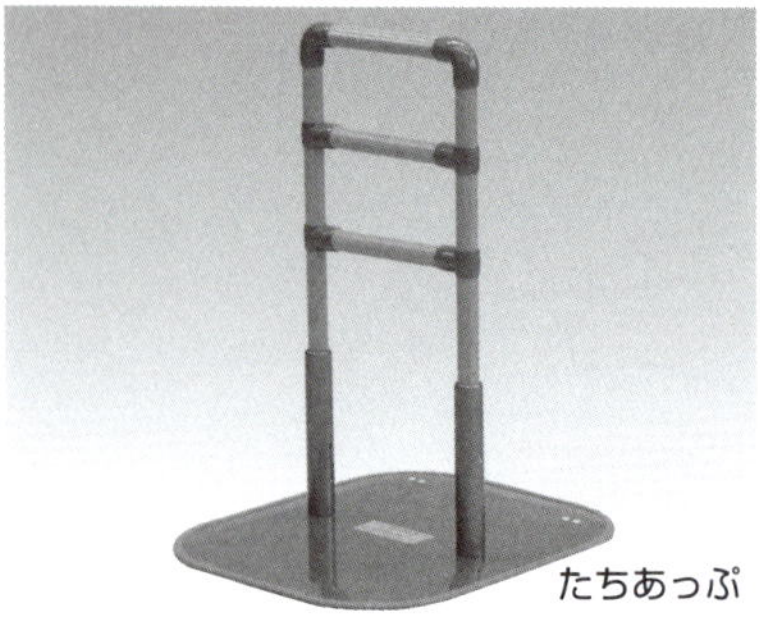

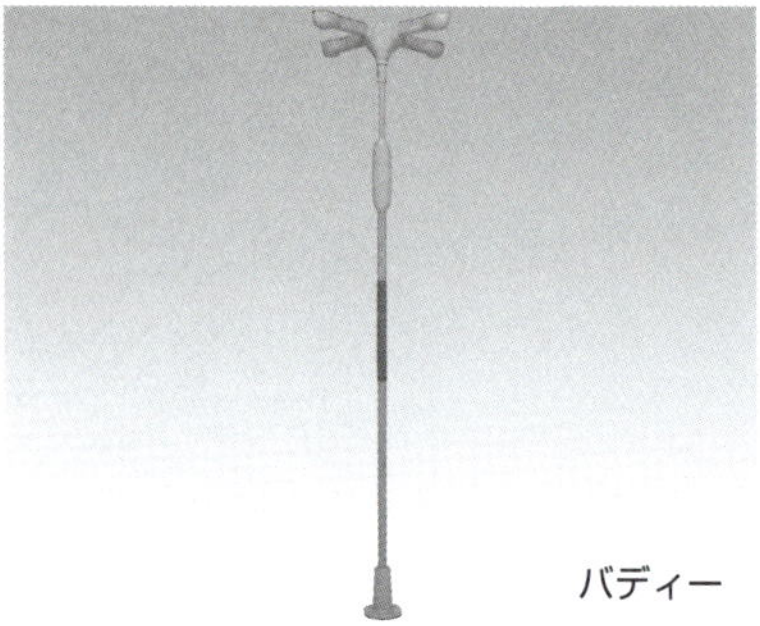

［写真1］壁に取り付けないタイプの手すり

設置でき、必要に応じて設置場所も変更できます。

●滑り止めマット

滑り止めマットは、基本的には入浴の際に足元が滑るのを防止するために、浴室の洗い場や浴槽内に敷いて使用します。しかし、足元が滑って危険な場面は入浴だけではありません。トイレでの立ち座りや、ベッド横に設置したポータブルトイレを使用する際などにも、床に敷くことで滑って転ぶのを防止することができます。

滑り止めマットには吸盤タイプのものもあり、畳の上や床板の上では使用できないものがあるので注意しましょう。

●車いす用電動昇降機（写真2）

歩行困難な方が、車いすに乗った状態のままで自宅への出入りを支援する機器です。機器が大きいため、玄関に設置できない場合は縁側などに設置することになります。

●自助具

自助具は市販されているものから、使用者に合わせて独自に改良したものまでさまざまです。使用者の目的と機能に合ったものを選ぶ必要があります。自助具については、Ｗｅｂページや出版物で情報を集めてから入手すること

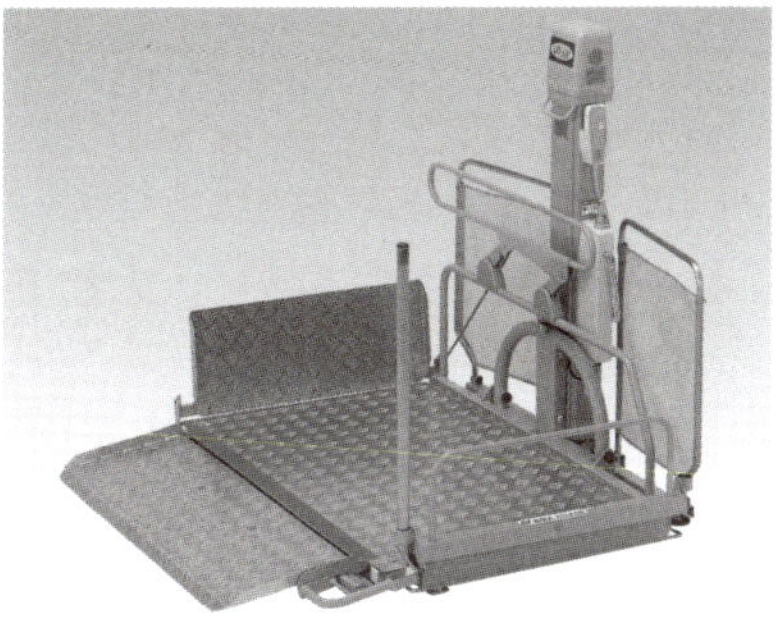

［写真2］車いす用電動昇降機

をお勧めします。以下に「参考Ｗｅｂページ」と「参考図書」を紹介します。

【参考Ｗｅｂページ】

国際福祉機器展（http://www.hcr.or.jp/）

公益財団法人テクノエイド協会（http://www.techno-aids.or.jp/）

公益財団法人共用品推進機構（http://kyoyohin.org/）

【参考図書】

改訂版自助具ハンドブック（Ｂ５・１７６ページ・１２３４円〈税込〉）

（発行／公益財団法人テクノエイド協会）

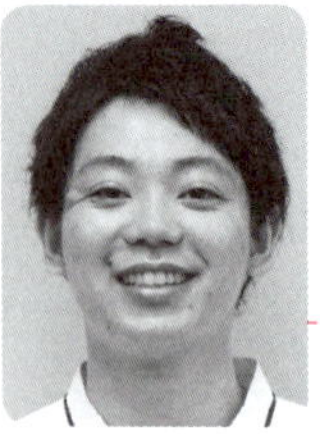

福祉用具①
杖・歩行器・装具

リハビリテーション部（理学療法士） 渡邉《わたなべ》 匠《たくみ》

歩行をサポートする道具の分野では最近ロボット技術が進み、単に歩けない方の歩行を助けるというだけでなく、健常者の身体機能を一時的に向上させる目的のものまで出現しつつあります。ここでは、より身近な「杖《つえ》」や「装具」について、種類と機能、選び方を紹介します。

●杖や歩行器（歩行補助具）について

杖や歩行器など、歩行を援助する道具を歩行補助具と言います。主な役割は「体重を支えるのを補助する」「バランスを補助する（支える面積を広げる）」「歩行のタイミングを整える」ことです。そのほかに、「心理的な安心感」「スムーズに歩行できないことを周囲の人に分かってもらう」などもあります。

選ぶときはこれらの役割に応じて選択します（図1）。体重を支え、バランスを補助することが必要であれば「大歩行器」、体重もバランスもそんなに補助はいらないが、何もないと不安という場合は「T字杖」などを選択します。

大歩行器→小歩行器・シルバーカー→4点杖→T字杖の順に支える面積は小さくなります。バランスに不安のある方は支持面が広いものをお勧めします。屋外で使用する場合はデコボコや斜めになっている個所が多いため、車輪の小さな補助具やT字杖以外の多点杖では、かえって不安定になることがあります。

T字杖

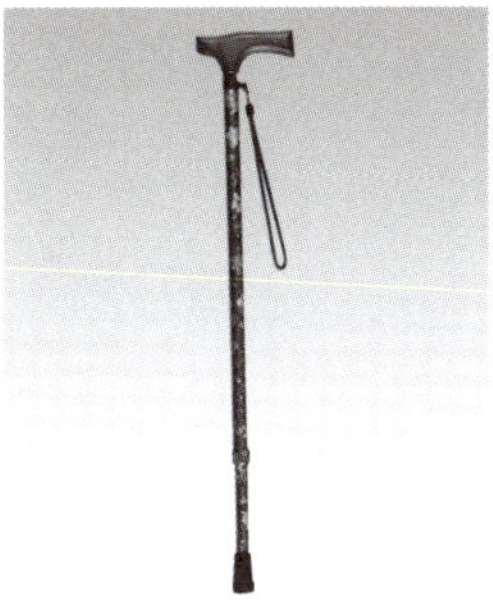

杖先の1点で支えるタイプ。折りたたみ式があるなど、利便性が高い。支える面積が狭いため、支持性は低い。

4点杖

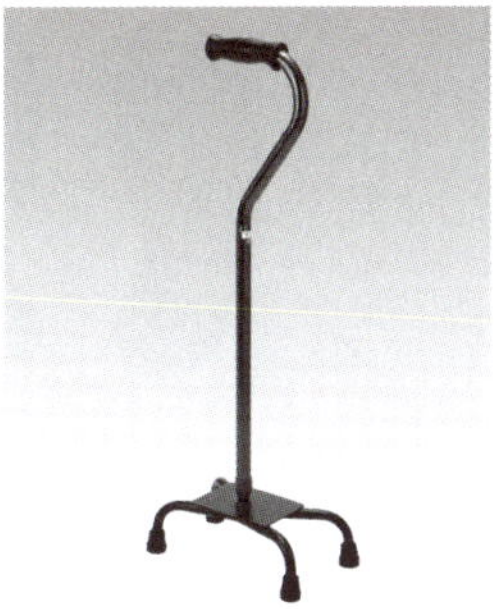

杖先が4点に分かれて支えるタイプ。T字杖に比べると、前後左右への安定性が高い。

大歩行器

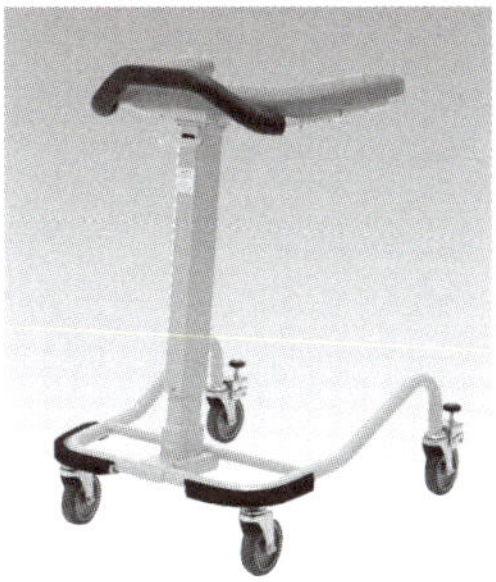

肘から前腕をのせて押して歩くタイプ。大型で重量もあるが、支える面積も広いため、安定性が高い。しかし、小回りがききにくいため、使用する際は、空間の広さが必要。

小歩行器

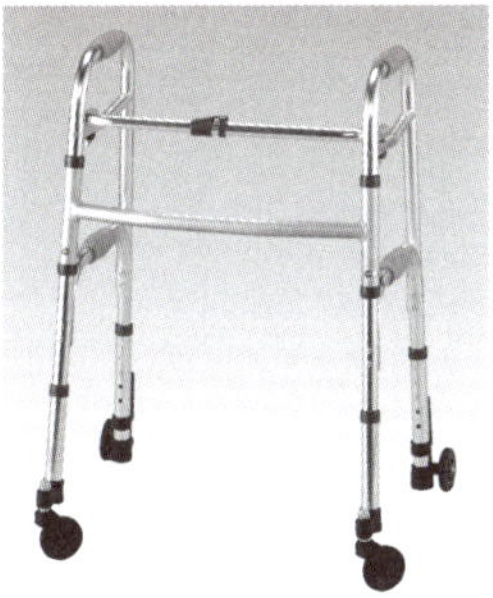

手で押して歩くタイプ。大歩行器に比べ、コンパクトで軽量なため、方向転換しやすい。また、折りたためるため、収納しやすい。

シルバーカー

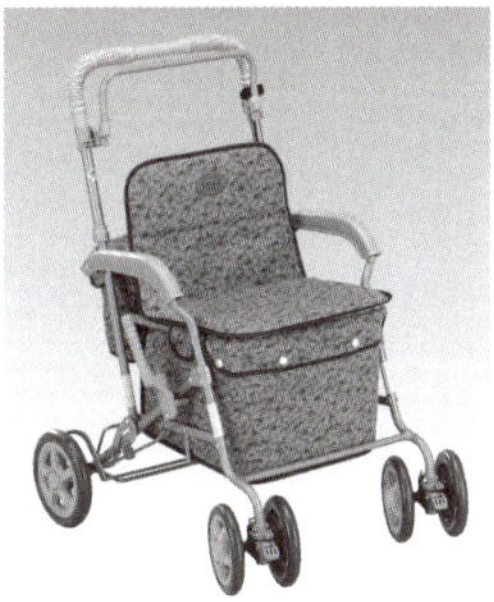

手で押して歩くタイプ。折りたたみ式や、かご・いす付きなど、種類が多く、利便性が高い。目的や環境に合わせ、種類の選択が可能。

[図1] 歩行補助具

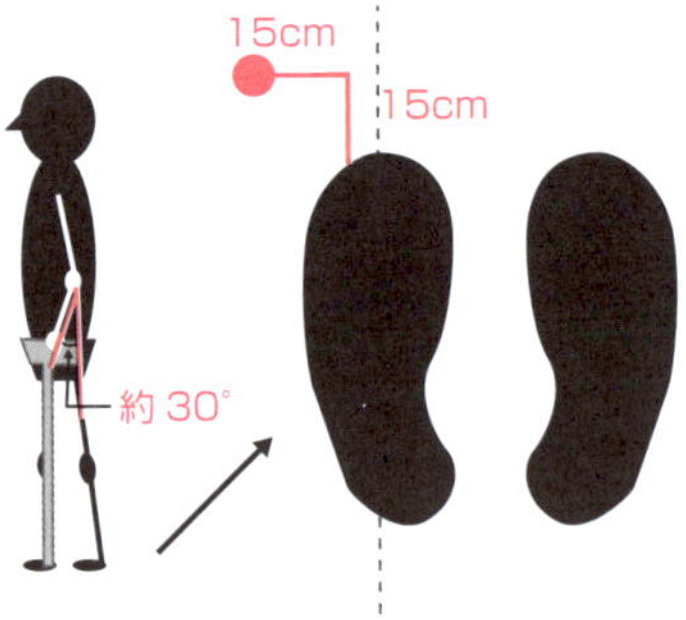

［図2］ちょうど良い杖の長さをはかる方法

●ちょうど良い杖の長さは？

背を伸ばして立った状態で杖を持ち、杖を足から15㎝ほど前、かつ外側につきます。このとき、杖を持った側の肘《ひじ》が30度ほど曲がる状態がちょうど良い長さといわれています（図2）。あるいは背も肘も伸ばして立ったときに、手首のしわができるところの高さが、ちょうど良い杖の長さになります。

●杖のメンテナンスと修理方法

杖を長い期間使用していると、杖の先ゴムが減り、グリップ力が落ちたり、接地時に不安定になる可能性があります。先ゴムは取り替え可能なものが多く、介護ショップや福祉用具のパンフレットなどで確認でき、種類も多くあります。先ゴムを変えるときは、購入先や病院などで相談してみてください。

また、杖を使っているときに異常な音や、ぐらつきが出てくることがあります。そのような状態で使用していると、急に破損し、転倒などにつながるため、原因を確認するとともに修理や買い替えなどを検討してください。

●装具の役割と種類

靴を履くように足に装着して歩行を補助する下肢装具《かしそうぐ》というものがあります。歩きやすくしたり、骨や関節の変形を予防、治療したりする役割があります。うまく動かない足の代わりに体重の一部を支え、リハビリで立つ、歩くなどの練習にも用います。リハビリで使用する場合は、どの動作を練習するか（立つ、車いすへ乗り移る、外を歩く、屋内を歩く、階段の上り下りなど）に合わせて、使う装具を変更します。

装具は、大きく分けて、「図3」のように分類され、材質（金属、プラスチックなど）や補助する関節の数（股、膝《ひざ》、足関節）によって機能が異なります。一般的に長下肢装具《ちょうかしそうぐ》（長い装具）よりも短下肢装具《たんかしそうぐ》（短い装具）の方が補助する関節の数は少なく、体重を支える機能は小さくなります。

装具は使う人に合わせて作製するため高額ですが（長下肢装具／約12万～16万円程度、短下肢装具／約3万～12万円程度）、健康保険が使えるため一部負担となります（いったん全額を払った後で保険支給額が払い戻される、償還払い方式）。そのほかの社会保障制度で助成される場合もあり、詳しいことはケアマネジャーや医療相談員に相談してください。

●装具のメンテナンスと修理方法

装具が泥などで汚れた場合、一般的には汚れた部分をかたく絞った濡れタオルで軽く拭きとり、仕上げに市販の除菌スプレーを使用するといいでしょう。しかし、革部分を濡らすと劣化するなど、装具の材質によって手入れの方法が違います。正しい手入れができるよう、装具作製時に確認するか、作製した業者または病院に確認してください。

異常な個所の確認については、「図4」のチェックポイントを参照してくだ

長《ちょう》下《か》肢《し》装《そう》具《ぐ》

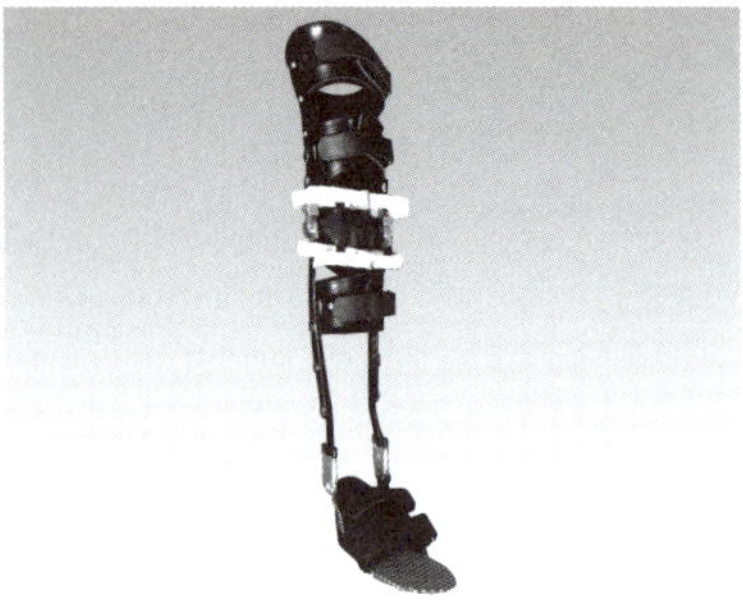

膝・足関節に装着します。立位保持が難しいときや股関節の動きを促すときに用います。

金属《きんぞく》支柱《しちゅう》付《つき》短《たん》下《か》肢《し》装《そう》具《ぐ》

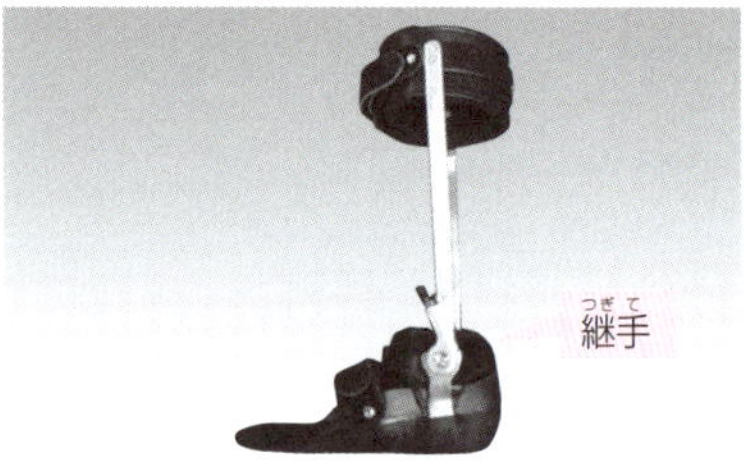
継手《つぎて》

足関節に装着します。足の緊張が高いときや足首が硬い方に用います。

プラスチック短下肢装具継手なし

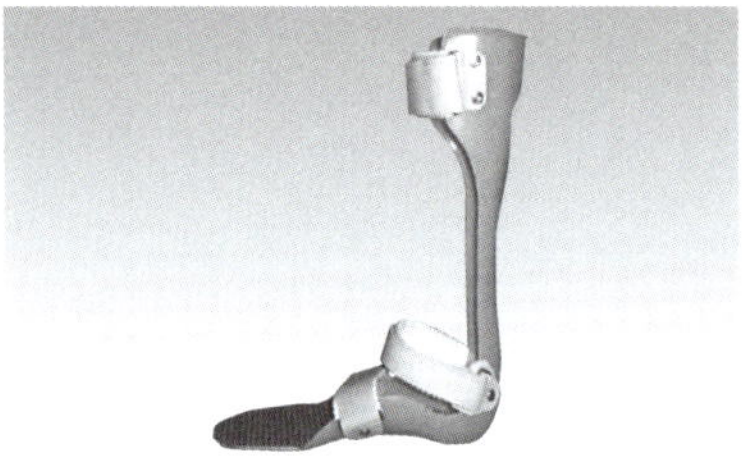

足関節に装着します。プラスチックの材質や形により硬さが変化します。

プラスチック短下肢装具継手あり

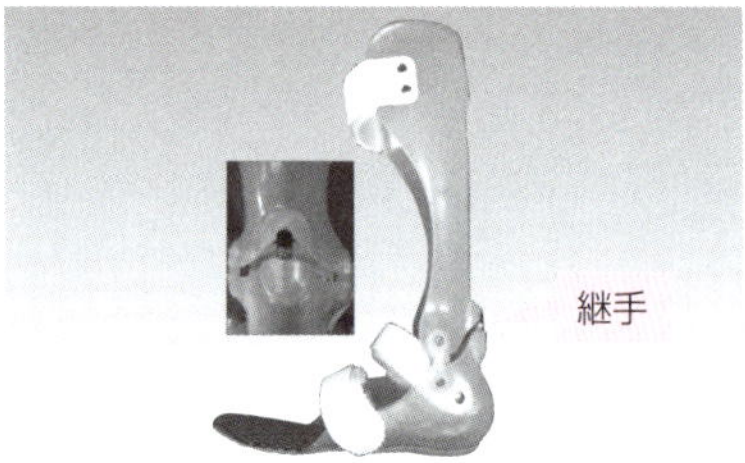
継手

足関節に装着します。

※継手とは、装具の動きを制御する関節部分のことです。足首を上げることができる方には、このように継手が付いて足首部分が動かしやすくなった装具を用います。

［図3］装具の種類（写真提供：株式会社大坪義肢製作所）

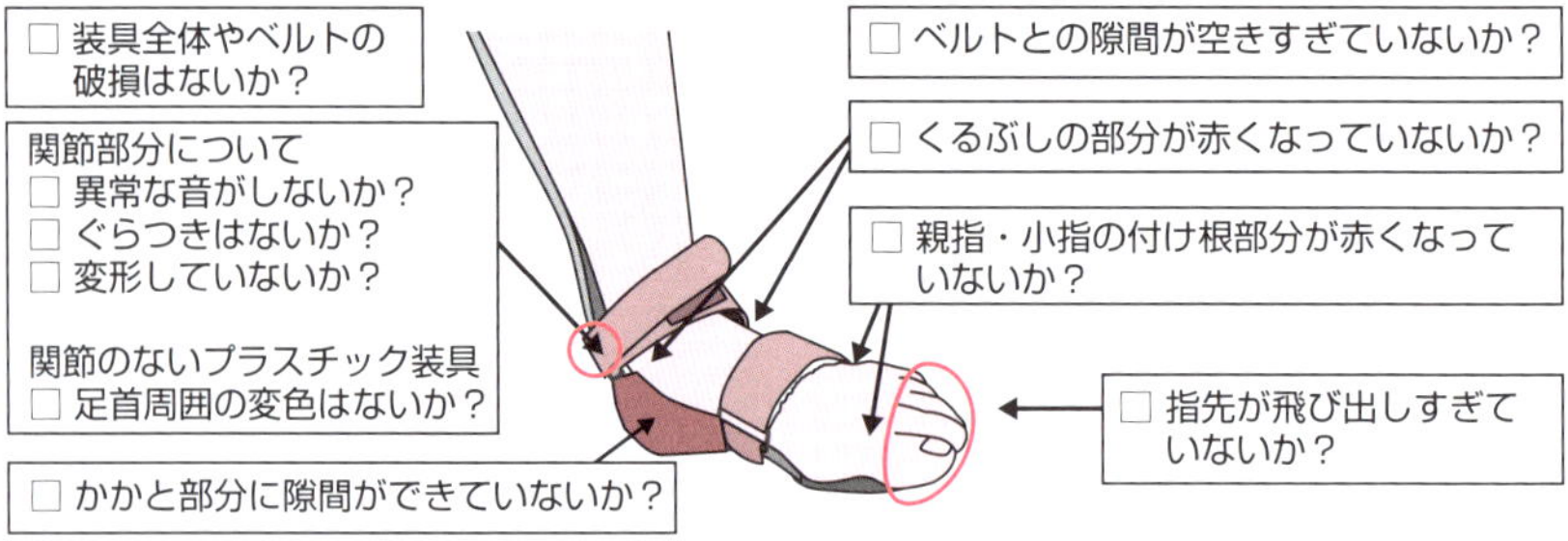
□ 装具全体やベルトの破損はないか？
関節部分について
□ 異常な音がしないか？
□ ぐらつきはないか？
□ 変形していないか？
関節のないプラスチック装具
□ 足首周囲の変色はないか？
□ かかと部分に隙間ができていないか？
□ ベルトとの隙間が空きすぎていないか？
□ くるぶしの部分が赤くなっていないか？
□ 親指・小指の付け根部分が赤くなっていないか？
□ 指先が飛び出しすぎていないか？

［図4］装具のチェックポイント

さい。装着の際、ベルトの緩みや破損はないか、使用時に異常な音やぐらつきはないか、装具にひびや変形はないかなどを確認しましょう。何か異常があれば、作製した業者に問い合わせるか、病院に相談してください。異常があるまま使用していると、歩行中に破損し、思わぬけがや転倒の可能性があります。

また、装具は種類によって耐用年数が決まっています。例えば、使用していた装具が破損して新しく作りかえる場合、耐用年数によっては医療保険などの公的給付が受けられない場合があります。

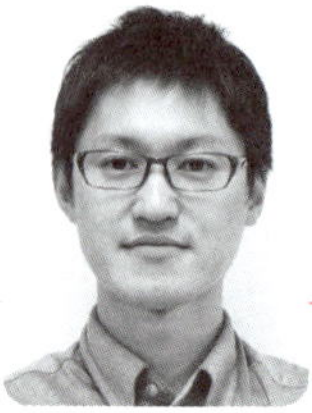

福祉用具② 車いす

リハビリテーション部（理学療法士） 永見《ながみ》 隆二《りゅうじ》

車いすは、足の障害のため歩くことが不自由な方が、座ったまま移動するときに使用するものです。皆さんもよく目にするものではないでしょうか。車いすについて知っておくと役立つことを紹介します。

●車いすの種類は？ ―― 機能による分け方 ――

メーカーや機種によって搭載されている機能が違います。使用される際は、どの機能がついているのかを、ケアマネジャーを通して専門家（福祉用具業者、福祉用具専門相談員など）にきちんと確認しましょう。

●普通型車いす（写真1）

座って移動する機能以外の特別な機能は備わってない、一般に多く使用されている車いすです。一時的な利用に適しており、病院だけでなく買い物先やホテル、公共施設などで備え付けてあることが多いです。

●モジュラー型車いす（写真2）

利用する方の身体に合わせて、車いすの幅、座面や背もたれの張り具合を調節できる車いすです（「モジュラー」には、いろいろな部品を組み合わせるという意味があります）。座ったときのバランスが取りにくい方や、背骨などに変形がある方に適しています。

腕置きや足置き部分を取り外すことができるため、車いすの乗り降りも行

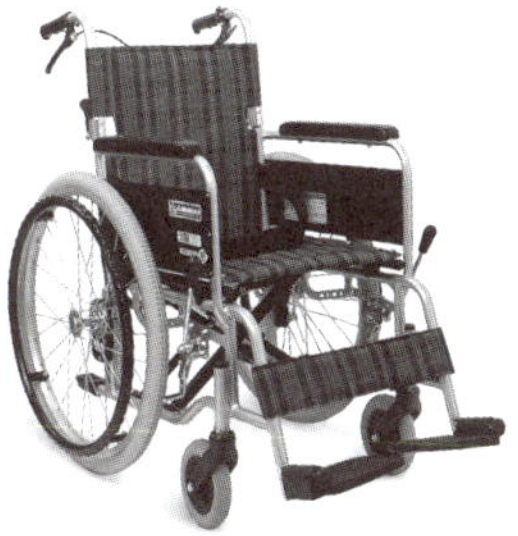

［写真1］普通型／自走用車いす

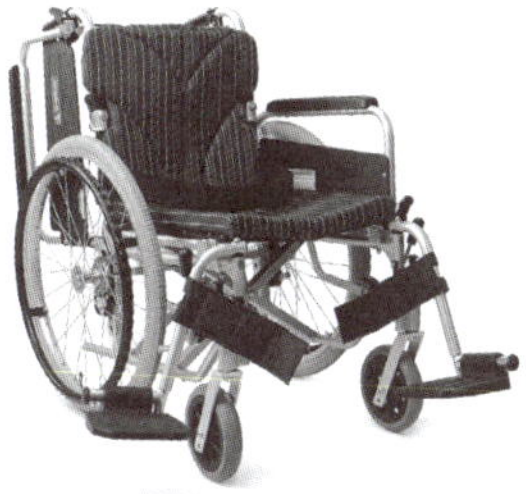

［写真2］モジュラー型車いす

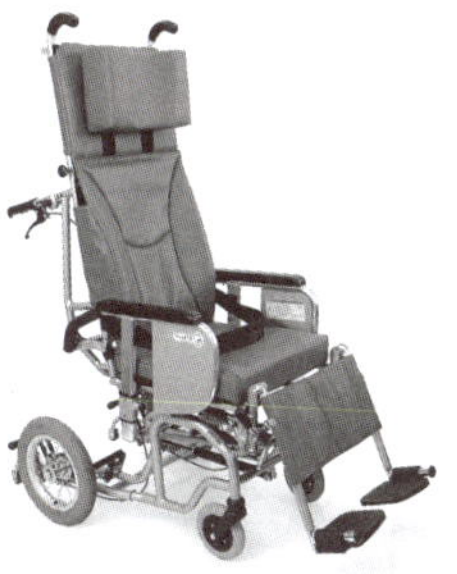

［写真3］ティルトリクライニング車いす

いやすくなります。

●ティルトリクライニング車いす（写真3）

背もたれが大きく、頭部まで支えることができます。背もたれや座面の角度を傾けることができるため、ほとんど仰向けに寝た姿勢に近い状態から、普通の座った姿勢まで対応することができます。ベッドに座ることができない患者さんや、首が不安定な方でも、この車いすなら座ることができます。

●車いすの種類 ――駆動手段による分け方――

●自走用車いす（写真1）

自分で駆動することが可能な車いすです。車いすのタイヤの隣に付いているハンドリムという部分を操作することで、駆動することができます。

●介助用車いす（写真4）

人の介助によって移動することを前提とした車いすです。車輪が小さく、ハンドリムが付いていないので、自分では駆動することができません。そのかわり、自走用車いすよりもサイズが小さく、軽量で、小回りがしやすくなっています。

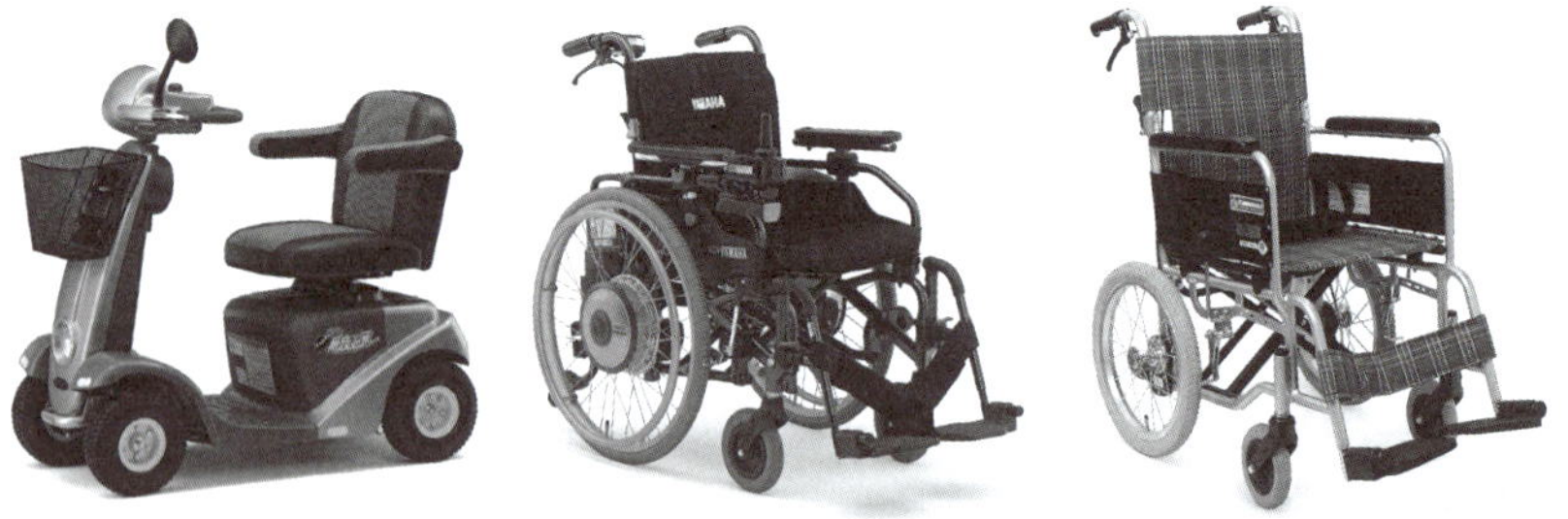

［写真6］電動車いす（ハンドル）［写真5］電動車いす（ジョイスティック）［写真4］普通型／介助用車いす

●電動車いす（写真5、6）

電動で駆動する車いすです。操作は指先でスティックを動かして行うものと、ハンドルを操作するものがあります。手や足による駆動が困難な人であっても、車いすを操作することができます。屋外で車いすを駆動するのはかなりの体力が必要ですが、電動車いすを使えば長距離でも楽に移動ができるため、移動範囲を広げることができます。

また、自分で操作するだけでなく、坂道などで介助者が楽に押せるようにアシストしてくれるタイプもあります。

●車いすを選ぶポイント

車いすを選ぶポイントはたくさんあるのですが、まず大切なことは、

・求める機能が車いすに備わっているか
・自分で駆動するのか、介助者に押してもらうのか
・どこで使うのか

という点です。

求める機能が車いすに備わっているかどうかは、体格に合っているかどうかも含みます（図1）。駆動については車いすの種類で述べたとおり、自分で駆動するのか、介助してもらうのかによって、大きく分かれます。

場所については、例えば屋内で使用する場合には部屋の大きさや廊下の幅、段差に合わせた選択が必要です。いずれにしても、目的を踏まえたう

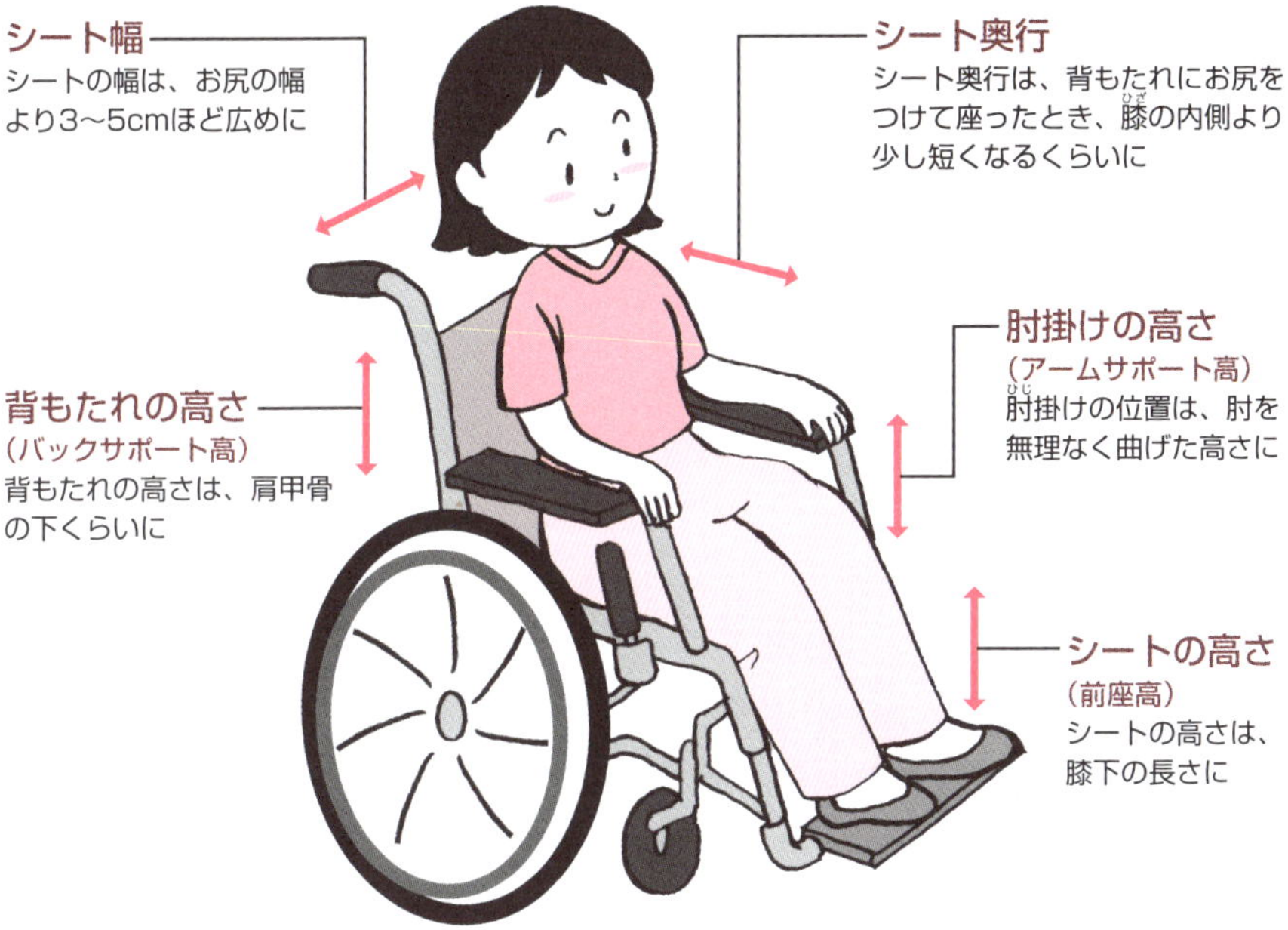
シート幅
シートの幅は、お尻の幅より3〜5cmほど広めに
シート奥行
シート奥行は、背もたれにお尻をつけて座ったとき、膝《ひざ》の内側より少し短くなるくらいに
肘掛けの高さ
（アームサポート高）
肘《ひじ》掛けの位置は、肘を無理なく曲げた高さに
背もたれの高さ
（バックサポート高）
背もたれの高さは、肩甲骨の下くらいに
シートの高さ
（前座高）
シートの高さは、膝下の長さに

［図1］体格に合った車いすのサイズの選び方

えで専門家（福祉用具業者、福祉用具専門相談員など）と相談しながら選ぶといいでしょう。

● 車いすにはクッションが必要

車いす自体にクッション機能がない場合、特に病気によって感覚の障害がある方や、日常的に車いすを利用される方にとっては、クッションを適切に使用することが重要なポイントになります。身体に合わない車いすやクッションを長く使用すると、皮膚に傷ができたり、関節が変形したりすることがあるからです。そういった方は一度、専門家に相談するといいでしょう。

● 車いすを利用するのに助成制度はあるの？

介護保険を利用できる方であれば、要介護認定を受け、要介護2以上（要支援と要介護1以外）であればレンタルが可能です（それ以外の場合も、主治医の意見書によりレンタル可能になる場合もあります）。認定を受けた後、ケアマネジャーに相談します。

介護保険適用外の方は、身体障害者福祉法の中の障害者自立支援法の対象になります。市区町村に申請をした後、医師や相談所の判定を受け、必要性が認められれば購入費用が支給されます。詳しくは居住地の自治体に相談してください。

●車いすをリハビリに役立てる

例えば、本人だけで座ることができない患者さんでも、廃用症候群（↓P132）を予防してリハビリ効果を上げるためには、ベッドから離れることが必要です。このようなときは、その方の状態に合わせて、リクライニング車いすやモジュラー型車いすを使用します。ベッドに頼らなくて済むように、座るリハビリをするために車いすを使うのです。

また、食べ物を正常に飲み込むことが難しい場合、姿勢を整えたり、背もたれの角度を調整することで、安全に飲み込める場合があります。

リハビリの目的は、その人の生活をより活動的に、かつ豊かになるよう支援することです。患者さんによっては、車いすという選択肢があることで外出や旅行が可能になることがあります。1人で歩けることを目指してリハビリすることは大切ですが、場合によっては利用できるものは利用して豊かに生活するという発想も必要でしょう。

近年、車いすの進化は目覚ましいものがあります。段差を楽に越せる車いすや、スマートフォンとの無線通信を利用して操作するもの、かっこいいデザインで座り心地のいいものなど、新しいものが次々に登場しています。一方で、人の移動を助ける機器として、1人から2人乗りの次世代自動車も開発が進められています。自動車の自動運転とともに実用化すれば、障害を持った方の行動範囲は格段に広がるでしょう。

「身体が不自由だから」ではなく、「生活をより豊かにするため」に車いすを使うという時代がくるのかもしれません。

※内容は2016年7月1日現在のものです。

西広島リハビリテーション病院の案内

事業局長（事務）　新家《しんや》 光晴《みつはる》

医療法人社団朋和会　基本理念

『信じ合い、明日を拓《ひら》く』

私たちは「信じ合い、明日を拓《ひら》く」という言葉を基本理念としております。

「信じ合う」という言葉は、患者さんと職員との信頼関係とともに、職員間の信頼関係をも含んでおります。

理想的なリハビリテーションは、ひとりの患者さんを中心に全スタッフが取り組むチーム医療が原点です。たしかな信頼関係のもと、全職員が心をひとつにして治療に取り組めばそこには安心感が生まれ、患者さんに、より大きな満足をいただけるものと信じております。

「明日を拓《ひら》く」という言葉は、現状に満足することなく未来へ向けて挑戦したいという私たちの願いです。超スピードで進化する医学の流れをしっかりと見つめ、フロンティア・スピリッツを胸に、どんな困難にも立ち向かっていきたいという気持ちをこの言葉で表現しました。

「信じ合い、明日を拓《ひら》く」。この言葉をいつも大切に考え、患者さんや家族の皆さん、受診者の皆さんにご奉仕し、地域社会の発展に寄与していきたいと心より願っております。

1986年11月4日

医療法人社団　朋和会
初代理事長　岡本 則昭

概要

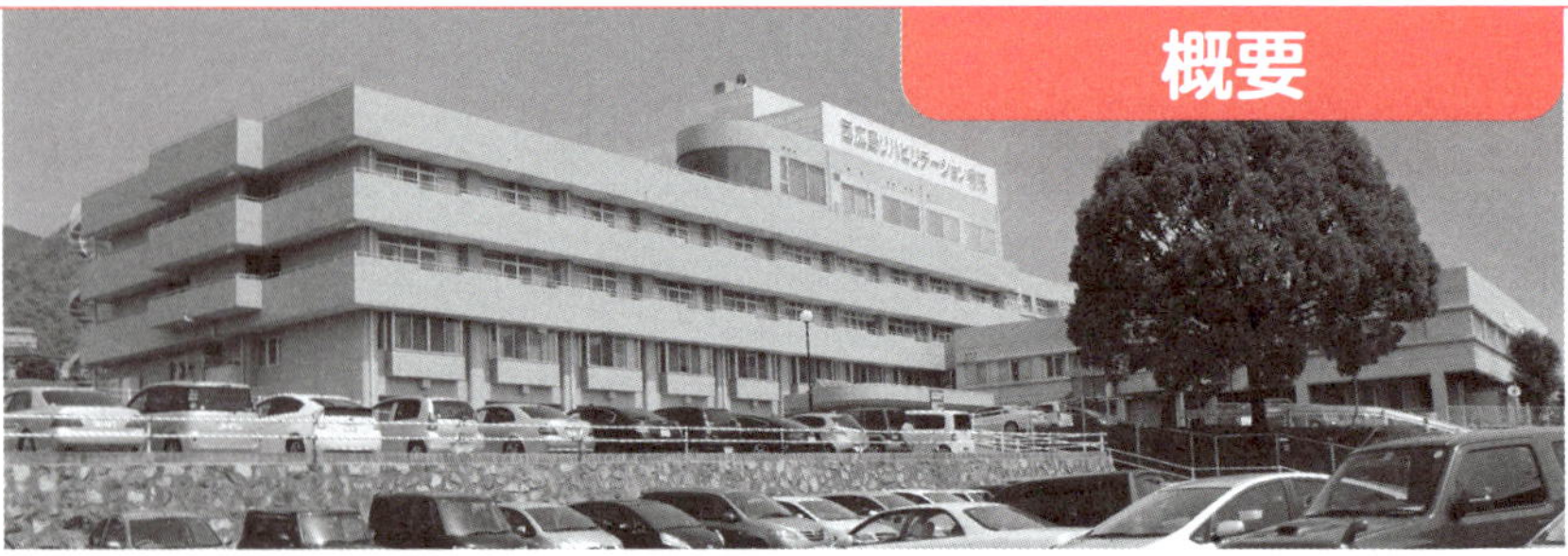

［写真1］西広島リハビリテーション病院全景

◆理念に基づき、より質の高いリハビリテーション医療を提供

西広島リハビリテーション病院では、初代理事長が掲げた「信じ合い、明日を拓《ひら》く」という言葉を基本理念にしています。理念の解説を読んでも、いつの時代にもマッチした医療人としての基本を説いているように感じられます。

西広島リハビリテーション病院のスタッフは、この「信じ合い」を、「患者さんも含めた互いの信頼関係のもとチーム医療に取り組むこと」と理解しています。そのため、常に自らの技術の向上と人格の形成に取り組むことで、他者から信頼される存在になることを目指しています。

次に「明日を拓《ひら》く」とは、未来に向けて挑戦し続けることを意味しています。より質の高いリハビリテーション医療を提供するためには、常に新しいことへチャレンジし続けることが大切です。当院は、２０００年に広島県内で初めて回復期リハビリテーション病棟を開設し、日本医療機能評価機構による第三者評価を受審するなど、リハビリテーション専門病院としての機能水準を確保し続けています（写真1）。

さらに、経頭蓋磁気刺激《けいとうがいじきしげき》（ＴＭＳ）治療（写真2）、ロボットリハビリテーション（装着型歩行アシストロボット、写真3）、神経学的音楽療法などの最新のリハビリテーション技術も積極的に導入しています。また、医学研究開発といえば、大学や研究機関、医療機器や医薬品企業の研究所をイメージし

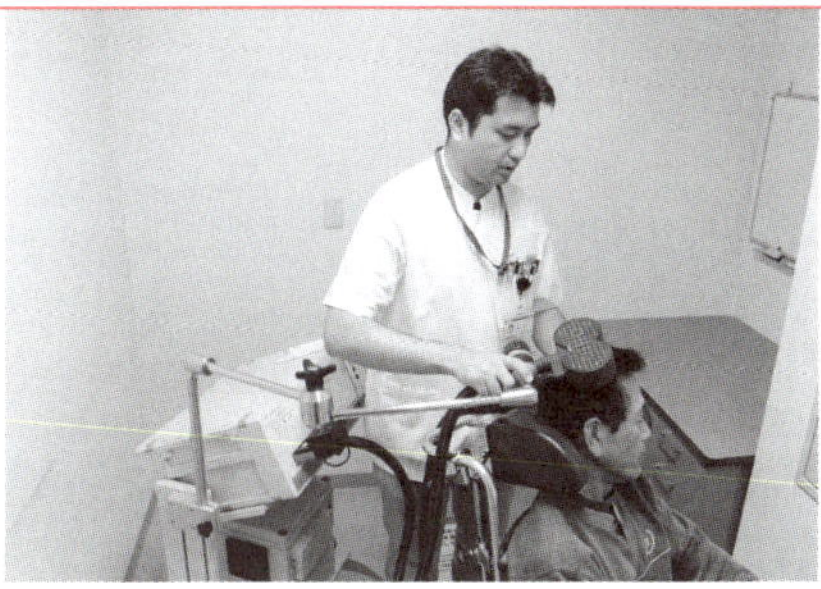

［写真2］磁気刺激治療（TMS治療）

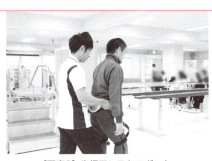

［写真3］歩行アシストロボット

ますが、近年では他業種の参入が盛んになってきました。

中でもリハビリテーション医療に関しては、工学系の企業によるリハビリテーションにロボットを取り入れる研究開発や、食品メーカーによる摂食嚥下《せっしょくえんげ》治療のための酵素を使った食品開発、そのほかにも運動機能の測定やデジタル映像の応用など、さまざまな技術分野での開発が進んでいます。当院では、そうした企業や研究機関との共同研究にも力を入れています。

このように、当院は、初代理事長が掲げた理念に基づき、さまざまな人との信頼関係により、共にチャレンジし、スタッフ一人ひとりがチームの一員として自ら考え実践する力を養っています。

◆概要——3病棟全て139床が回復期リハビリテーション病棟

当院は、3病棟の全て139床が回復期リハビリテーション病棟です。この回復期リハビリテーション病棟は「1」から「3」までの3段階に分かれており、当院が届出を行っている「1」は、最も充実した内容が求められる基準です。その基準は、大きく「体制」と「実績」の2つに分かれています。

1つ目の「体制」は、医師や看護師をはじめとする人員の配置、リハビリに必要な訓練設備のほか、年間365日を通して休みなくリハビリが行える体制です。続いて「実績」は、重症者の受け入れ状況、入院後に自宅へと退院できた患者の割合、リハビリを行った結果の改善度といったリハビリ入院治療の実績が求められます。当院は、これら全ての基準を満たしているとし

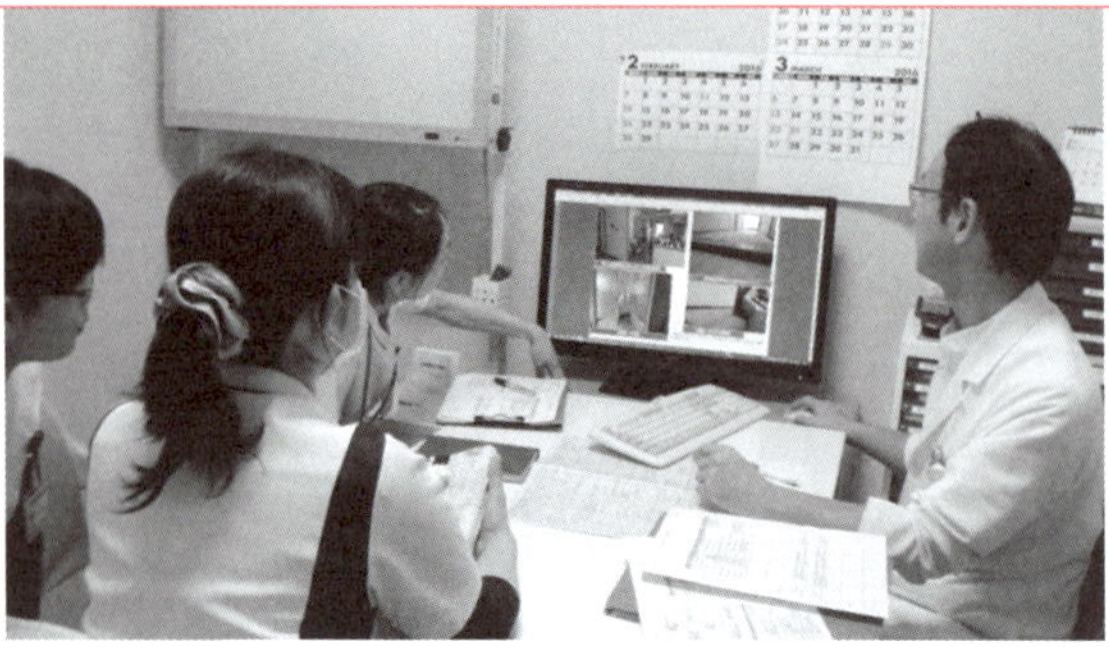

［写真4］
入院初期の自宅訪問にて撮影した写真をもとにリハビリの方針を検討します。

て中国四国厚生局長へ届出を行っています。

さらに、患者1日当たりのリハビリ提供量や、リハビリ医師の配置と退院支援を行う社会福祉士の配置が求められる体制強化型の基準も届出を行っています。

リハビリについては、脳血管疾患や整形系の疾患、廃用症候群に対するリハビリのほか、重症肺炎などの「呼吸器リハビリテーション」やがん手術後の「がん患者リハビリテーション」も、認定資格を持った療法士を配置しています。

当院の7割程度が脳血管疾患の患者さんですが、そのほかの疾患に対するリハビリも含め総合的に実施することができる基準を整えています。このように、急性期病院での治療を終え、充実した体制のもと早期にリハビリを開始し、運動機能や日常生活動作の向上を図り社会復帰を目指しています。

そのため、入院当初より社会福祉士の資格を持った病棟専従の医療相談員が一人ひとりに担当となって支援しています。また、自宅に帰られることを想定し、入院初期の自宅訪問による家屋調査や、図面や自宅写真を活用した家屋診断も実施しています。

リハビリ主治医が中心となり、入院時から患者さんや家族との退院後の生活を考え、常にさまざまな評価を基に目標設定の確認を行いながらリハビリ治療を進めています（写真4）。

施設基準(2016年7月1日時点)

名称	西広島リハビリテーション病院
開設主体	医療法人社団 朋和会
住所	〒731-5143　広島市佐伯区三宅6丁目265番地
診療科目	リハビリテーション科・内科・整形外科・脳神経外科
病床	3病棟・139床 本館1階病棟　37床　回復期リハビリテーション病棟入院料1 本館2階病棟　52床　回復期リハビリテーション病棟入院料1 西館2階病棟　50床　回復期リハビリテーション病棟入院料1

併設施設	西リハ訪問リハビリステーション
	西リハ短時間通所リハビリテーション
	健康開発センター ウィル
	介護老人保健施設 花の丘 ・入所 ・短期入所療養介護 ・通所リハビリテーション ・言葉のデイケア
	居宅介護センター とも

施設基準	・回復期リハビリテーション病棟入院料1 リハビリテーション充実加算 体制強化加算
	・感染防止対策加算2
	・患者サポート体制充実加算
	・データ提出加算1
	・入院時生活療養(Ⅰ)
	・入院時食事療養(Ⅰ)
	・検査・画像情報提供加算及び電子的診療情報評価料
	・脳血管疾患等リハビリテーション料(Ⅰ)
	・運動器リハビリテーション料(Ⅰ)
	・廃用症候群リハビリテーション料(Ⅰ)
	・呼吸器リハビリテーション料(Ⅰ)
	・がん患者リハビリテーション料
	・集団コミュニケーション療法料
	・外来リハビリテーション診療料
	・経口摂取回復促進加算
	・CT撮影

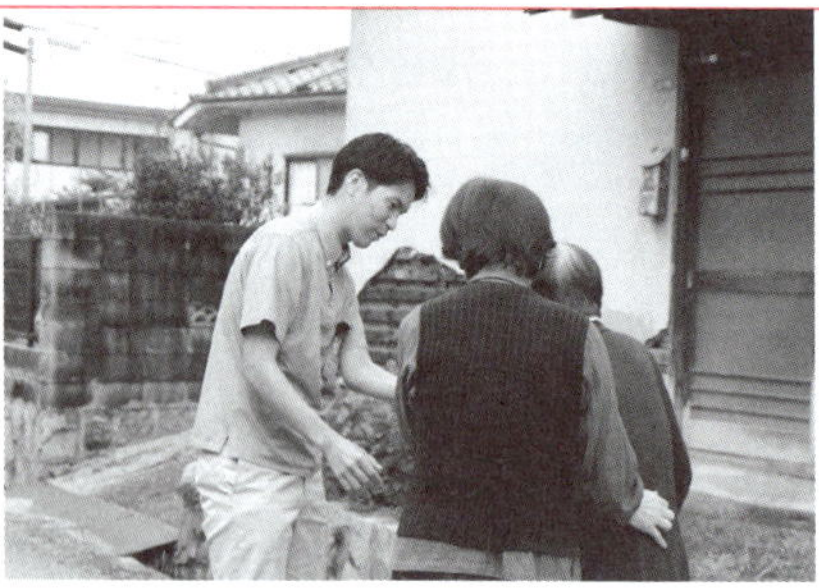

［写真5］訪問リハビリテーション

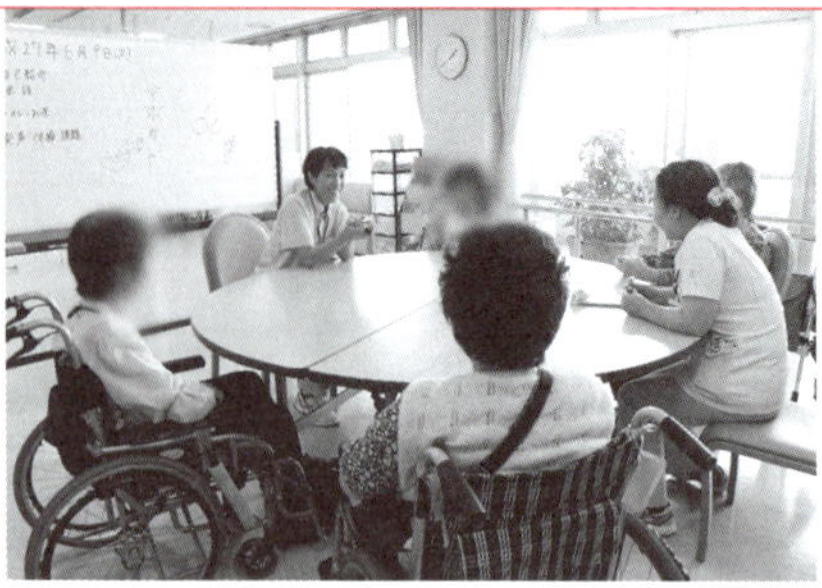

［写真6］花の丘　言葉のデイケア

◆退院後も安心して生活を送るために切れ目なくサポート

次に、退院されてからも「切れ目なく」サポートし、「安心して」地域での生活を送っていただくための体制も整えています。「西リハ短時間通所リハビリテーション」は、介護保険を利用した短時間（1～2時間）の通所リハビリテーションを専門のリハビリスタッフがマンツーマンで実施しています。「西リハ訪問リハビリステーション」は、回復期リハビリテーション病棟を経験した理学療法士、作業療法士、言語聴覚士が自宅訪問し、利用者の方のニーズにあったリハビリを提供しています（写真5）。

そのほか、同じ敷地内に介護老人保健施設「花の丘」を併設し、入所や短期入所療養介護、通所リハビリテーション、さらに失語症や構音障害などの人を対象とした「言葉のデイケア」も行っています（写真6）。

当院が行う回復期リハビリテーションでは、失った機能を取り戻すためのリハビリと、障害を負いながらも元の日常生活をできる限り取り戻すためのリハビリを提供しています。日常生活を目標としたリハビリでは、実際に退院して社会生活に戻ってからが大切となります。いくら回復期リハビリテーションで充実したリハビリが行われたとしても、退院後の日常生活に役立つものでなければ意味がありません。

当院は、入院当初から患者さんや家族と一緒になって退院後の生活目標に向けて計画をたて、患者さん自らがリハビリに取り組むことが必要だと考え

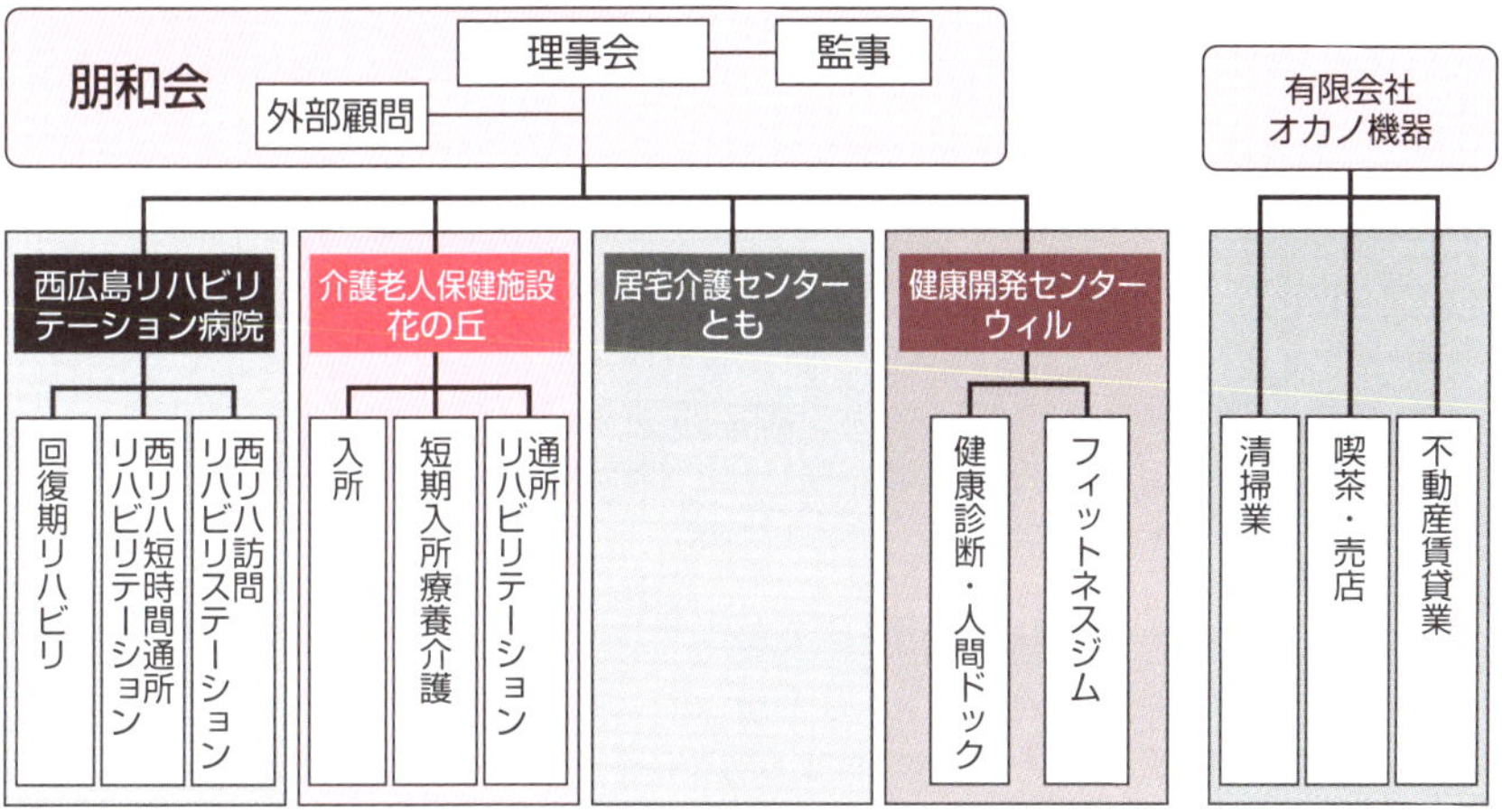

組織図

ています。さらに、退院されてからも、得られた機能を維持させ続けることも、日常生活を送るうえで大切になります。そのため、退院時の訓練指導や退院後の継続したリハビリの提供にも力を入れています。

当院は日本リハビリテーション医学会が認定したリハビリテーション専門医が4人勤務しており、専門医を取得するための研修施設にも指定されています。また、そのほかの職種においても、専門知識や技術の修練の場として実習や各種認定研修施設となっています。現在では、西広島リハビリテーション病院は地域の医療や介護の活動以外にも、これまでの実績を基にした教育の場にもなっています。

◆開業30周年

当院はおかげ様で開業30周年を迎えることができました。今後、私たちの地区の医療福祉環境は大きな変化をしていくと思いますが、基本理念「信じ合い、明日を拓《ひら》く」を忘れず、微力ながら地道に地域のリハビリテーションに取り組んでまいる所存です。今後ともよろしくお願いいたします。

沿革

年	できごと
1986年	西広島リハビリテーション病院 開業（11月4日） 中国地方初めての都市型リハビリ病院として開業。 50床からスタート、その後増床
1991年	介護老人保健施設 花の丘 開設 健康開発センター ウィル 開設 健康・医療・福祉の複合施設となる
1993年	リハビリテーション総合承認施設 リハビリテーション施設資格を取得し、総合承認施設として承認される
1995年	訪問看護ステーション なかま 開設 訪問リハビリを開始（訪問看護は2007年に廃止）
1999年	日本医療機能評価機構Ver.3認定 居宅介護センター とも 開設 介護保険開始に向け指定居宅介護支援事業所を設置
2000年	医療保険制度「回復期リハビリテーション病棟」開始 介護保険制度 開始
2000年	西館2階（50床） 回復期リハビリテーション病棟として承認
2002年	本館2階（52床） 回復期リハビリテーション病棟として承認
2003年	本館1階（37床） 回復期リハビリテーション病棟として承認 3病棟すべてが回復期リハビリテーション病棟として承認される。 リハビリ棟を新設
2004年	日本医療機能評価機構Ver.4認定
2006年	医療保険改正により リハビリテーション基準が総合リハ基準から疾患別体系脳血管疾患 リハビリテーション(1)と運動器リハビリテーション(1)に分類された

年	できごと
2007年	地域連携部発足 地域連携室・とも・なかまを1か所に集中し、回復期から生活期へと情報の共有化を図る 西リハ訪問リハビリステーション 開設 訪問看護ステーションを訪問リハビリステーションへ組織変更し、在宅でのリハビリ提供を再スタート
2009年	西リハ短時間通所リハビリテーション 開始 日本医療機能評価機構Ver.5認定
2010年	365日リハビリ提供開始 磁気刺激治療開始 Honda歩行アシストの共同研究開始 日本医療機能評価機構　付加機能「リハビリテーション機能」認定
2011年	リハビリ単位調整の新システム導入 神経学的音楽療法開始
2012年	医療保険改正により 回復期リハビリテーション病棟入院料が3段階制へ移行。重症者受け入れ基準としてA項目、B項目が導入される
2012年	本館2階(52床)　回復期リハビリテーション病棟(1)として承認 西館2階(50床)　回復期リハビリテーション病棟(1)として承認 本館1階(37床)　回復期リハビリテーション病棟(1)として承認
2013年	日本医療機能評価機構(新体系)Ver.1認定 付加機能「リハビリテーション機能」Ver.3認定
2014年	電子カルテ導入 近赤外光イメージング装置SMART NIRS 導入
2015年	広島県回復期リハビリテーションの会設立(当院幹事)

アクセス

車で来られる場合

1 広島方面から

①西広島バイパスを[湯来・五日市]で降りる（ミスズガーデン横）

②波出石交差点を右折、城山南交差点を左折 水災橋交差点を直進

③病院入口にある看板の向こう側を右折

2 石内バイパスから

①八幡東橋(東)交差点を右折、城山南交差点を直進、水災橋交差点を直進

②病院入口にある看板の向こう側を右折

3 廿日市方面から

①西広島バイパスを[湯来・五日市]で降りる

②波出石交差点を左折、城山南交差点を左折 水災橋交差点を直進

③病院入口にある看板の向こう側を右折

4 国道2号線(宮島街道)から

①海老橋西詰交差点を湯来方面へ、左手にマクドナルドが見えたら次の角を左折

②バス通りを直進、バイパス上の橋を渡る

③看板に従って右折、病院の看板前を左折

公共のバスを利用される場合

ＪＲ 五日市駅(南口)から

広電バス「東観音台」行

五日市南口→坪井長野 下車
（所要時間約15分）

広電 楽々園から

広電バス「東観音台」行

楽々園→坪井長野 下車
（所要時間約10分）

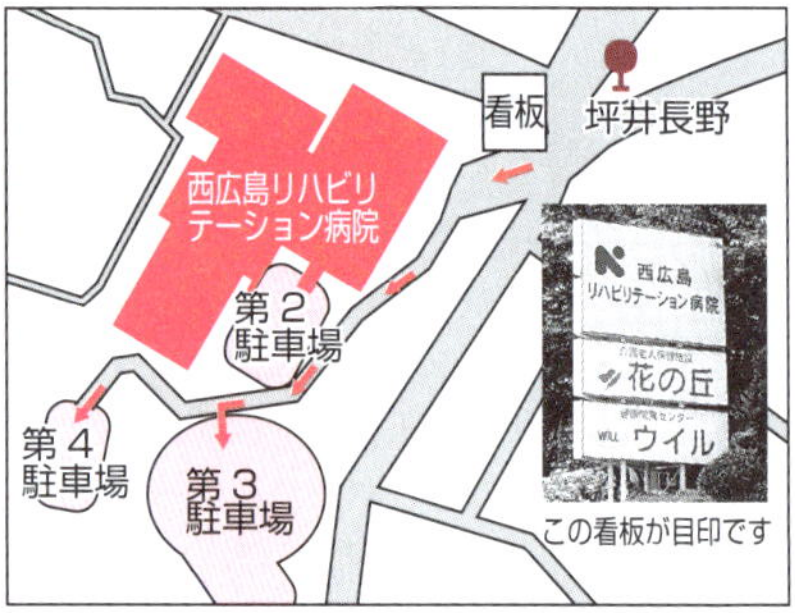

この看板が目印です

医療法人社団朋和会
西広島リハビリテーション病院
☎(082)921-3230㈹
FAX(082)921-3237

〒731-5143 広島市佐伯区三宅6丁目265番地
E-mail wel@welnet.jp
URL http://www.welnet.jp/

交通のご案内

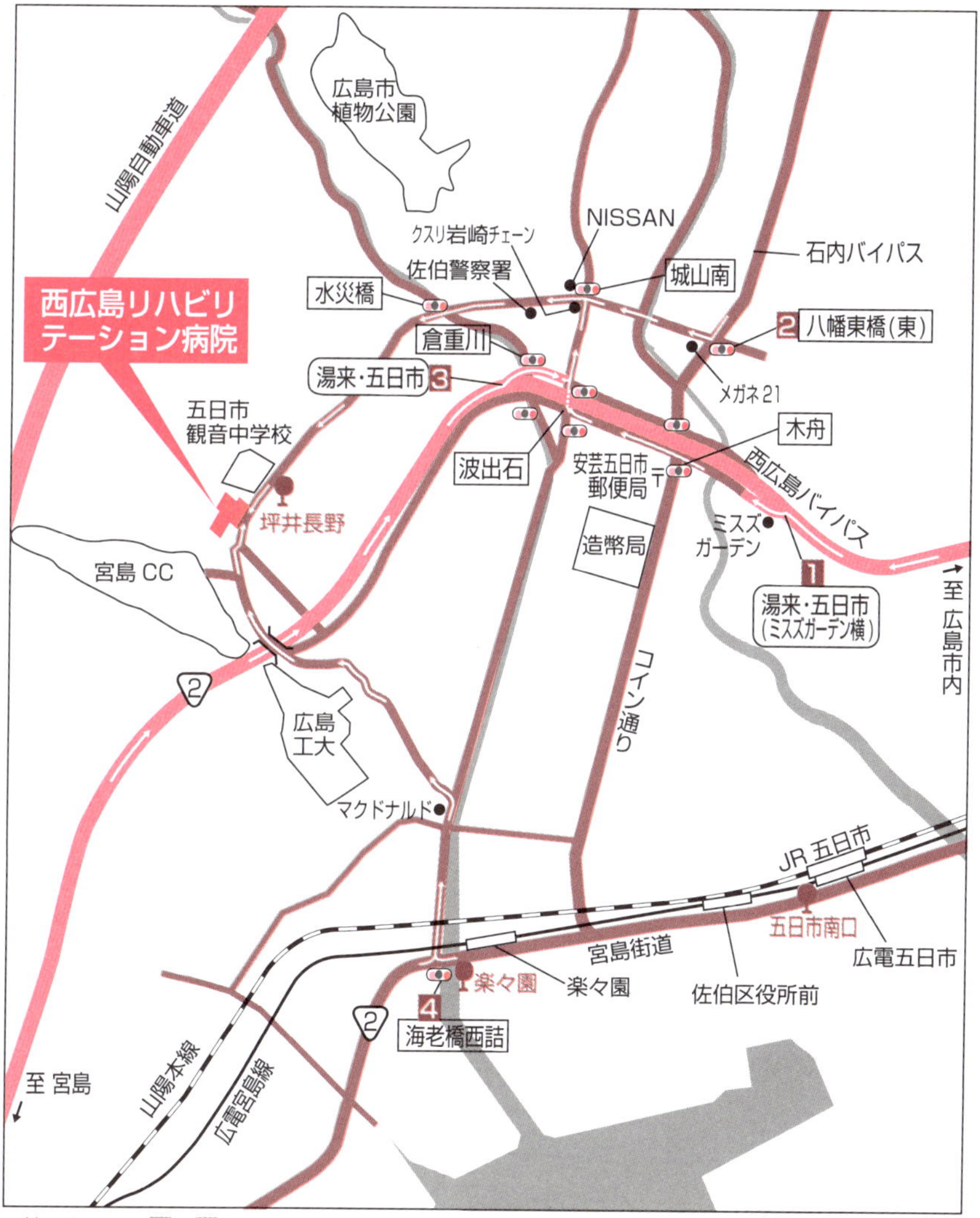

※地図内の番号 1 ～ 4 は「車で来られる場合」の説明文の番号です

併設施設のご案内

西リハ 訪問リハビリステーション

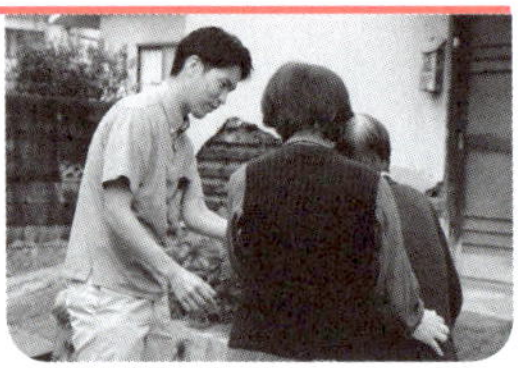

医療保険　介護保険　介護予防

回復期リハビリテーション病棟で研鑽した理学療法士、作業療法士、言語聴覚士が、かかりつけの医師の指示に基づいてご自宅を訪問し、ご利用者さまのニーズに沿ったリハビリテーションを提供します。

■主なサービス内容

●日常生活動作の練習 ●外出練習 ●自主トレーニング指導 ●嚥下訓練
●コミュニケーション訓練 ●趣味活動の獲得　また以下のご相談にも応じております。
●住宅改修案 ●福祉用具の選定 ●装具の必要性

ご相談受付 TEL（082）921-3230 FAX（082）921-9250

西リハ 短時間通所リハビリテーション

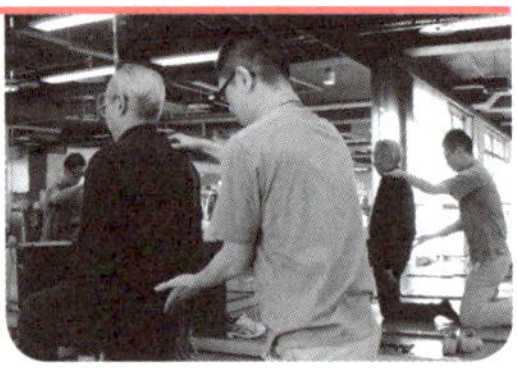

介護保険　介護予防

■主なサービス内容

介護保険を利用した短時間通所リハビリテーション（1～2時間）です。専門のリハビリ職員によるマンツーマンでの個別リハビリを受けることができます。

ご相談受付 TEL（082）921-3230 FAX（082）921-9250

WiLL ウェルネット健康開発センター ウィル

政府管掌健康保険生活習慣病予防健診受託機関
厚生労働大臣認定健康増進施設

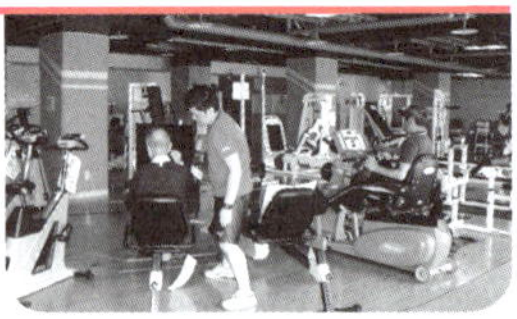

■主なサービス内容

●メディカルフィットネス ●健康診断・人間ドック ●婦人科検診・オプション検診
●各種スポーツリハビリ 他

ご相談受付 0120-109687　TEL（082）924-1116
FAX（082）921-9314

花の丘

介護老人保健施設

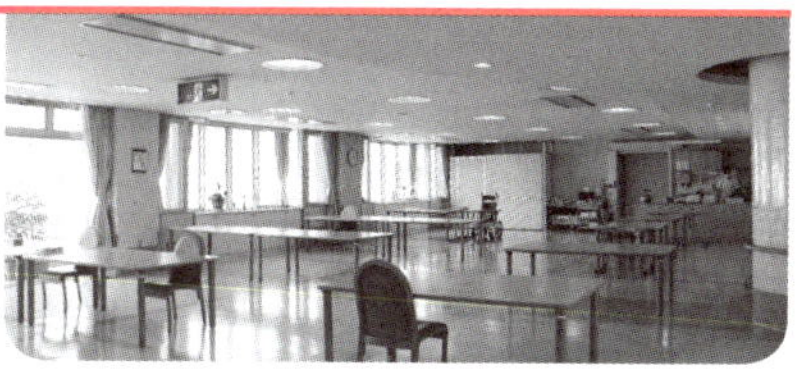

■主なサービス内容

入所

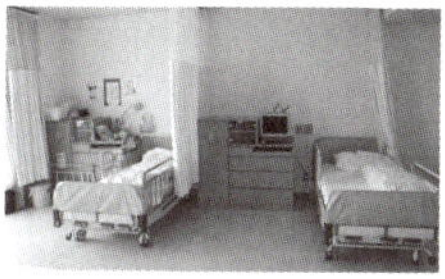

施設に入所いただき、医師や専門職員の指導のもと、食事や入浴などの生活援助をはじめ、健康管理・リハビリテーション、レクリエーションなどのサービスを提供します。

短期入所療養介護（ショートステイ）

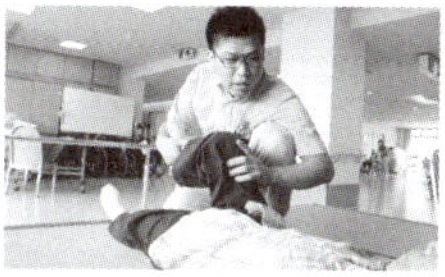

ご家庭で介護をされる方の急用や旅行、介護疲れで一時的に介護ができない場合など、短期間で入所と同じサービスを受けることができます。

通所リハビリテーション

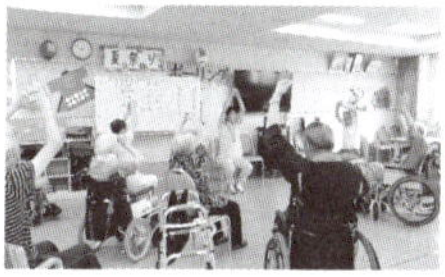

ご家庭で療養されている方に日帰りで通っていただき、健康チェック、日常生活介護、リハビリテーション、レクリエーションなど楽しい時間を過ごしていただきます。

言葉のデイケア

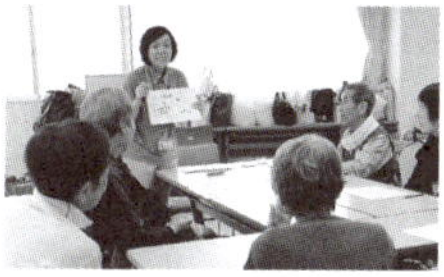

失語症・構音障害などの方を対象に、安心して話せる場を提供します。症状に合わせたグループでの会話練習などを受けることができます。

ご相談受付 TEL（082）924-1187 FAX（082）921-9111

とも 居宅介護センター

ケアプランの作成や介護サービスの紹介・調整など、介護保険に関わるご相談にケアマネジャーが対応します。

ご相談受付 0120-089217 TEL（082）921-8611
FAX（082）921-3292

総合相談窓口
TEL（082）921-3230
FAX 0120-604532

入院のこと、リハビリのこと、入院費用のこと、訪問リハビリのこと、介護保険のことなど、なんでも気軽にお尋ねください。

西広島リハビリテーション病院

〒731-5143　広島市佐伯区三宅6-265　　TEL:082-921-3230
http://www.welnet.jp/

■ 装幀／久原大樹（スタジオアルタ）
■ 本文ＤＴＰ／クリエイティブ事業部ラック 有限会社
■ 図版／岡本善弘（アルフォぉンス）
■ カバー・本文イラスト／久保咲央里（デザインオフィス仔ざる貯金）
■ 編集協力／山田清美
■ 編集／西元俊典　橋口 環　二井あゆみ　石濱圭太

回復期リハビリ病院のスタッフが教える 知って役立つリハビリのお話
西広島リハビリテーション病院――開院30周年企画

2016年10月24日　初版第1刷発行

編　著／西広島リハビリテーション病院
発行者／西元俊典
発行所／有限会社 南々社
　　　　広島市東区山根町27-2　〒732-0048
　　　　TEL 082-261-8243　FAX 082-261-8647
　　　　振替 01330-0-62498

印刷製本所／クリエイティブ事業部ラック 有限会社
＊定価はカバーに表示してあります。

ISBN978-4-86489-054-0

索引

症状、検査・診断方法、疾患名、治療方法やケアなどにかかわる語句を掲載しています（読者の皆さんに役立つと思われる個所に限定しています）。

き

く

け

索引

し

す

せ

そ

た

ち

つ

て

と

ひ

ふ

へ